図解

よくわかる パーキンソン病の 最新治療と リハビリのすべて

監修
東京脳神経センター 一口坂クリニック　神経内科
作田 学

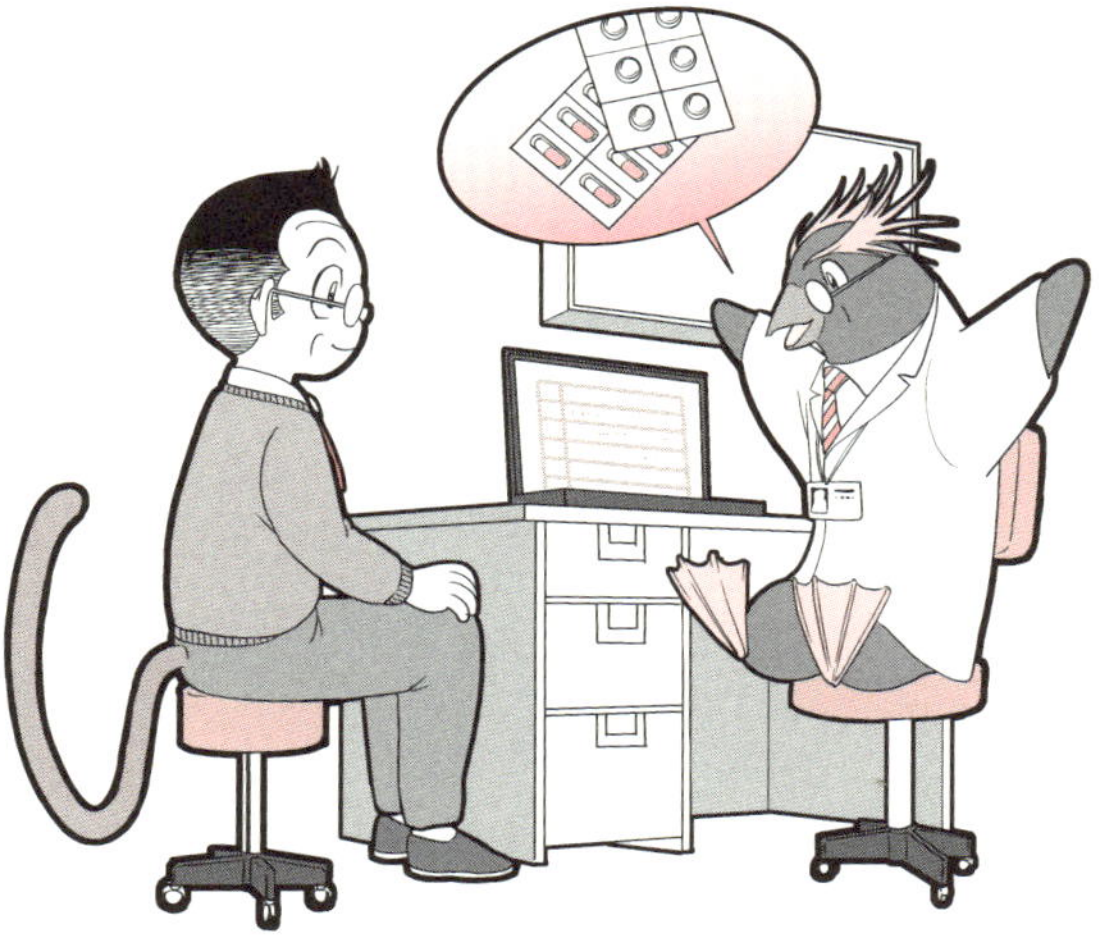

日東書院

はじめに

パーキンソン病は、治る病気ではありません。また、死ぬ病気でもありません。うまくつきあうことが大切な病気なのです。

パーキンソン病は、決して一律の病気ではありません。30代からはじまって、あれよあれよという間に進行する方もありますし、60代からはじまったけれどまったくといってよいほど進行せずに80歳を過ぎてなおかくしゃくと旅行に歩き回っている方もおられます。

また、※振戦《しんせん》が強い例、歩行障害が強い例、自律神経症状が強い例など、一人ひとりさまざまに病状が異なっていることも、テーラーメイド医療が必要といわれるゆえんです。患者さん一人ひとりの症状にあわせて、食事を含む療養生活、薬剤とその服用方法などを変えていかなければなりません。

パーキンソン病の研究は近年めざましく進んでいます。医療面では、※1心筋シンチグラム（MIBGシンチグラム）や※2ダットスキャンという有力な診断方法が使えるようになり、これによりパーキンソン病類縁疾患をきちんと診断できるようになりました。新しく治療面でもドパミンアゴニストの貼付薬が実用化され、副作用が出て薬を服用できないということも少なくなりました。

※振戦＝手足のふるえ　※1＝P50参照　※2＝P47、P53参照

この本は、パーキンソン病のさまざまな症状を改善するためにどうすればよいかを、あらゆる観点から考えたもので、きっと皆様のお役に立つことと存じます。また、遭遇する可能性のある危険とその対処法についても説明しています。

パーキンソン病は、医者だけが薬を処方すればそれで終わりではありません。患者さんも努力をしなければなりませんし、その努力が容易に報われる病気でもあります。

ぜひ患者さんあるいはご家族でこの本を手にお取りになり、パーキンソン病とつきあうにはどうしたらよいかをご覧ください。決して簡単な病気ではないですが、難病といわれるほどの難しい病気でもないことがおわかりになるでしょう。

そして、いつも前向きな気持ちをもって、ご家族や医師と一緒に療養していきましょう。

自然な若返り法は、出でて田園におもむき、そして田畑を耕すことだ。

―ゲーテ『ファウスト』より

２０１６年４月　作田　学

序章

パーキンソン病 セルフチェックリスト

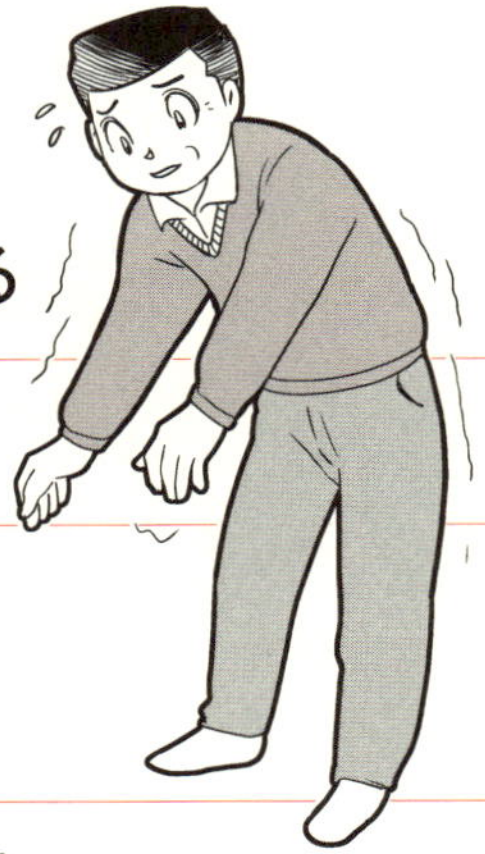

□ じっとしていると手足がふるえる

□ 動き出すと、ふるえがとまる

□ 体のなかの方から
ふるえている気がする

□ 片側の手または足にふるえがある

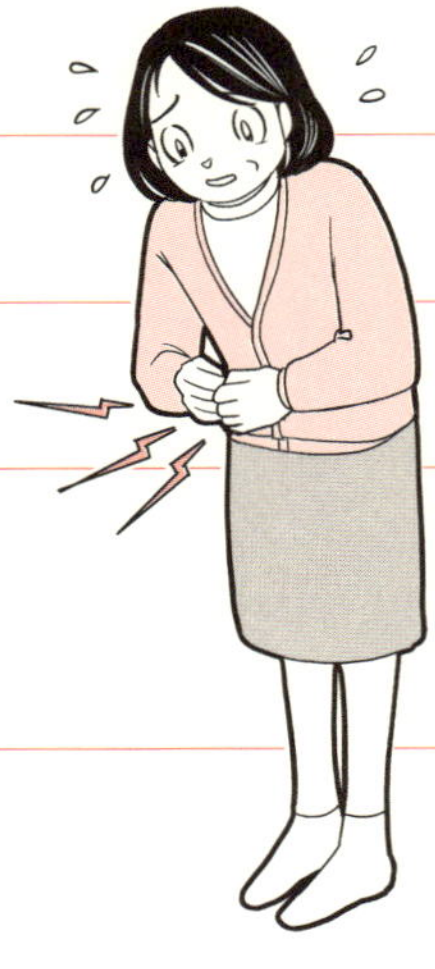

□ 姿勢が前かがみになっている

□ 動作が緩慢《かんまん》になる

□ 便秘がひどい

□ ひとつの動作をはじめるのに
時間がかかる

□ 表情が乏しいといわれる

パーキンソン病は、脳の一部の機能が低下し、
体がうまく動かなくなる病気です。
以下のような初期症状が３つ以上あったら、
パーキンソン病または、ほかの疾患の
可能性があるかもしれません。
医療機関でパーキンソン病の専門医（神経内科）の
診察を受けてください。

□ 文字を書いているとどんどん文字が小さくなる

□ ボタンかけなどの細かな作業に時間がかかる

□ 筋肉がこわばる

□ はじめの一歩が踏み出せない

□ 歩幅が小さくちょこちょこ歩きになりがちだ

□ 足や下肢に汗が出にくい

□ むくみやすい

□ 顔ばかり汗をかく

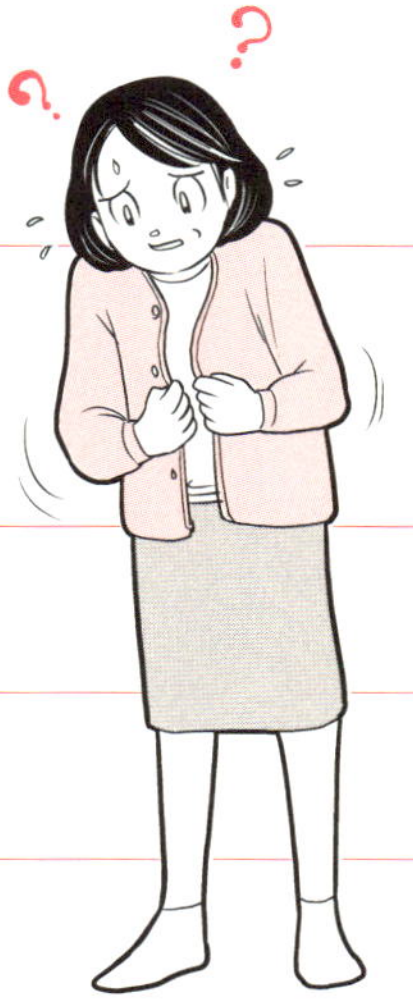

※チェック項目はあくまで目安です。
※初期は、手足のふるえの自覚症状がないこともあります。

はじめに——2
序章●パーキンソン病セルフチェックリスト——4

第1章 パーキンソン病の正しい知識 15

1 パーキンソン病とはどんな病気なのか?——16
2 パーキンソン病が起こる仕組み① 脳の仕組み——18
3 パーキンソン病が起こる仕組み② 脳と運動——20
4 パーキンソン病が起こる仕組み③ ドパミン不足——22
5 パーキンソン病が起こる仕組み④ レビー小体——24
6 パーキンソン病の原因はいまだ不明——26
7 代表的な4つの運動症状 ①手足がふるえる ②筋肉がこわばる——28
8 代表的な4つの運動症状 ③ゆっくりとした動きになる ④姿勢を保てなくなる——30

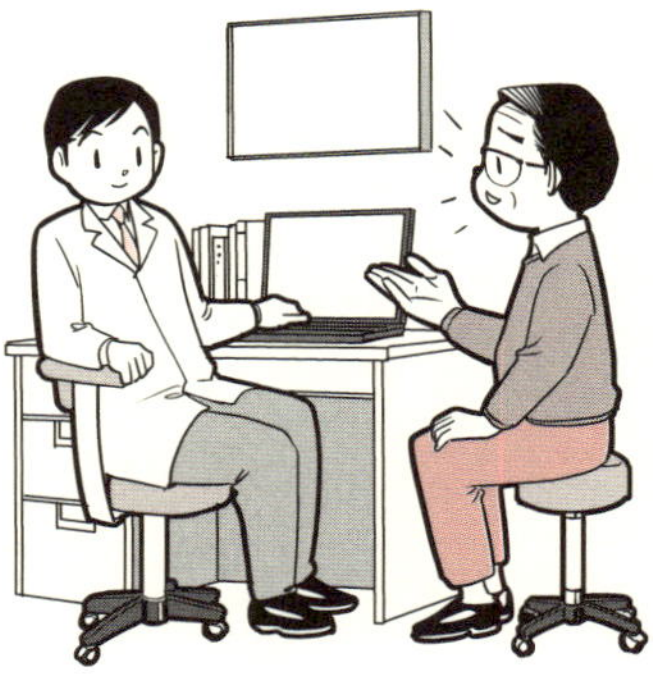

9 その他の症状① **歩行障害**や**不快な症状** —— 32

10 その他の症状② **幻視、認知機能障害、うつ** —— 34

11 多様な症状のあらわれ方　合併しやすい**骨折と肺炎** —— 36

12 パーキンソン病に似ているけれどちがう病気　**パーキンソン症候群** —— 38

13 パーキンソン病との**鑑別がむずかしい病気** —— 40

COLUMN 1 ● 19世紀、パーキンソン医師による病気の発見 —— 42

第2章 パーキンソン病の検査と診断

43

14 パーキンソン病の受診科は、**神経内科** —— 44

15 パーキンソン病と診断されるまでの流れ —— 46

16 パーキンソン病の診断基準 —— 48

17 検査① **心臓の交感神経機能の検査**　MIBG（心筋）シンチグラム —— 50

18 検査② **脳の画像検査**　CT、MRI、MRA、SPECT —— 52

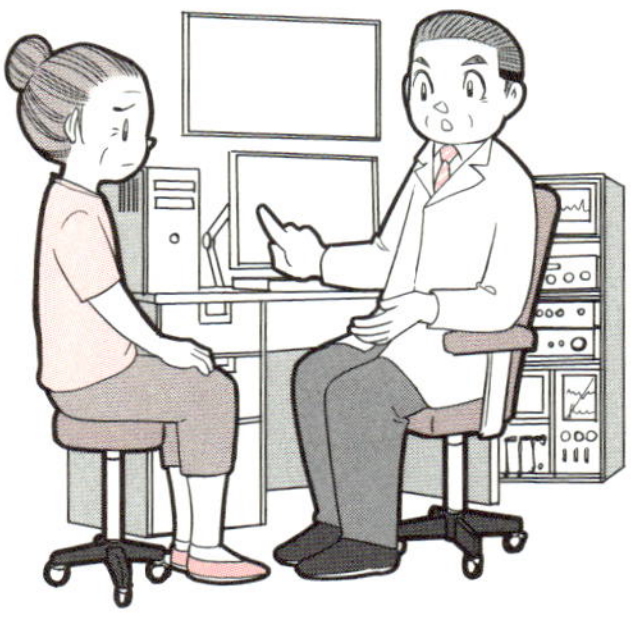

19 検査③ 血液、尿検査 —— 54
20 検査④ 薬の効果を高める 治療中の定期検査 —— 56
21 病気のステージの目安 ホーン・ヤールの重症度分類 —— 58
22 個人によって進行度や症状はちがう 大切なのは病気に負けない強い心 —— 60
23 パーキンソン病の誤解 命に関わる病気ではない！ —— 62
COLUMN 2 ● パーキンソン病と寿命 —— 64

第3章

パーキンソン病の治療は薬物療法が基本 65

24 治療は、薬物療法が基本 一生つきあう薬への理解を深めましょう —— 66
25 薬の種類① L-ドパ合薬 ドパミンの原料を届ける薬 —— 68
26 薬の種類① L-ドパ合薬の副作用 ジスキネジアとウェアリング・オフ現象 —— 70
27 薬の種類② ドパミン受容体刺激薬 ドパミンのフリをして受容体を刺激 —— 72
28 薬の種類③ ドパミン分解阻害薬 少ないドパミンを長持ちさせる —— 74

29 薬の種類④ ドパミン以外にはたらきかける薬 ノルアドレナリン補充薬など——76
30 薬の種類⑤ 病気の症状を改善する薬——78
31 薬の種類⑥ 薬の副作用を抑える薬——80
32 薬の使い方はロー・アンド・スローで——82
33 薬を正しく飲み続けるためのアドバイス——84
34 パーキンソン病の薬と一緒に飲んではいけない薬——86
35 すっぱいものが薬の吸収を高める！——88
36 通院が基本、入院はほとんどない——90
37 適切な治療を進めるために通院と健康日誌を欠かさない——92
38 手術療法の適応基準 手術は薬の補助的な治療——94
39 手術療法のメリットとデメリット 熱凝固療法と脳深部刺激療法——96
40 根治方法を研究する最新治療とは？——98
41 最新治療① 再生治療の可能性（iPS細胞）——100
42 最新治療② 遺伝子治療——102

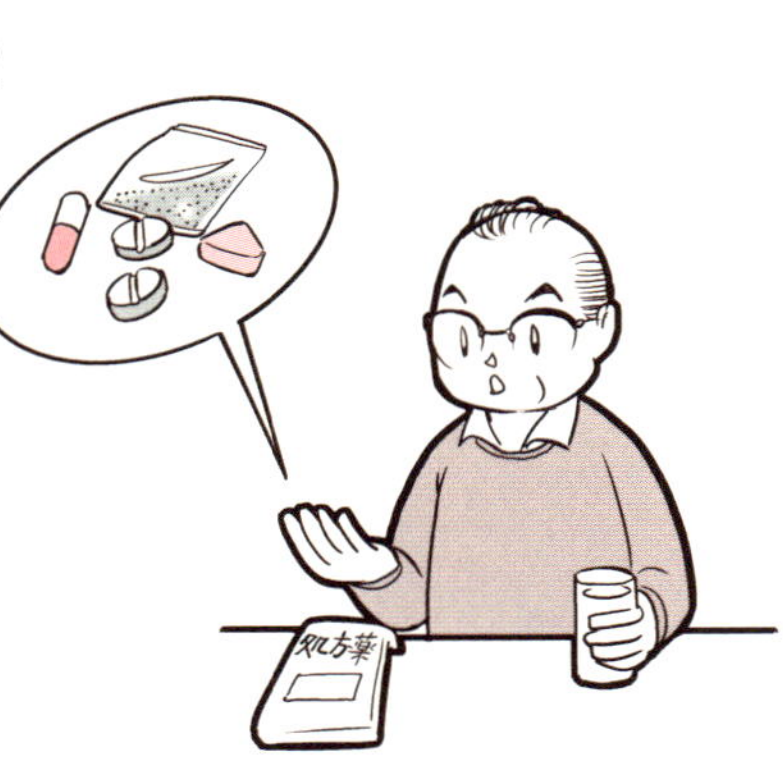

43 最新治療③ 細胞移植治療――104
COLUMN 3● 主治医との信頼関係の深め方 患者と医師の二人三脚で!――106

第4章 リハビリテーション 107

44 パーキンソン病患者にとってのリハビリテーションの重要性――108
45 朝・昼・夜を運動時間として活用しよう――110
46 病状にあわせた運動メニューを組み立てましょう――112
47 全身運動① 背筋バランス1――114
48 全身運動② 背筋バランス2――116
49 全身運動③ 背筋バランス3――118
50 全身運動④ 背筋伸ばし――120
51 全身運動⑤ 歩く姿勢(ウオーキング)――122
52 全身運動⑥ ベッドでできる運動――124

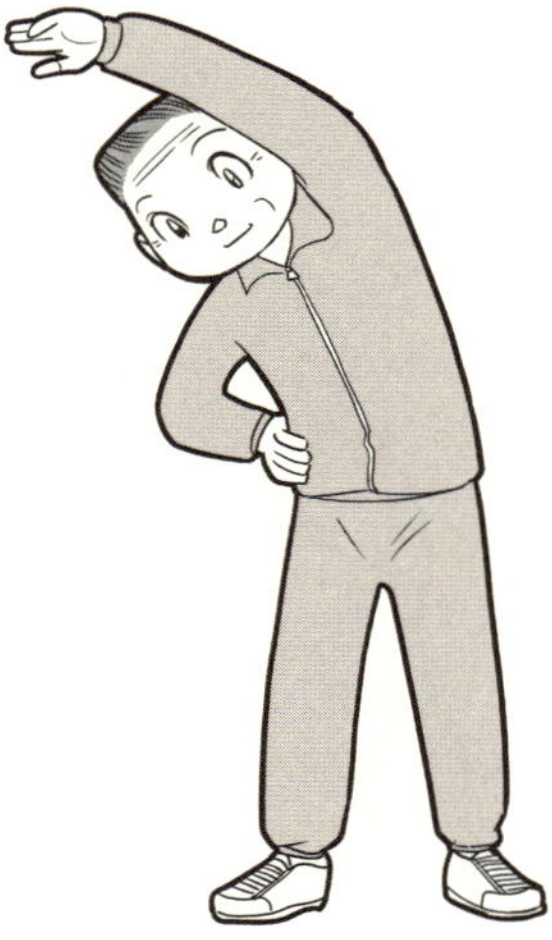

53 全身運動⑦ イスやベッドでできる運動 ―― 126
54 手、指の運動 ―― 128
55 下肢の筋力低下を防ぐ体操 ―― 130
56 転倒防止 ―― 132
57 方向転換 ―― 134
58 安全な歩き方 ―― 136
59 安全に歩く方法　すくみ足の対処方法 ―― 138
60 嚥下障害、摂食障害とリハビリテーション ―― 140
61 呼吸方法と発声練習 ―― 142
COLUMN 4 ● 大きな声で！　大きな動きで！　リー・シルバーマン療法 ―― 144

第5章 症状別対処方法 145

62 さまざまな症状別対処方法は主治医と相談することから ―― 146

63 ①**ふるえ**　ふるえとうまくつきあう——148
64 ②**幻視や妄想、うつ病**　症状か副作用か見きわめる——150
65 ③**認知機能の低下**　アルツハイマー病のような認知症はまれ——152
66 ④**排尿障害**　夜間の頻尿を抑える——154
67 ⑤**睡眠障害**　タイプごとに対処方法が異なる——156
68 ⑥**痛み**　痛みの原因を取りのぞく——158
69 ⑦**便秘**　生活習慣を工夫して便通改善する——160
70 ⑧**立ちくらみ、失神**　動作を分割してゆっくり行動する——162
COLUMN 5 ● 作家　三浦綾子の『闘病日記』を支えた夫の存在——164

第6章 日常の生活方法 165

71 病気とのつきあい方は　前向きに、活動的に過ごすこと——166
72 家族の理解と支え　薬の管理や精神的サポートを——168

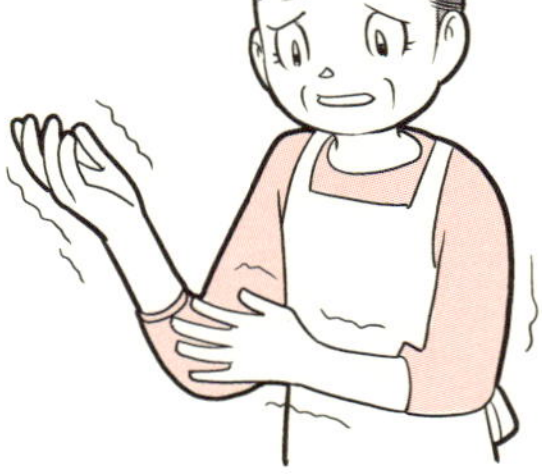

73 介助のポイント① 口出し、手助けし過ぎない―170
74 介助のポイント② 100%完璧をめざさない―172
75 転びにくい住まいの工夫① 室内の危険ポイントチェック―174
76 転びにくい住まいの工夫② ベッドやイスの選び方―176
77 便秘と頻尿　トイレトラブルの改善―178
78 食生活を楽しく　一人で食べられる工夫―180
79 入浴の注意　使いやすく安全な浴室づくり―182
80 朝の洗面と着替え　着脱しやすい衣類の工夫―184
81 いままで通り仕事をするために　職場の理解とペースダウン―186
82 好きなことや趣味を楽しもう！　人混みや旅行の注意点―188
83 寝たきり防止の工夫　ウオーキングで足腰をきたえる―190
COLUMN 6● いつも上を向き、一歩一歩進む大切さ　マイケル・J・フォックス―192

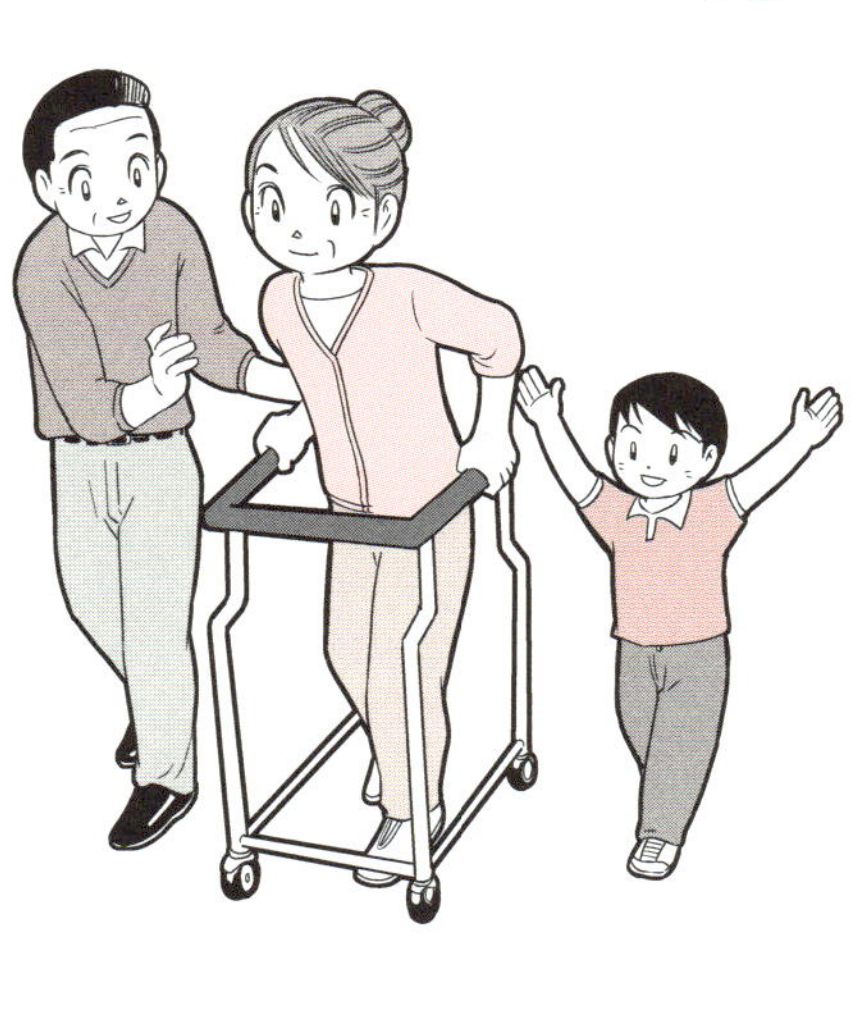

第7章

療養生活を支える支援制度や団体

84 2015年からスタートした難病医療費助成制度 ―― 194

85 パーキンソン病患者は40歳から利用可能 介護保険制度 ―― 196

86 高額療養費控除が受けられる医療保険制度 ―― 198

87 身体障害者手帳交付で利用できる支援 ―― 200

88 障害者総合支援法による介護給付の受給 ―― 202

89 地域包括支援センターの活用 ―― 204

90 患者どうしの交流で視野を広げる 全国パーキンソン病友の会 ―― 206

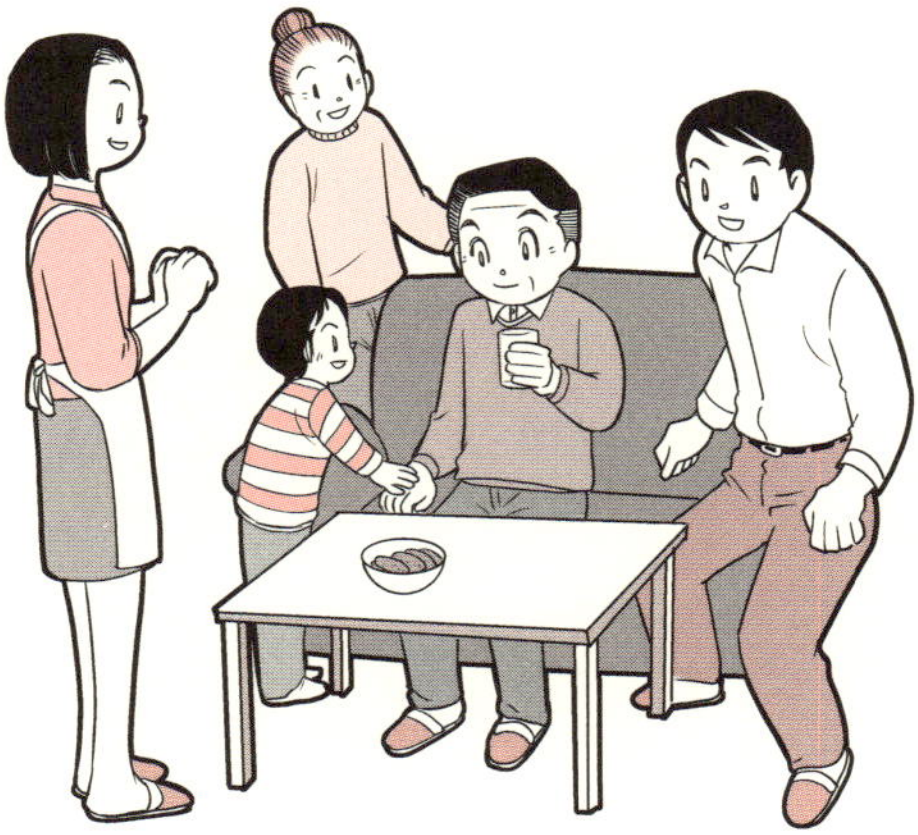

第1章

パーキンソン病の正しい知識

パーキンソン病は、
どのようにして起こるのか？
その原因はどこにあり、
どのような症状となるのか？
病気の正しい知識を知り、
治療への理解を
深めましょう。

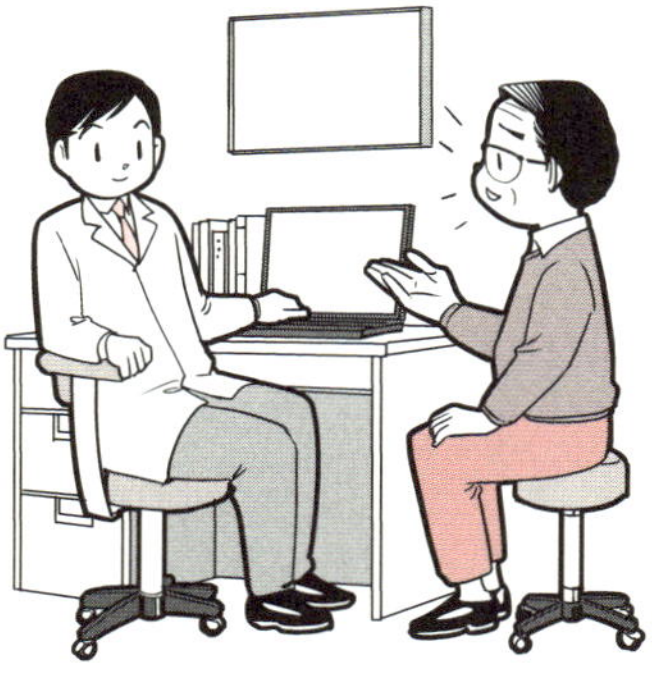

1

パーキンソン病とはどんな病気なのか？

パーキンソン病は、手がふるえる、筋肉がこわばる、動きがゆっくりになる、といった運動障害を引き起こす病気です。しかし、非運動障害面でも、自律神経障害、認知機能障害、睡眠障害、痛みなど、全身にさまざまな不快な症状を引き起こすことがわかっています。これは、脳の神経細胞の一部のはたらきが低下し、体をうまくコントロールできなくなることからきています。

現在日本には※約13万7千人ものパーキンソン病患者がいます。発病は、50～60歳くらいからはじまり、個人差はありますが、ゆっくりと症状が進行していきます。これまでは処置しようがない病気だと考えられてきましたが、さまざまな新薬の開発により、進行を抑え、症状を改善することができるようになってきました。難病ではありますが、適正な薬物治療により、症状の進行を遅らせて、日常生活をおくれるよう治療に励む患者さんが数多くいらっしゃいます。

※厚生労働省　特定疾患医療受給者証所持者数（平成26年末現在）による

パーキンソン病と共存していくために

パーキンソン病の患者調査を見ると、
60代よりも上の年代に患者さんが多いことがわかります。

パーキンソン病患者数（平成26年）

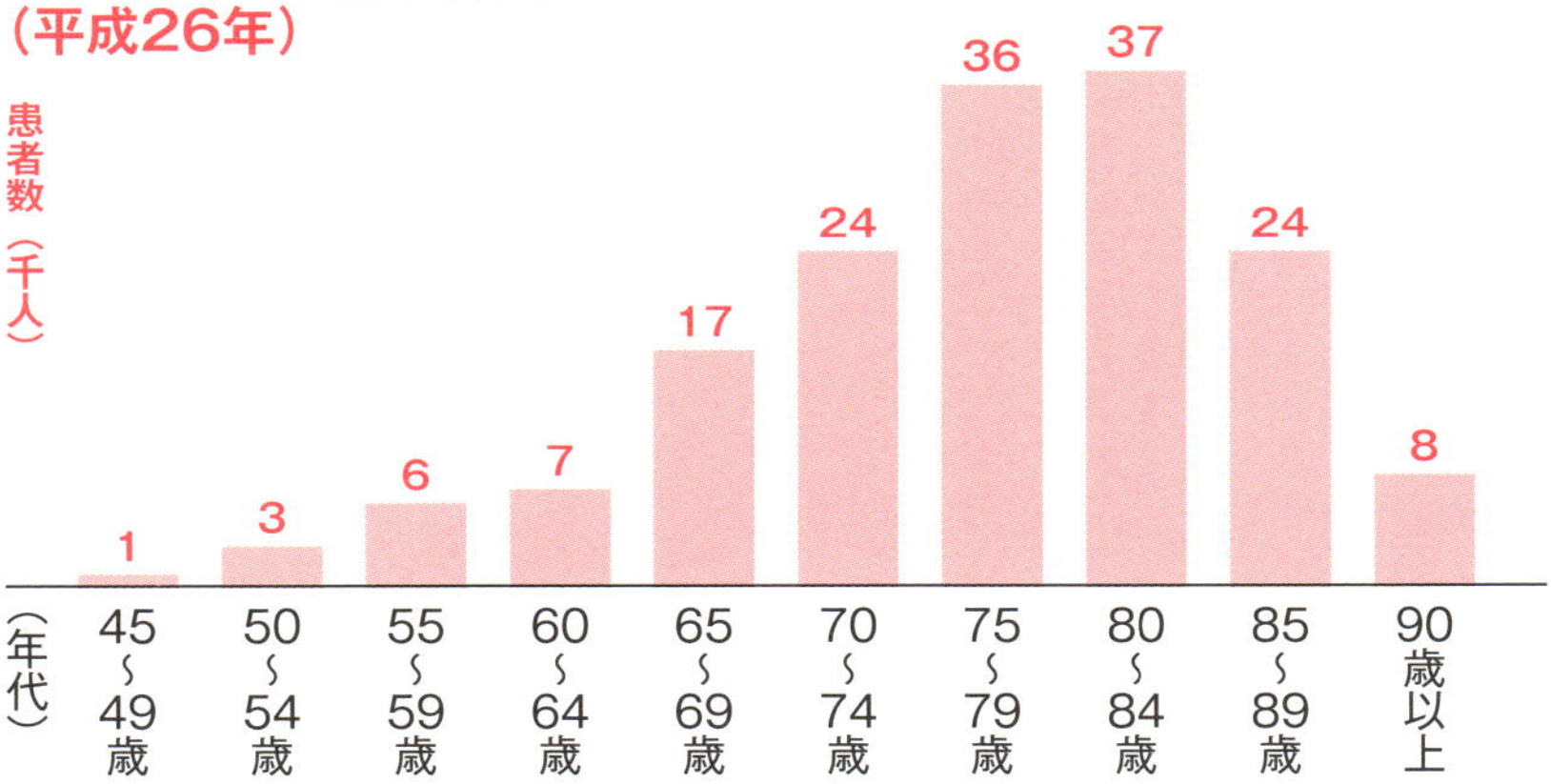

「パーキンソン病患者数調査　平成26年患者調査　上巻第63表（全国）」より
（厚生労働省　平成26年10月調査）

いずれの病気も根治はできないが、対症療法で症状が安定します！

糖尿病、高血圧症患者と同じように、
パーキンソン病も長期治療で症状が改善されます。

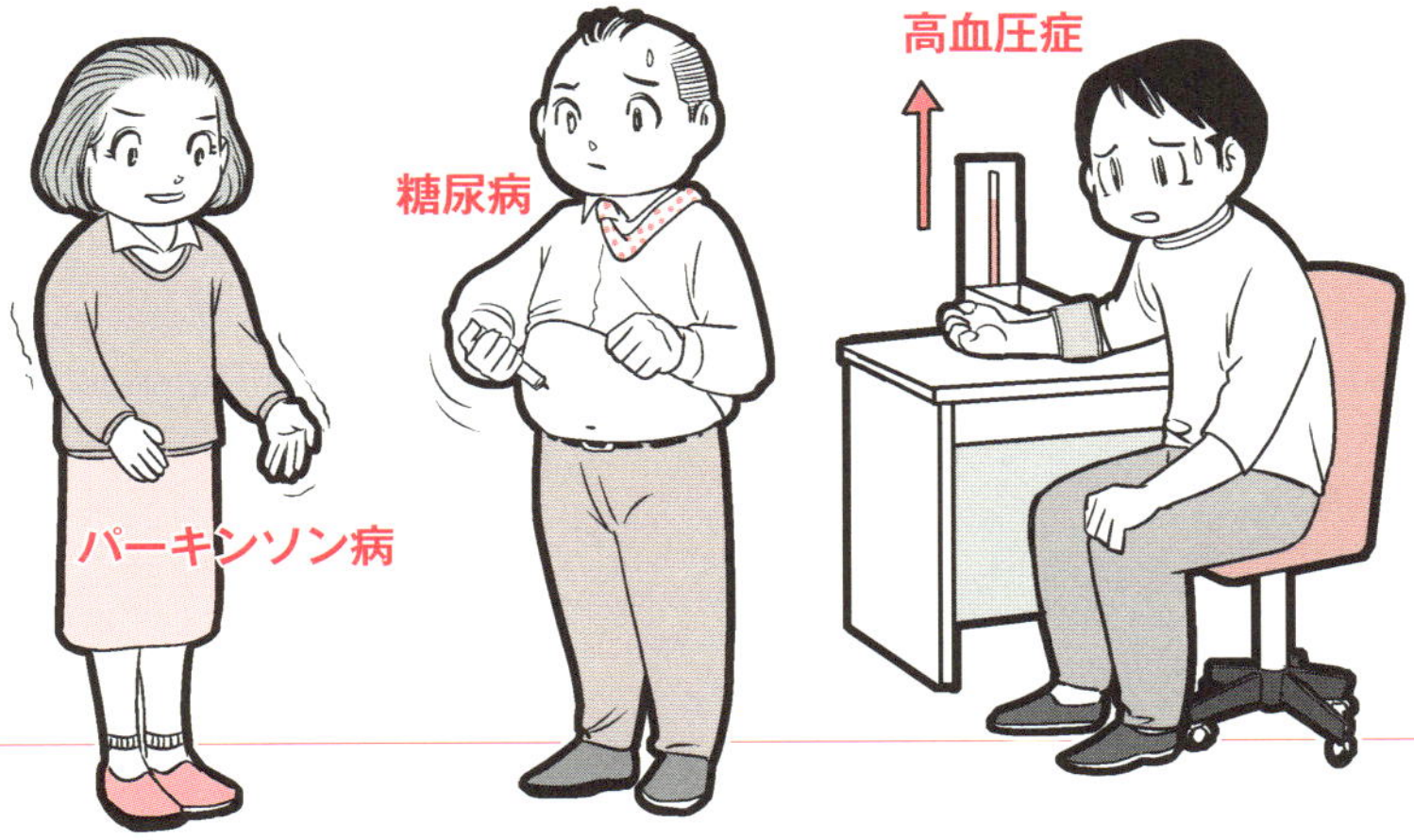

2

パーキンソン病が起こる仕組み①
脳の仕組み

パーキンソン病は、脳の中にある運動をコントロールする部分「線条体《せんじょうたい》」の神経伝達物質に異常が起きることから発症します。

脳に入ってきた指令、たとえば手足を動かす「歩行」などは、運動を司る「線条体」から、各神経細胞を通じて指令が伝わっていき、最終的に手足の筋肉が動いて「歩行」します。

簡単にすると以下のような流れで、指令は伝わっていきます。

黒質⇓線条体⇓視床《ししょう》⇓大脳皮質⇓脊髄《せきずい》⇓筋肉⇓運動

指令を伝える各神経細胞と神経細胞のあいだには、わずかな隙間があり、神経伝達物質と呼ばれるものがその隙間をつないで、指令を伝えていきます。

こうして「歩行」の指令は、筋肉にまで伝わっていき、最終的に「歩行」という運動を行います。パーキンソン病は、こうした一連の運動の指令を伝える仕組みがうまく機能しないために、運動をコントロールできなくなって症状が起こります。

脳が運動の指令を伝える仕組み

脳から、歩行動作の指令が伝わっていくのは、
以下のような仕組みです。

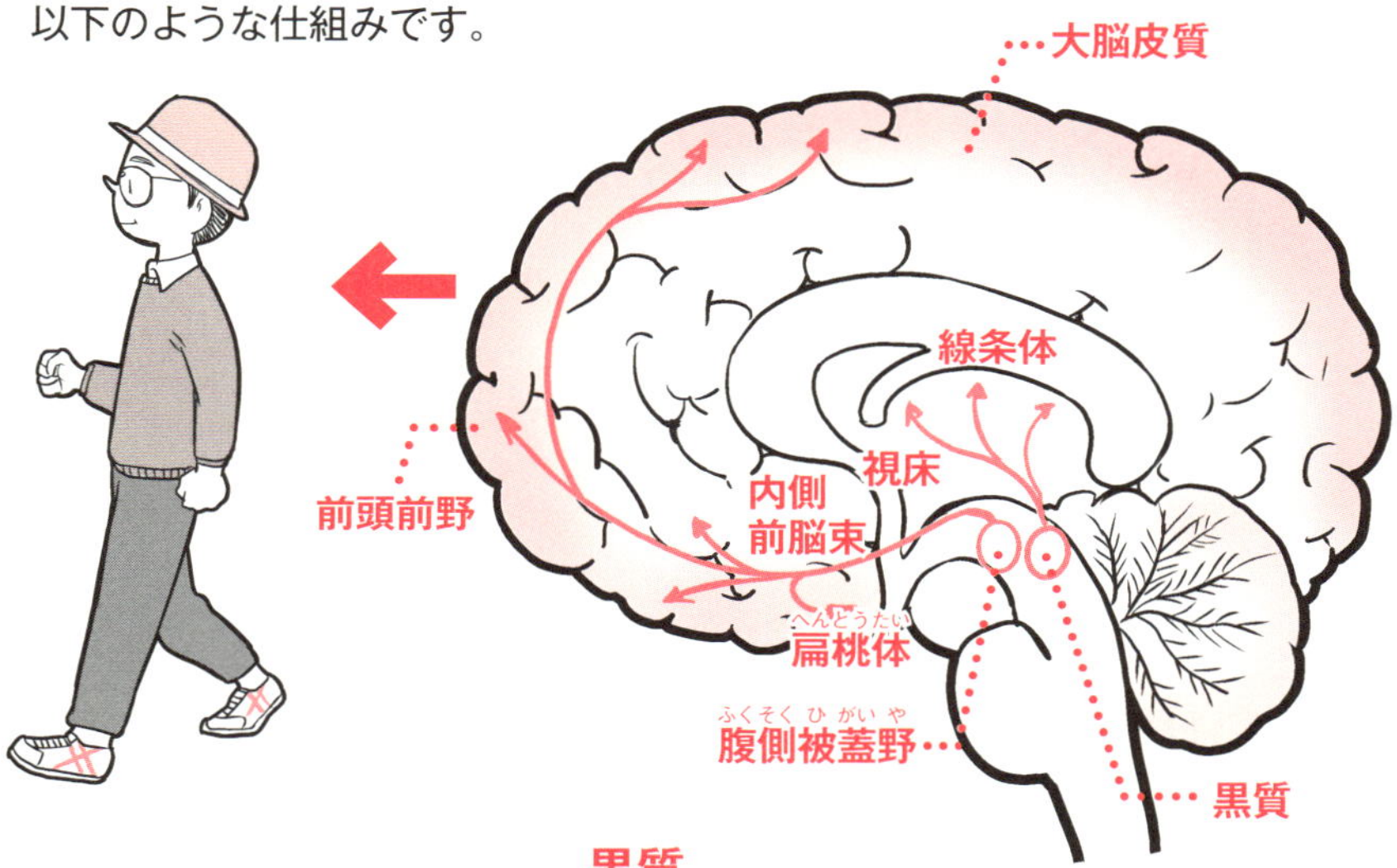

黒質

線条体で情報伝達に使われるドパミンをつくる

▼

線条体

運動に関する指令を司る部分。ドパミンとアセチルコリンという
神経伝達物質が、線条体からの指令を大脳皮質に伝える

▼

視床／大脳皮質

線条体から伝えられた指令を、視床から大脳皮質に伝える

▼

脊髄

大脳皮質からの指令が、背骨の中心にある神経の束、脊髄に伝わる

▼

筋肉

脊髄から枝分かれした神経が、全身の筋肉につながって、運動の指令を伝える

▼

運動が起こる（例：歩行など）

線条体からの指令が筋肉に伝わって、運動の動作が起こる

3

パーキンソン病が起こる仕組み②
脳と運動

神経伝達物質は大きく分けると、アミノ酸、ペプチド類、モノアミン類という3つの種類があります。さまざまな神経伝達物質がありますが、黒質と線条体をつなぐ神経伝達物質であるドパミンと、アセチルコリンは、体の運動に関係するものです。

黒質から放出されたドパミンが、運動を司る線条体にあるドパミン受容体と結合。ドパミンが結合した刺激で、線条体からアセチルコリンが放出され、次の神経細胞のアセチルコリン受容体と結合します。

このふたつの物質が、運動の指令を全身にはりめぐらされている神経網にスムーズに伝え、筋肉を動かして、最終的な運動を起こします。

このように健康な人は、脳からの指令を伝える神経物質が正しくはたらきますが、パーキンソン病で起こる運動障害の症状は、ドパミンが減って少なくなる分、アセチルコリンが過剰になって、ふたつの物質のバランスの乱れが原因だと考えられています。

脳からの指令を伝える神経伝達物質

黒質と線条体をつなぐ神経伝達物質であるドパミンと、
アセチルコリンが、無意識に動く体の運動に関係します。

脳のなかの運動をコントロールする部分

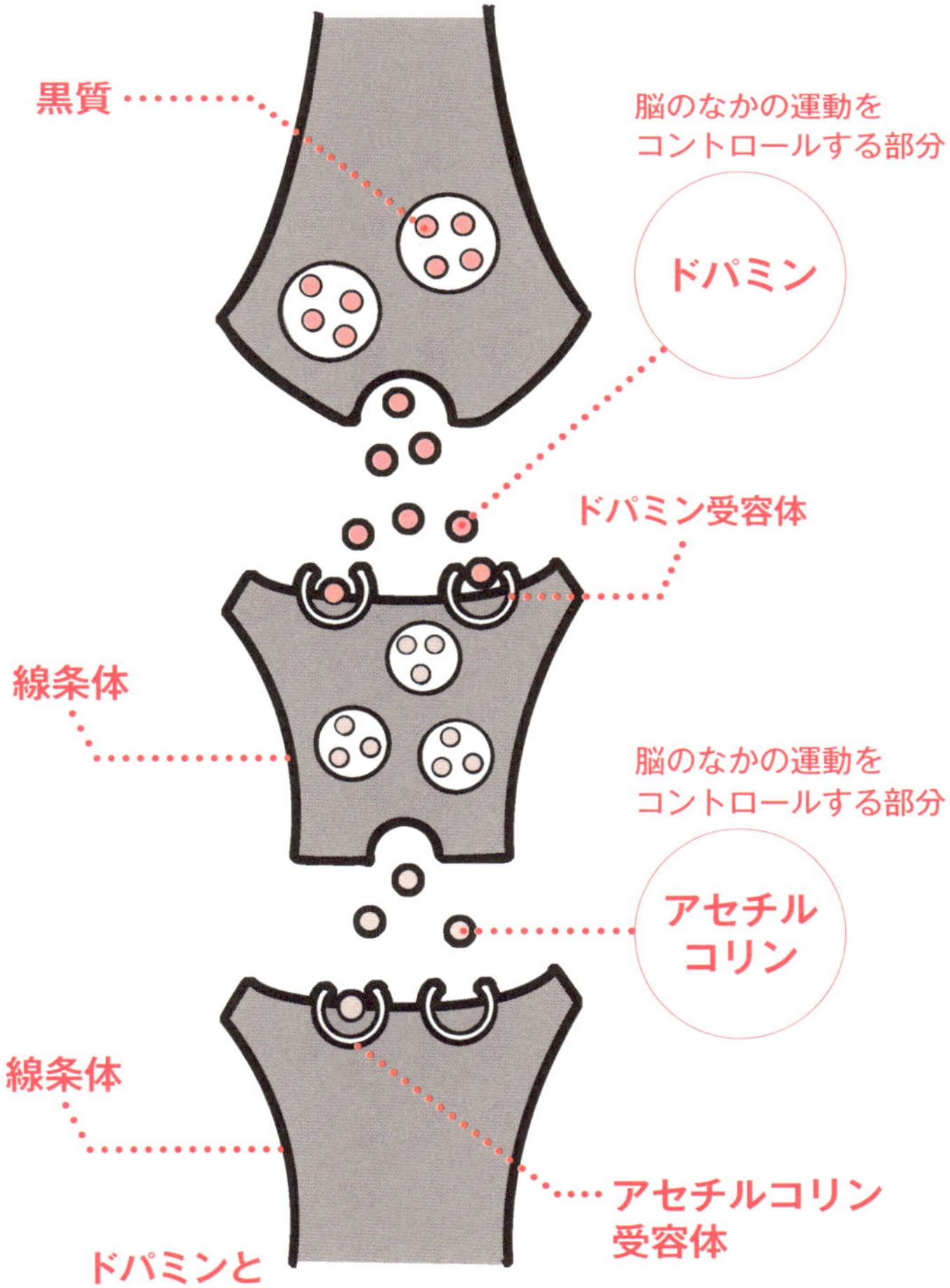

ドパミンと
線条体でつくられる
アセチルコリンが、
脳の指令を正しく
伝えている状態

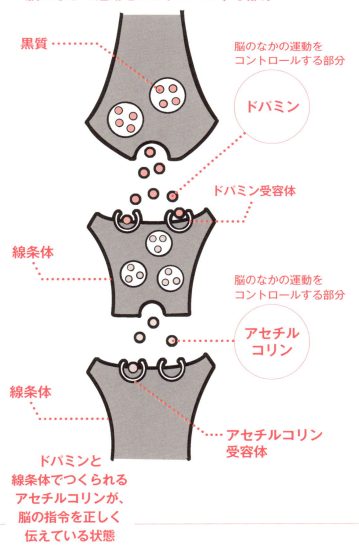

4

パーキンソン病が起こる仕組み③
ドパミン不足

パーキンソン病が起こるのは、ドパミン自体が減ってしまうことと、アセチルコリンとのバランスがくずれるというふたつの理由によります。黒質でつくられるドパミンの量は、加齢とともに減少していきます。しかし健康な人のドパミンはゆるやかに減っていく一方で、パーキンソン病では急激なスピードでドパミンが減少していきます。

黒質でつくられるドパミンが不足すると、線条体にあるドパミン受容体が刺激を受けられなくなります。さらに供給が激減したドパミンとアセチルコリンのバランスもくずれ、運動を司る線条体のはたらきがおとろえてしまい、パーキンソン病の特徴的な運動症状である、ふるえ、固縮《こしゅく》（筋肉のこわばり）、無動《むどう》（動きがない）などが起こります。

黒質のドパミン不足が起こる原因は、まだ解明されていません。家族内で多発する遺伝性パーキンソン病には、病気に関係する遺伝子が見つかっています。この遺伝的要因や、環境的な要因が複雑に絡みあって、ドパミン不足になるのではないかと考えられています。

ドパミンが不足すると、体の動きが不自由になるパーキンソン症状が起こる

パーキンソン病では、黒質の神経細胞が減っていき、
必要なドパミンがつくられなくなります。

●健康な状態●

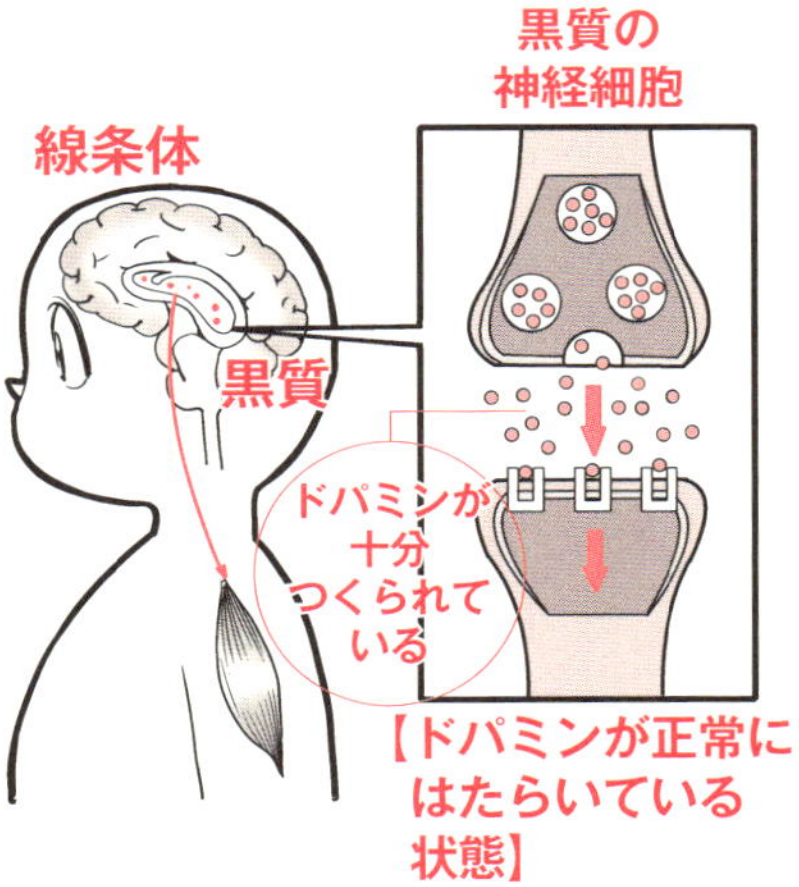

ドパミンにより脳から
全身の筋肉へ
運動の命令が伝わる

**必要な動作が
正常に起こる**

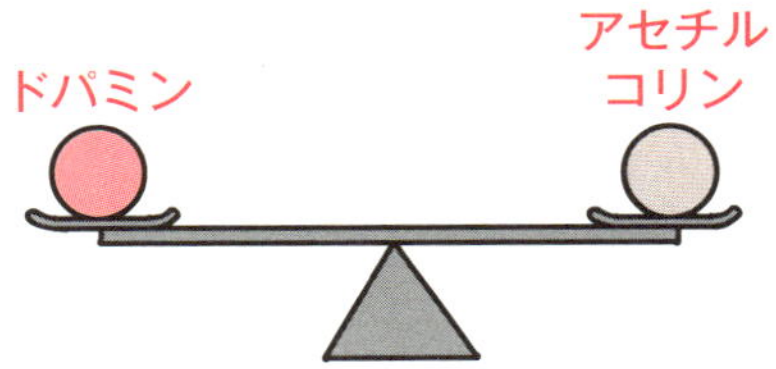

アセチルコリンとドパミンの
バランスがとれている

●パーキンソン病の状態●

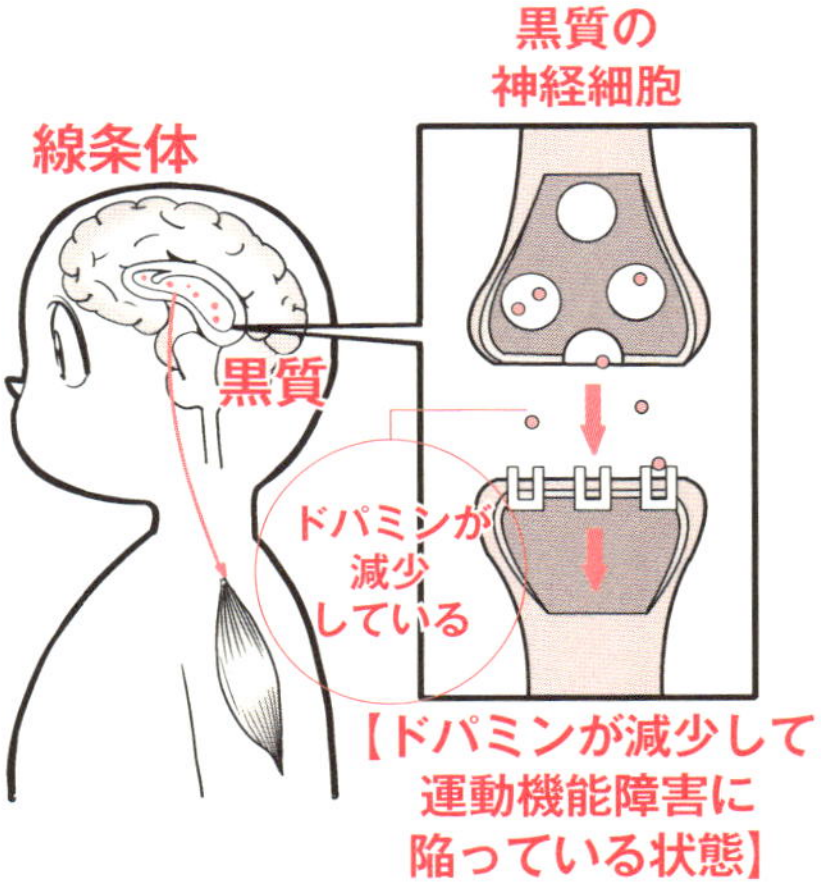

ドパミンが作用しなくなり
脳から全身の筋肉へ
運動の命令が伝わらない

**ふるえ、固縮、
無動などが起こる！**

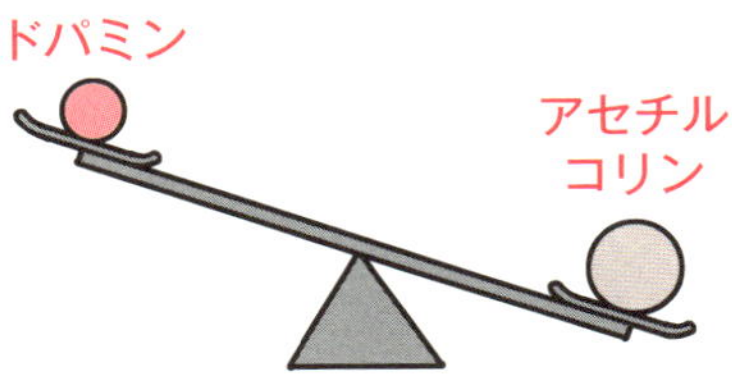

アセチルコリンがドパミンに
比べて多くなっている

5

パーキンソン病が起こる仕組み④ レビー小体

パーキンソン病の中脳の黒質を、正常な中脳と比べると、メラニン色素が集まって黒く見えるはずの黒質の色が抜け落ちて白っぽく見えるようになっています。顕微鏡で変性した神経細胞を見ると、レビー小体というたんぱく質の塊が発生しているのがわかります。

レビー小体は、神経細胞に発生する蓄積物で、１９００年初頭にフレデリック・レビーによって発見された物質です。当初これがパーキンソン病の原因ではないかと考えられましたが、研究が進むにつれ大脳皮質にもレビー小体が見られることがわかりました。

大脳皮質で見つかったレビー小体は、「レビー小体型認知症」と呼ばれ、認知機能障害のほかに、パーキンソン症状と同じ、ふるえなどの運動障害を発症します。

パーキンソン病とレビー小体型認知症は、関係が深いと考えられており、パーキンソン病発症の原因を探る手がかりとして、いま研究が進められています。

黒質に発生したレビー小体

パーキンソン病の中脳と正常な中脳の黒質を比べると、
パーキンソン病の黒質には、レビー小体という
小さな丸いたんぱく質の塊がたくさん発生しています。
レビー小体がたまった黒質は、そのはたらきを失っていき、
パーキンソン病に特徴的な運動症状を引き起こします。

〈中脳の断面図〉

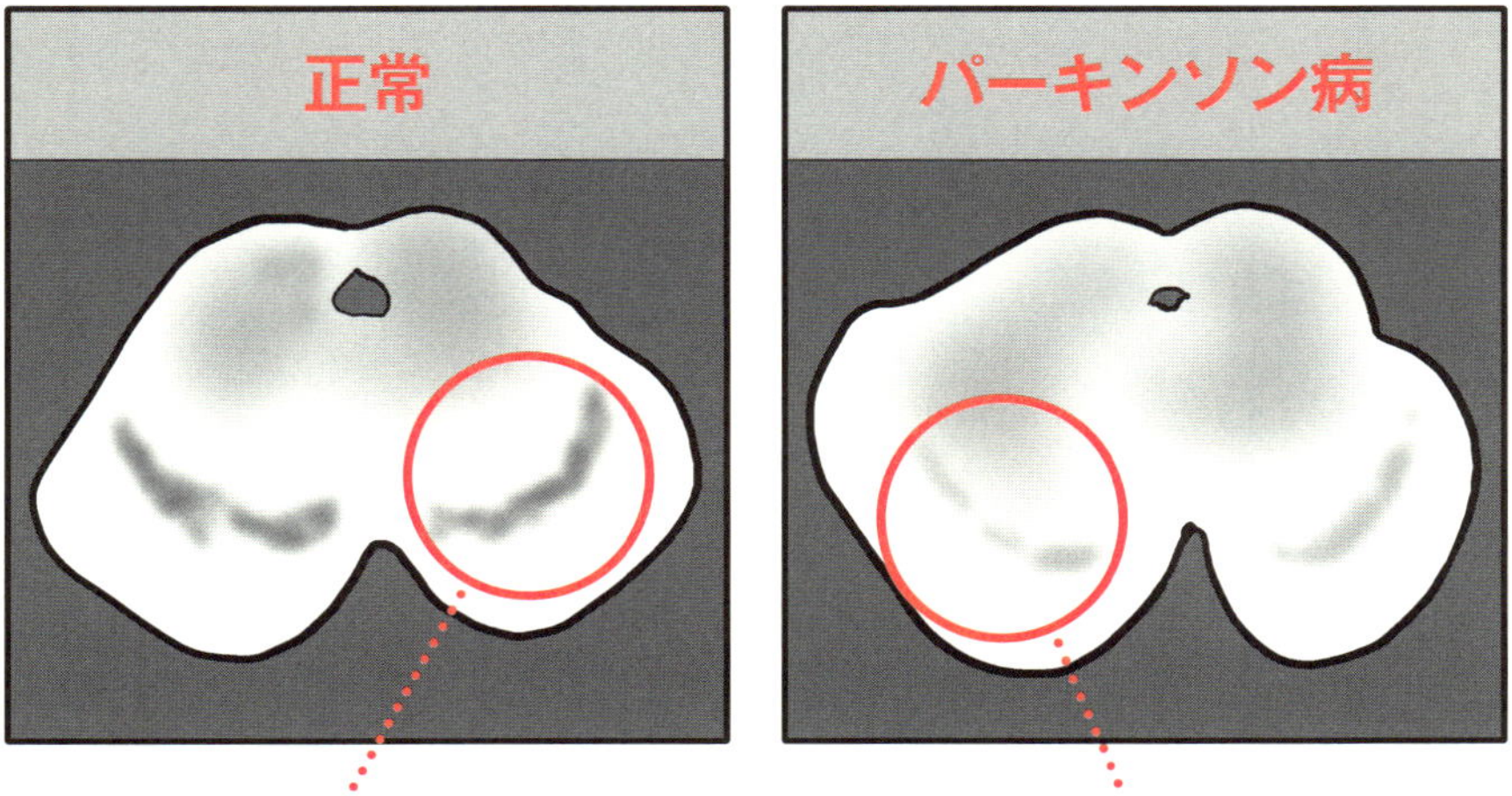
黒質のドパミンが
黒く濃く見えている
黒質のドパミンが大幅に減って
色がうすく見える

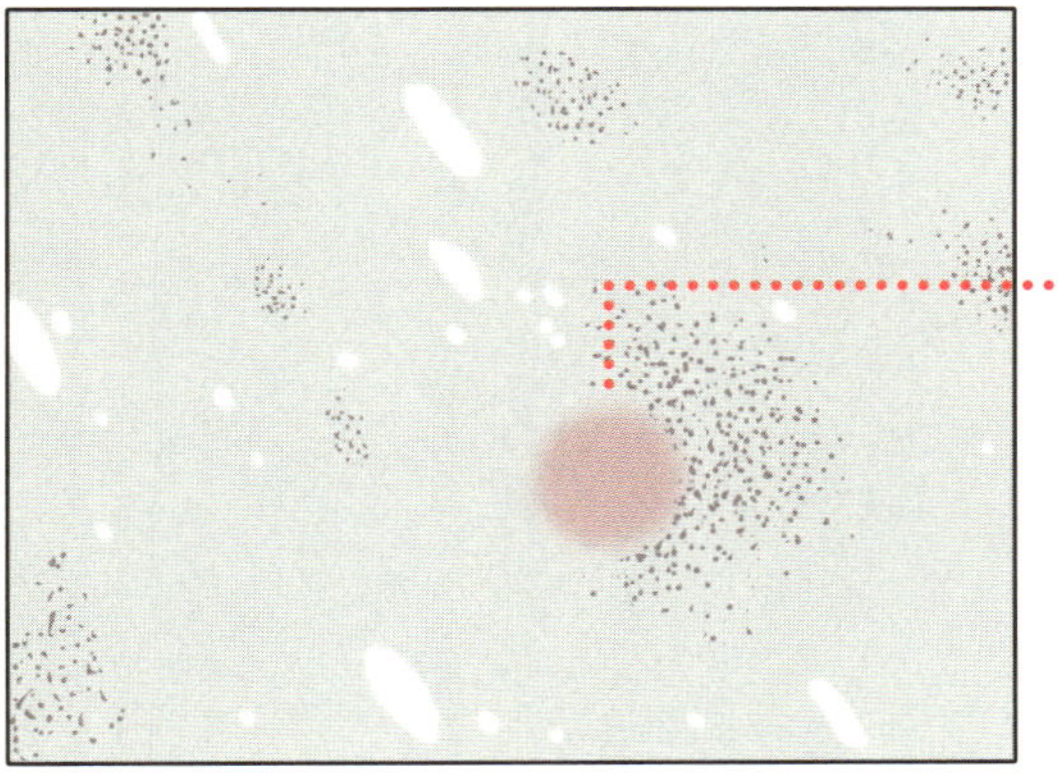
レビー小体
（赤く染色されている）
たんぱく質の塊で、
神経細胞に発生する
蓄積物

6 パーキンソン病の原因はいまだ不明

パーキンソン病を発症する、ドパミン不足のメカニズムは解明されましたが、その原因については、遺伝なのか環境によるものなのか、いまだ解明されていません。ほとんどの患者さんは、血縁者にパーキンソン病患者がいない、孤発性《こはつせい》パーキンソン病です。これまでにも、どんな人がかかりやすいのか、その根本的な原因を探るためにさまざまな研究が行われてきました。

生活習慣（食事、喫煙、飲酒）、運動、性格などの要因が発症に影響しているのではないかという調査の結果、喫煙や飲酒をしない、まじめな性格の人に多い傾向があるということがわかっています。しかしそのことが発症予防にはつながらないため、現在ではこの要因は否定されています。現在発病に関する有力な仮説は、ミトコンドリア障害だと考えられていますが、これもまだ根本的な原因にはつながっていません。ただ、発症には、さまざまな因子が関係しており、これらが複合的に関係しているのだと考えられています。

●パーキンソン病発症の原因は、さまざまな遺伝的要因や環境要因が関わっている

パーキンソン病発症の原因は、中脳黒質神経細胞が
変性することによるものですが、その原因はいまだわかっていません。
異常たんぱく質が蓄積する説、活性酸素による酸化的ストレス説、
ミトコンドリアの機能低下によるエネルギー不足説などがあります。
現時点では、根本的な原因はひとつではなく、
遺伝的要因、環境要因などが複雑に関わっていると考えられています。

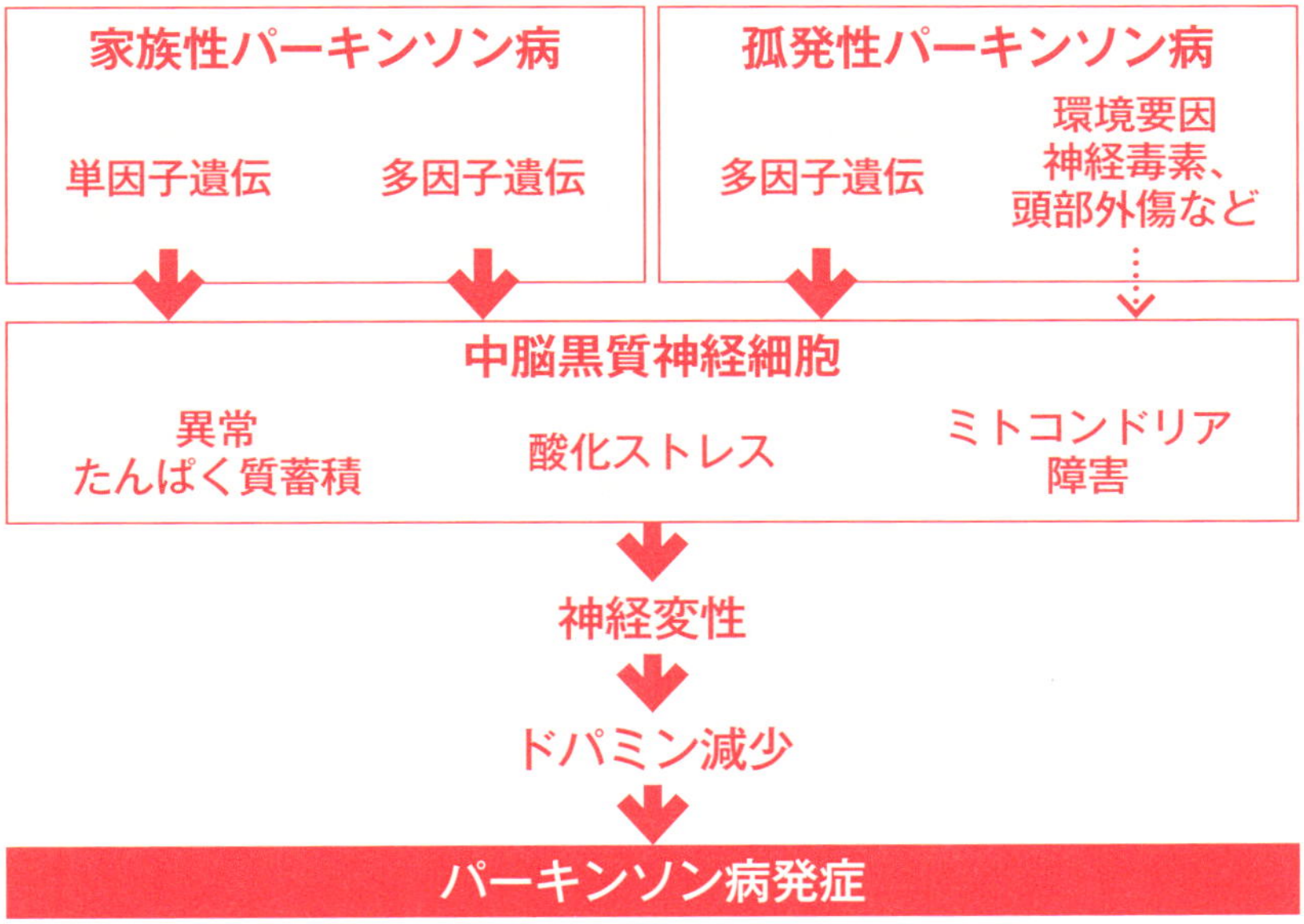

厚生労働科学研究費補助金難治疾患克服研究事業　神経変性疾患に関する調査研究班
「パーキンソン病と関連疾患（進行性核上性麻痺　大脳皮質基底核変性症）の療養の手引き」
Ⅲ研究の現状p70より

●性格は、因子ではない。

喫煙や飲酒をしない、
まじめな性格の人に
パーキンソン病が
多い傾向にあることは、
発病の因子ではないと
考えられています。

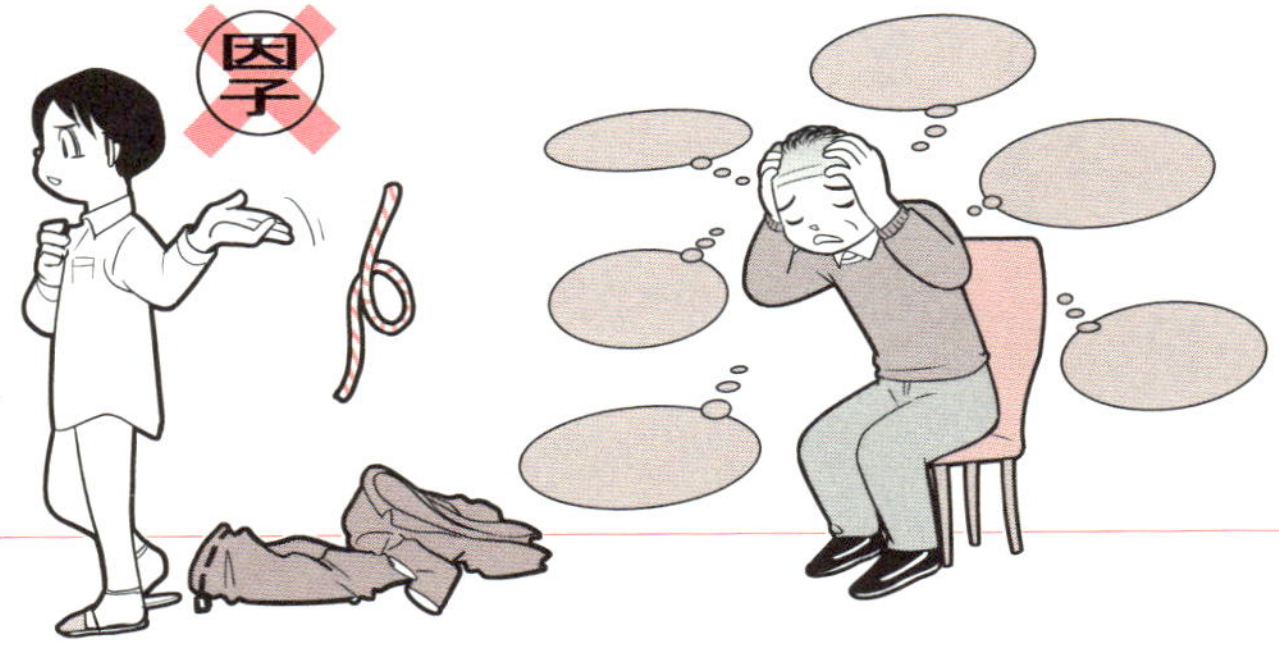

7 代表的な4つの運動症状 ①手足がふるえる ②筋肉がこわばる

パーキンソン病の代表的な運動症状は、**①手足がふるえる ②筋肉がこわばる ③動きがゆっくりになる ④姿勢を保てなくなる**、の4つです。これらの症状は、パーキンソン病かどうかを診断する手がかりにもなります。

手足がふるえる症状は、安静《あんせい》時《じ》振戦《しんせん》と呼びます。手足が、1秒間に5回くらいの規則正しいふるえ方をします。最初は左右どちらか片側だけに起こりますが、自分で気づかず、他人に指摘されて気づくことが多いです。指先でものを丸めるような動きになるピル・ローリングと呼ぶ特徴的なふるえ方も見られます。

筋肉がこわばる症状は、固《こ》縮《しゅく》と呼びます。無意識のうちに筋肉がこわばって、自分で力を抜くことができません。医師がひじや手を動かそうとすると、ガクガクした抵抗を感じます。筋肉の固縮は全身の筋肉に起こるため、体の部分によっては、ほとんど自覚症状はありません。医師に診断されて気づく例が多くあります。

パーキンソン病の４つの運動症状

①手足がふるえる（安静時振戦）

- 左右どちらかの手足からふるえがはじまる
- 1秒間に5回規則正しくふるえる
- 眠っているととまり、起きているとふるえる
- 自分では気づかないことも多い

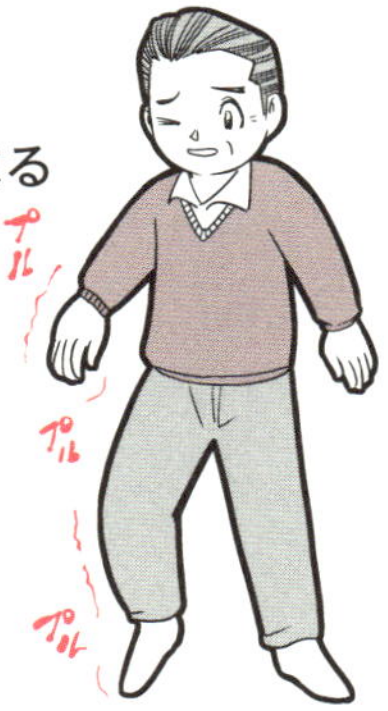

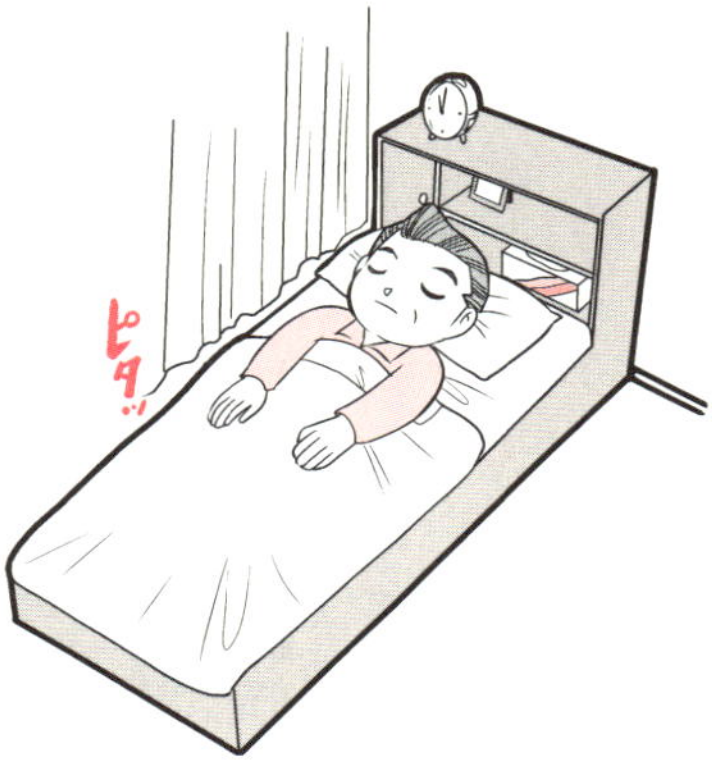

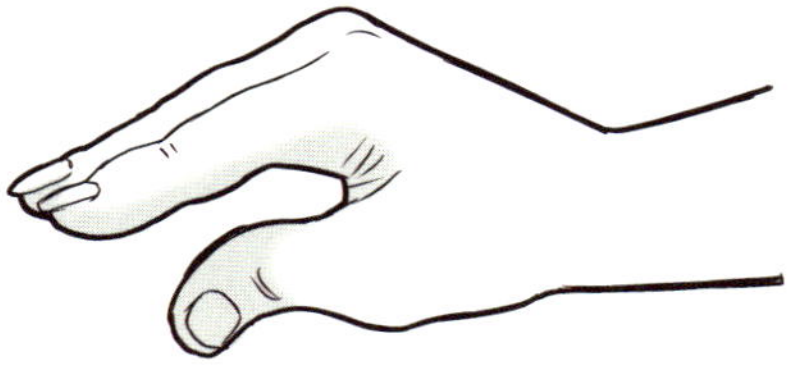

ピル・ローリング

指のつけ根が曲がり、
指はまっすぐになり、
手の指先が丸薬（ピル）を
丸めるような動きに見える
特有の動作となる

②筋肉がこわばる（固縮）

- 無意識のうちに筋肉がこわばり、手足がスムーズに動かせない
- ほとんど自覚がない
- 無理に動かそうとするとガクガクときしむような抵抗感がある

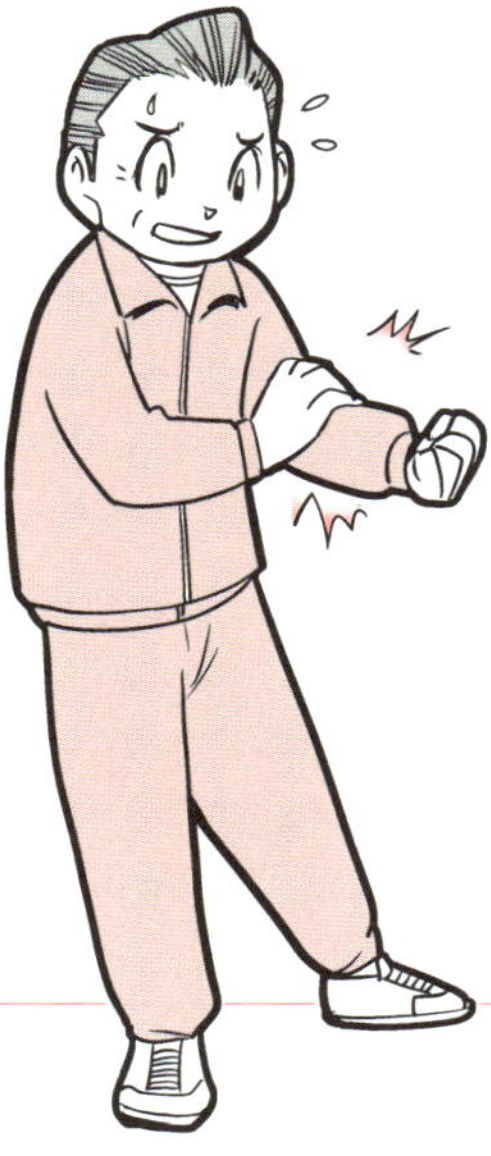

8

代表的な4つの運動症状

③ゆっくりとした動きになる ④姿勢を保てなくなる

ゆっくりとした動きになる症状は、無動《むどう》と呼びます。全身の筋肉に無動が起こるため、さまざまな症状になります。全体的に動作がゆっくり緩慢《かんまん》になり、ひとつひとつの動作も非常にゆっくりになります。

じっとしている状態になると、苦痛を感じることなく何時間でもそのまま同じ姿勢でいられます。表情の変化も乏しくなり、字を書くと、だんだん小さくなっていきます。呼吸や発音に使う筋肉の動きが悪くなっていくので、声もどんどん小さくなっていきます。

姿勢が保てず転びやすくなる症状は、姿勢反射障害と呼びます。体のバランスが悪くなって、転びやすくなります。背中の上の方を丸めて前かがみになり、ひざを曲げて立ち、あごを突き出す姿勢になっていきます。姿勢反射障害は、病気が少し進行してからあらわれる症状です。チョコチョコと小刻みに歩く歩行障害が加わると、さらに転びやすくなるので注意が必要となります。

パーキンソン病の４つの運動症状

③動きがゆっくりになる（無動）

- 全体的に動作がゆっくりになる
- 何時間でも同じ姿勢のままいられる
- 表情が変わらず、まばたきも少なくなる
- 声が小さくなる
- 書く字がだんだん小さくなる

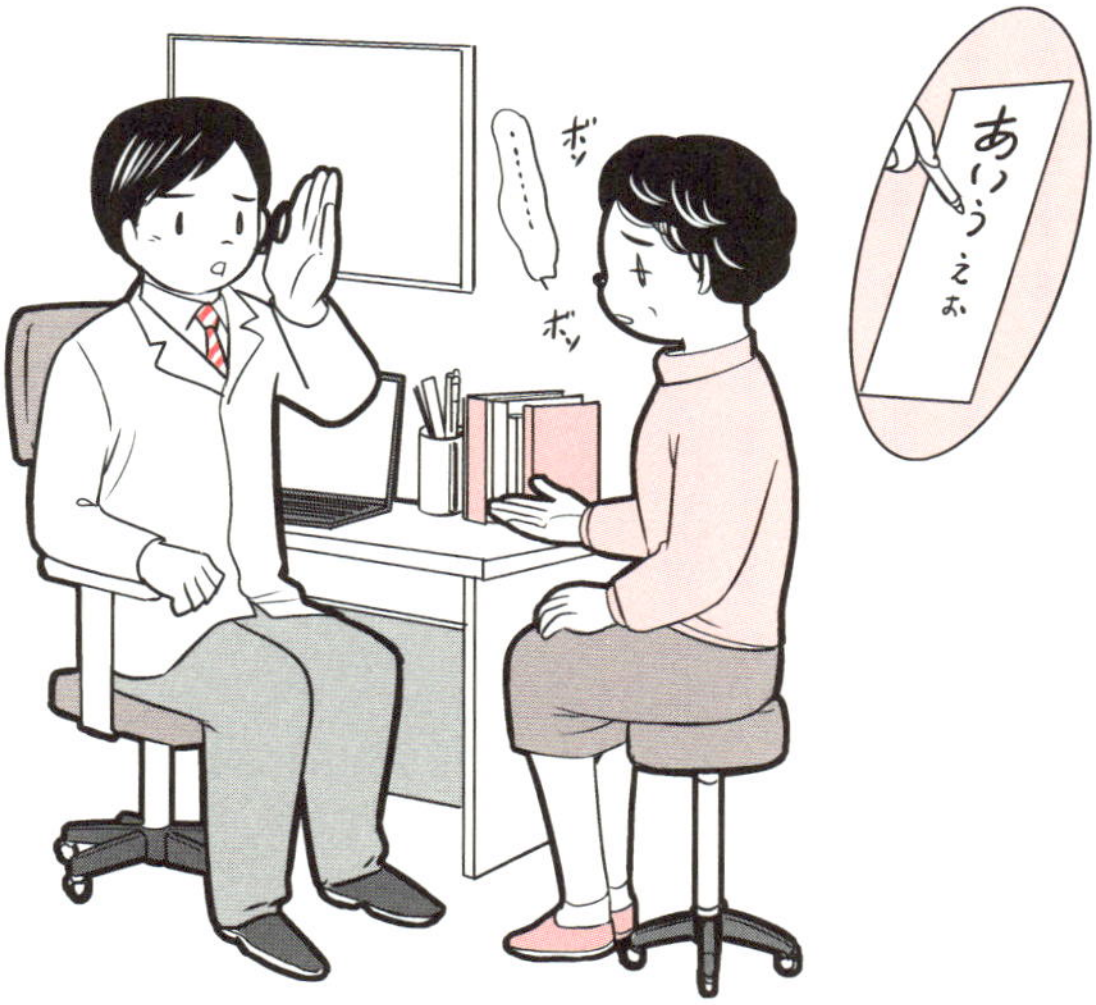

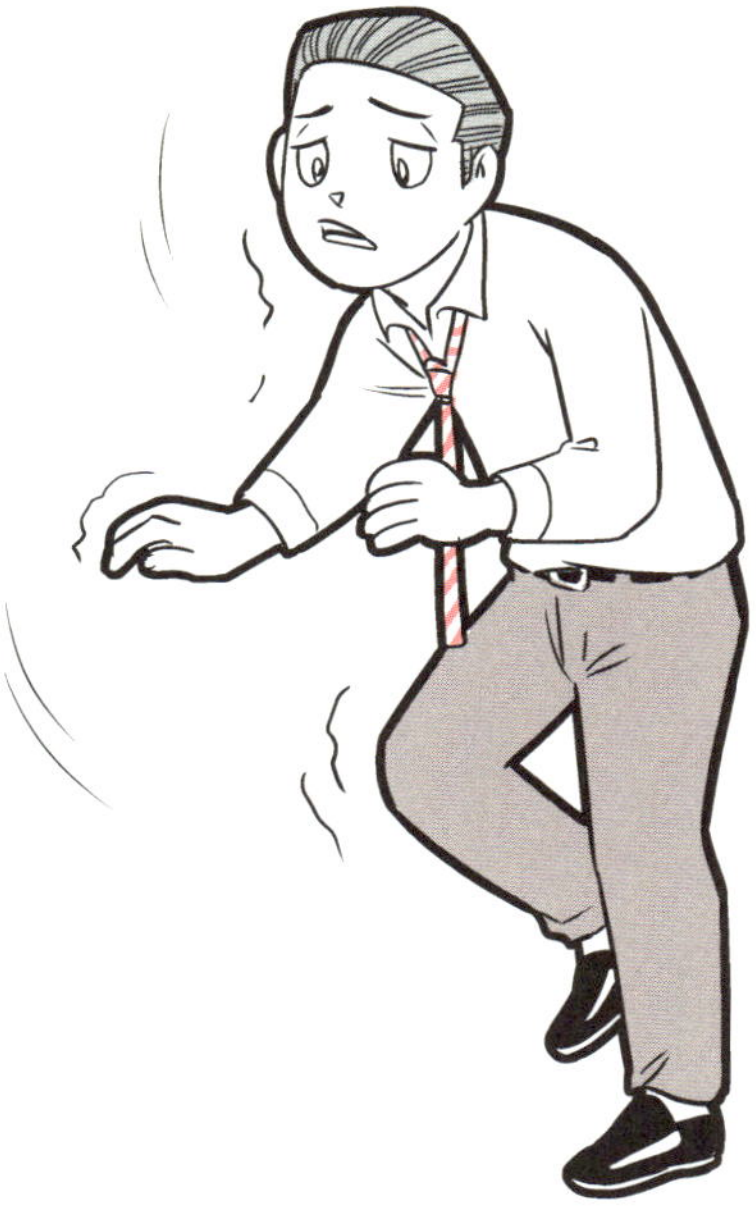

④姿勢を保てなくなる（姿勢反射障害）

- 前かがみになって、あごを突き出す姿勢
- 体がかたむくともとの姿勢に戻れない
- 姿勢を保てないので、転びやすくなる

9

その他の症状①
歩行障害や不快な症状

姿勢が前かがみになって、ひざを曲げて歩くようになるため、歩幅がせまくなり、すり足でチョコチョコした小刻み歩行になっていきます。そのためつまづきやすく、ほとんど手を振らないで歩くので転びやすくなります。

歩きはじめの一歩が踏み出せない「すくみ足」では、駅の改札口のようなせまい場所に面すると、足がすくんで進むことができません。しかし、いったん歩き出すと、上半身が前のめりになるので、まっすぐ早足になってトットットッと小走りに突進してしまいます（突進現象）。症状がひどくなると、壁や柱にぶつかって、ようやく止まるような状態になるので危険です。すくみ足で一歩も踏み出せない患者さんでも、床にテープや格子柄の床などがあると、その線をまたごうとして自然と足が出やすくなります。横断歩道や階段も同様です。この性質をうまく利用して対策できることもあります。ほかに、ものを飲みこみにくくなる嚥《えん》下《げ》障害《しょうがい》や、よだれが出やすくなるなどの不快な症状も起こりやすくなります。

●歩行障害や不快な症状

●すくみ足

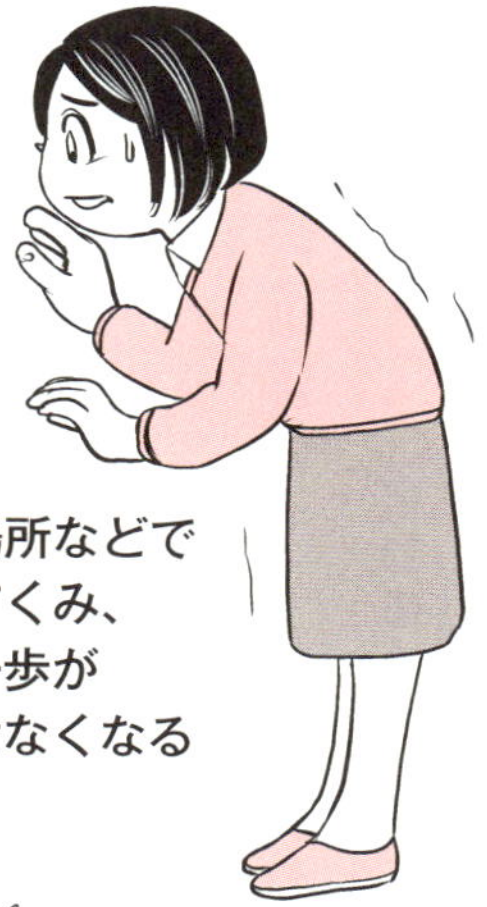

せまい場所などで
両足がすくみ、
最初の一歩が
踏み出せなくなる

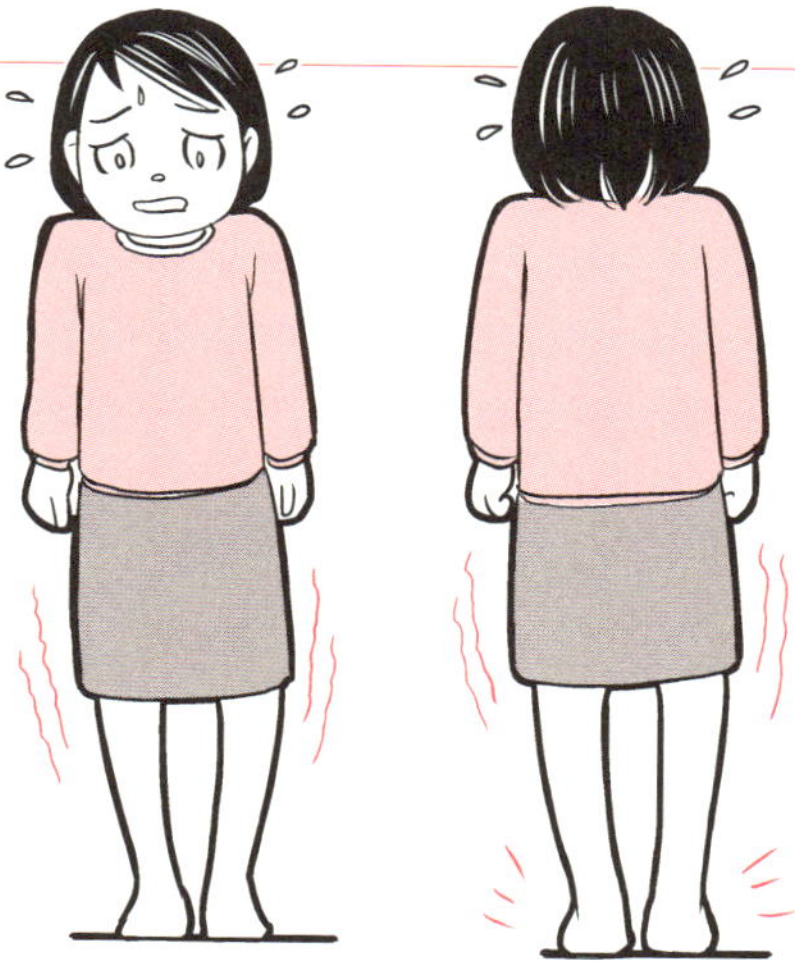

すくみ足になったときは、
うしろに一歩引いてから
足を出す、
目印のついた杖を置くと
踏み出しやすい

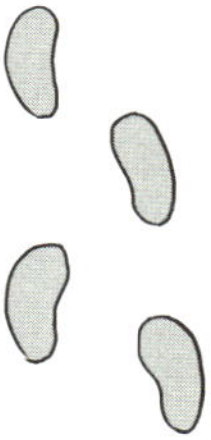

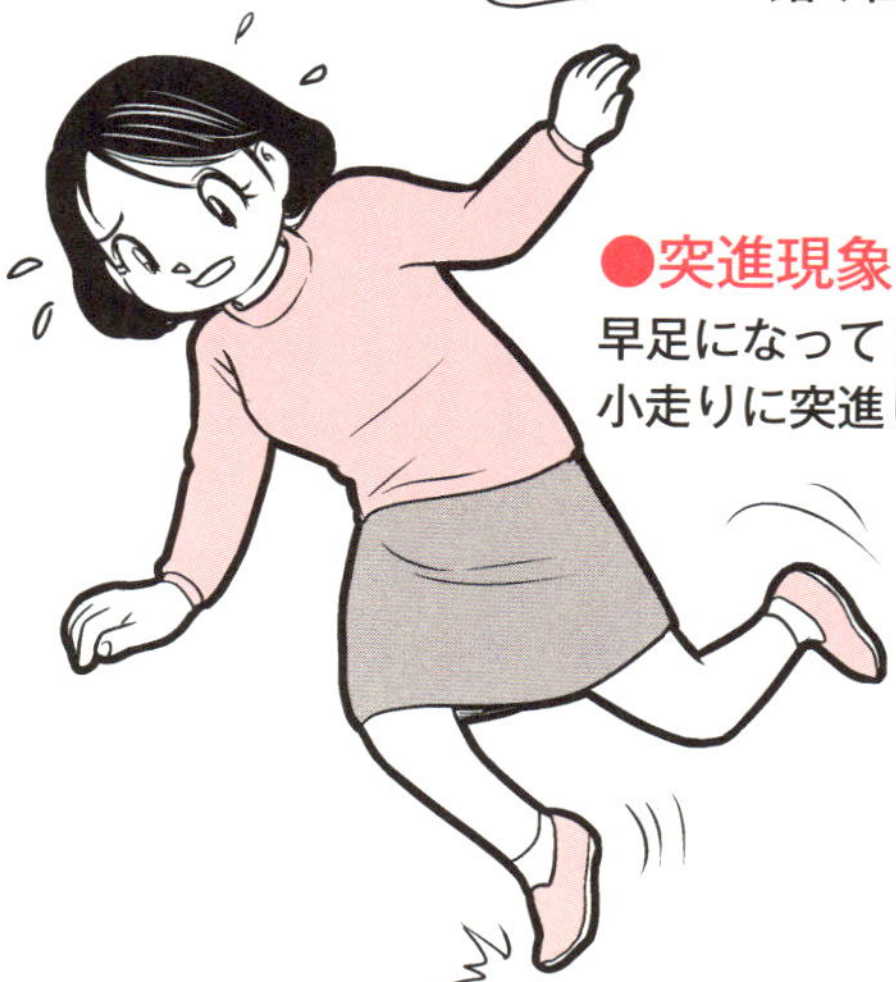

●突進現象

早足になってトットットッと
小走りに突進してしまう

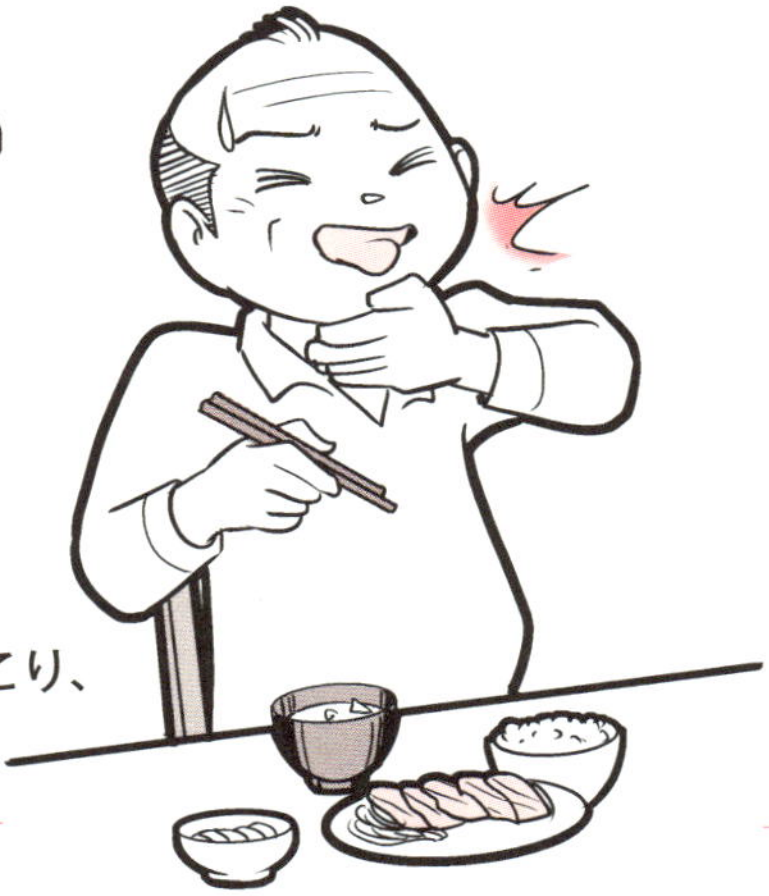

●嚥下障害

舌の筋肉に障害が起こり、
食物を飲みこめない

10

その他の症状②
幻視、認知機能障害、うつ

パーキンソン病の精神症状として、見えない人やものが見える幻視があります。これは薬の副作用として出ている可能性もありますので、まず主治医にすぐに相談しましょう。

患者さんが周囲に幻視を訴えることで、認知症になったのではないかと家族が心配することも多々ありますが、幻視に関しては、薬の副作用でなく日常生活に問題がなければ治療することはありません。患者さんも幻視によって錯乱を起こすことはありません。ある程度がまんして、症状のひとつとして受け入れることも必要です。

薬の副作用で、もの忘れや計算ができないといった軽度の認知機能障害が起こることもありますが、これは薬を変えれば数週間で治ります。認知機能障害はあっても、パーキンソン病が原因となってアルツハイマー病のような重度の認知症に進むことはありません。

やる気や自発性がなくなることもありますが、うつ病のせいというよりは、病気に対する不安や無動の症状から引き起こっていることも多いようです。

毎日１００%前向きに 病気に向き合わなくてもＯＫ

パーキンソン病の不快な症状が出ると
いつも前向きではいられないかもしれません。
病気への不安は、専門のカウンセラーに相談するなど、
一人で問題をかかえこまないようにしましょう。

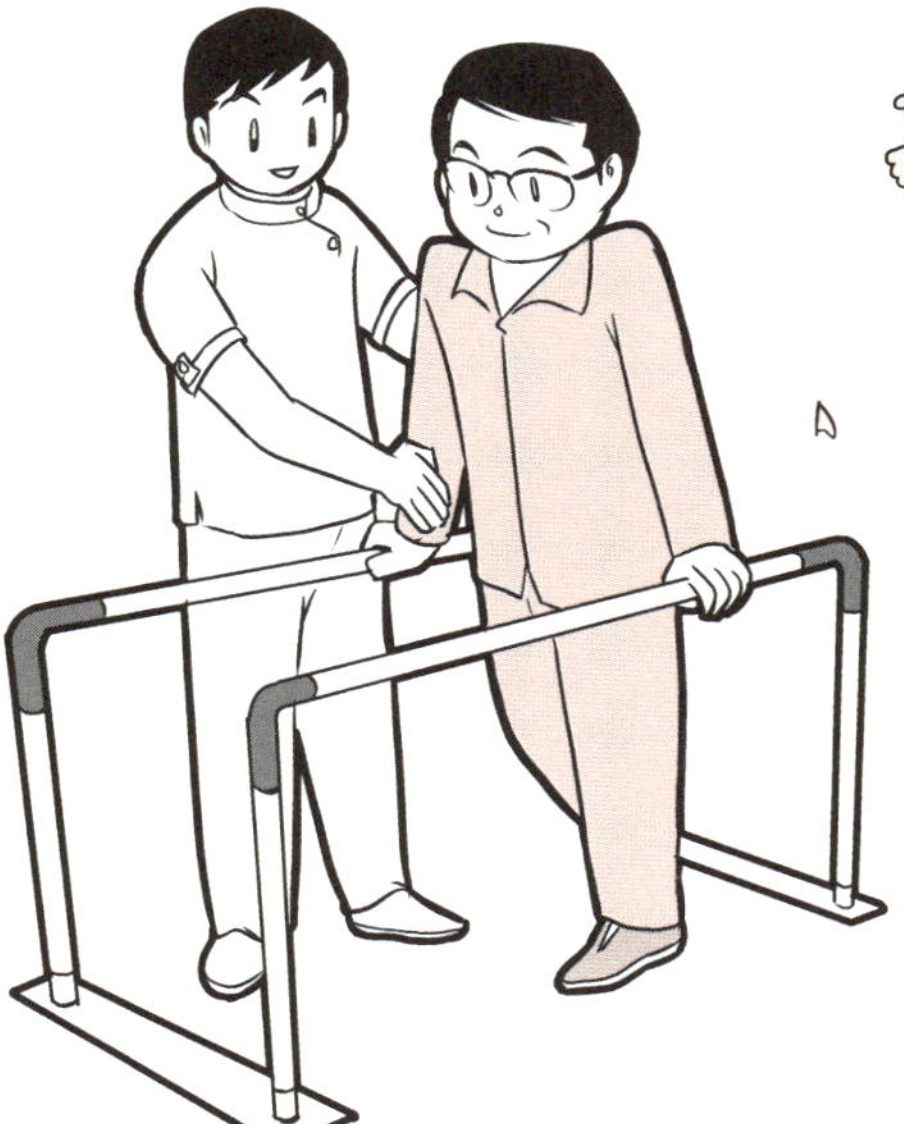

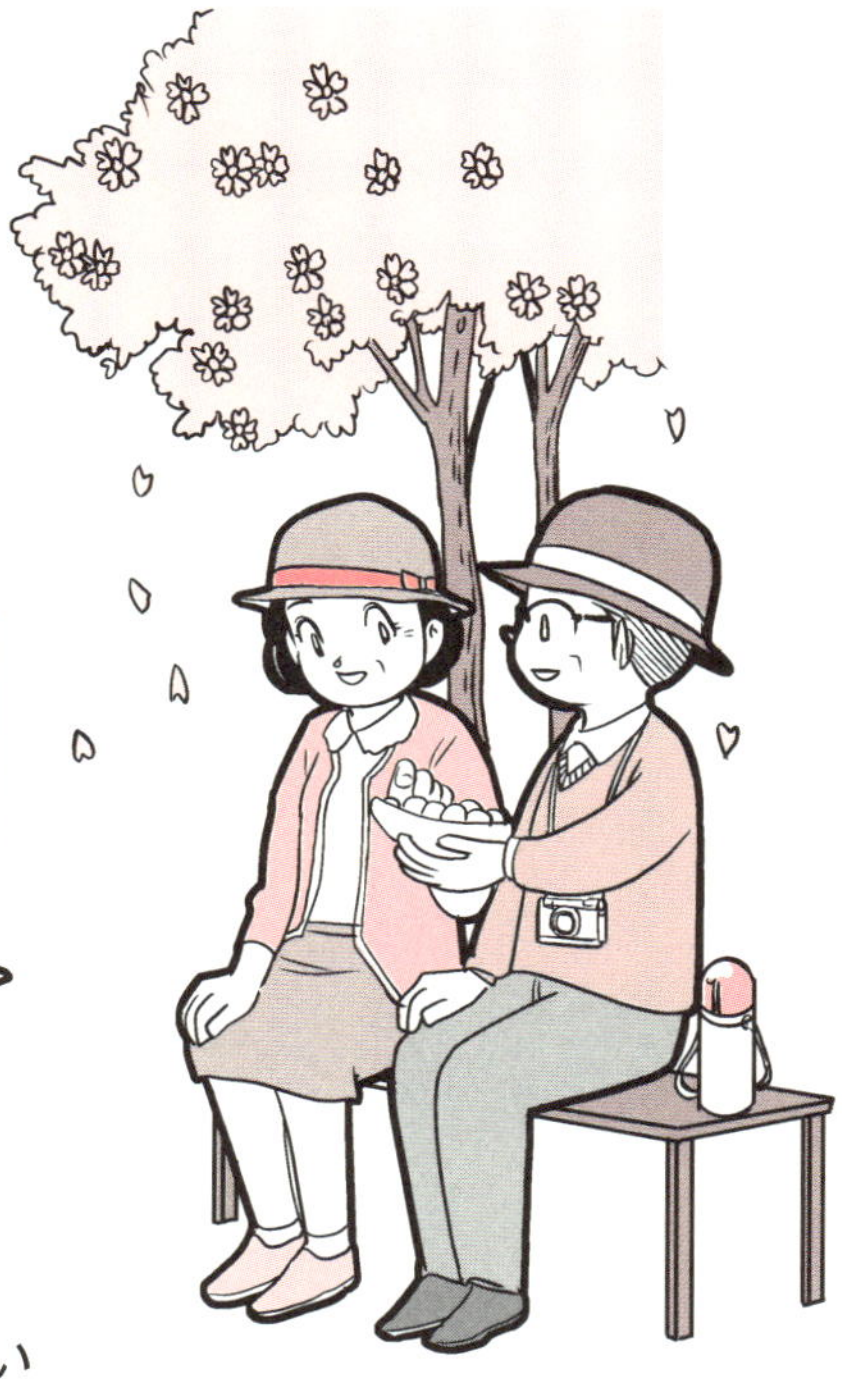

- パーキンソン病によって
重度の認知症を引き起こすことはない
- 幻視やうつにも、
前向きに対処する
- 悩みは専門のカウンセラーに相談する
- 不快な症状は主治医に
すぐ相談して改善をはかる

11

多様な症状のあらわれ方
合併しやすい骨折と肺炎

パーキンソン病は、病気の進行とともに、先にあげた代表的な運動症状、自律神経症状、精神症状、認知機能症状など、多様な症状があらわれてきます。しかしこれらは特徴的な症状にすぎません。

パーキンソン病と合併しやすいのは、骨折と肺炎です。患者さんは、姿勢反射障害や歩行障害によって転倒しやすくなっています。高齢の方ほど、転倒による骨折で歩けなくなり、そのまま寝たきり生活になってしまう可能性が高くなります。日常生活では、リハビリテーションをする一方で、第6章で紹介する転倒予防策を万全にしてください。

症状が進行すると、食べものなどが飲みこみにくくなる嚥下《えんげ》障害《しょうがい》が起こりやすくなります。高齢の患者さんで、死亡する危険性が高いのが、食べものが知らないあいだに気管に入る誤《ご》嚥性肺炎《えんせいはいえん》です。しかし骨折は転倒予防対策で、誤嚥性肺炎は食べやすい流動食に切り替えることで、日常生活から予防できます。ふたつの病気に注意して日々の生活をおくってください。

●パーキンソン病に合併しやすい骨折と誤嚥性肺炎

骨折対策

●住まいに転倒予防対策を施す

第６章に紹介しているような住まいの安全対策を施す。

●外出時は歩行障害による転倒をしないよう注意する

外出時には歩行器などを使って転倒防止対策を行う。

●背筋をきたえる

パーキンソン病体操で
背筋をきたえる。
ウオーキングで
全身運動をする。

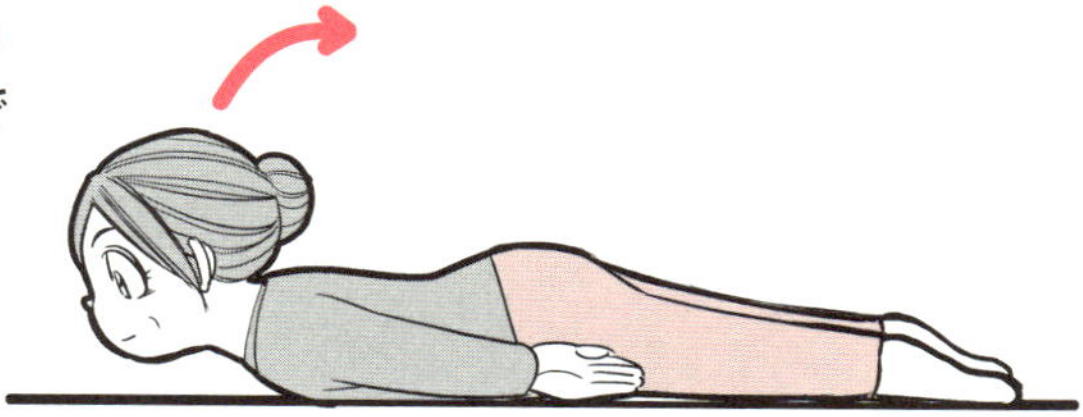

誤嚥性肺炎の予防

誤嚥とは、だ液、食物、胃液などが気管に入ってしまうことです。
それらに含まれた細菌が気管から肺に入りこんで
誤嚥性肺炎が引き起こされます。

●口腔《こうくう》を清潔にする

歯みがきや舌苔《ぜったい》取りをしっかりと行い、
口腔内の細菌を除去する。

●胃液の逆流を防ぐ

食後すぐに横にならない。
食後２時間ほどは、
座ったまま上体を起こしておく。

●嚥下障害を改善する

主治医と相談して、飲みこみやすい
食事レシピに変える。
介護用食品「トロミアップ」を用いる。
リハビリテーションで、前かがみの姿勢改善、
舌や喉の筋肉をきたえる。

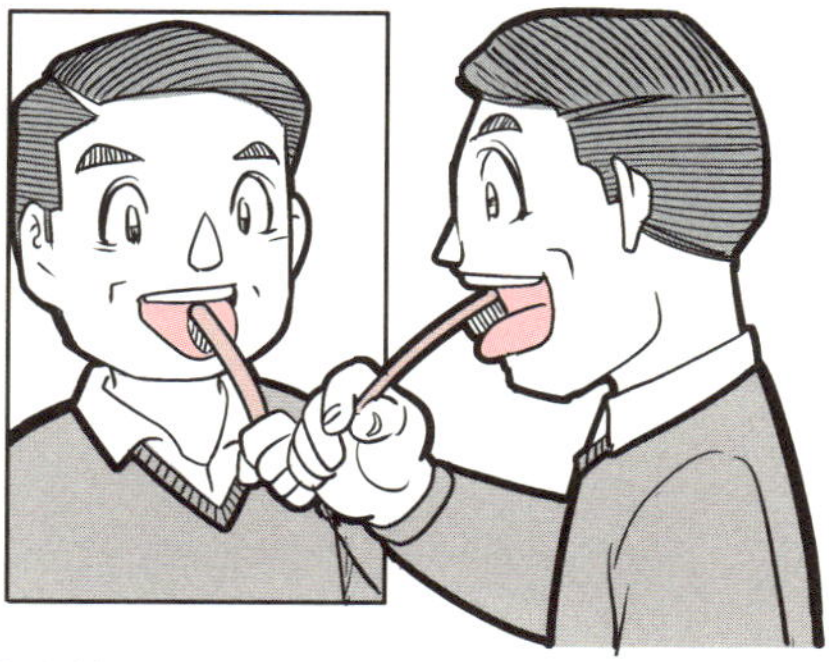

12

パーキンソン病に似ているけれどちがう病気 パーキンソン症候群

パーキンソン病は、運動を司る線条体のドパミン不足が原因でさまざまな運動障害が起こります。この線条体が何らかの原因でトラブルを起こすと、ドパミンの量が十分あってもパーキンソン病とよく似た症状があらわれます。

これらの症状を、パーキンソン症候群（症候性パーキンソニズム）と呼んで、パーキンソン病とは区別しています。

パーキンソン症候群を起こす原因は、線条体の変性だけでなく、脳腫瘍《のうしゅよう》、正常圧水頭症《せいじょうあつすいとうしょう》、脳血管障害、脳のけが、脊髄小脳変性症《せきずいしょうのうへんせいしょう》などの病気、有害物質による中毒、薬によっても引き起こされます。主な病気には、薬剤性パーキンソニズム、動脈硬化性パーキンソニズム、正常圧水頭症などがあります。一見してパーキンソン病と同じ症状が出ていても、抗パーキンソン病薬を使うと症状が悪化する、副作用が出るものもありますので、必ずこうした病気との区別が重要です。

パーキンソン症候群の主な病気

パーキンソン病そっくりの症状を起こす
パーキンソン症候群の主な病気の症状と原因

病名	症状	原因
薬剤性パーキンソニズム	原因となる薬の服用後数週間で、固縮、無動の症状が左右対称であらわれる。 原因となる薬の服用を中止すると、2～6週間で症状がなくなる	医療用の薬剤がドパミン受容体を遮断してドパミンのはたらきを妨げることから起こる。 原因となる主な薬：向精神薬、抗うつ薬、精神症状抑制薬、降圧薬、消化器系薬など
動脈硬化性パーキンソニズム	ふるえはなく、無動、初期から歩行障害、姿勢反射障害が起こる。顔や手に症状は出ない。足を横に広く開いて小刻みに歩くのが特徴。 本物のパーキンソン病を合併するケースもある	動脈硬化からの脳血管障害によって、線条体から大脳皮質に行く経路が損傷を受ける。 小さな脳梗塞がたくさんできる多発性脳梗塞は大きな発作を起こさないので知らない間に損傷している場合が多い。 ドパミンの分泌は正常なので、抗パーキンソン薬は効かない
正常圧水頭症	認知機能障害、歩行障害、尿失禁が主な症状。手に症状は出ない。 脳脊髄液を外へ出す手術を行って、症状を改善することができる	脳室の脳脊髄液の吸収が悪くなって起こると考えられている。原因は、くも膜下出血、髄膜炎《ずいまくえん》、胴部の外傷のほか、ときに原因不明で起こることもある

〈これらの似た症状が出るが、パーキンソン病ではない〉

安静時振戦《しんせん》
手足がふるえる

無動
動きが鈍くなる

固縮
手足がこわばる

姿勢反射障害
倒れやすくなる
※ヤールⅢ度以上

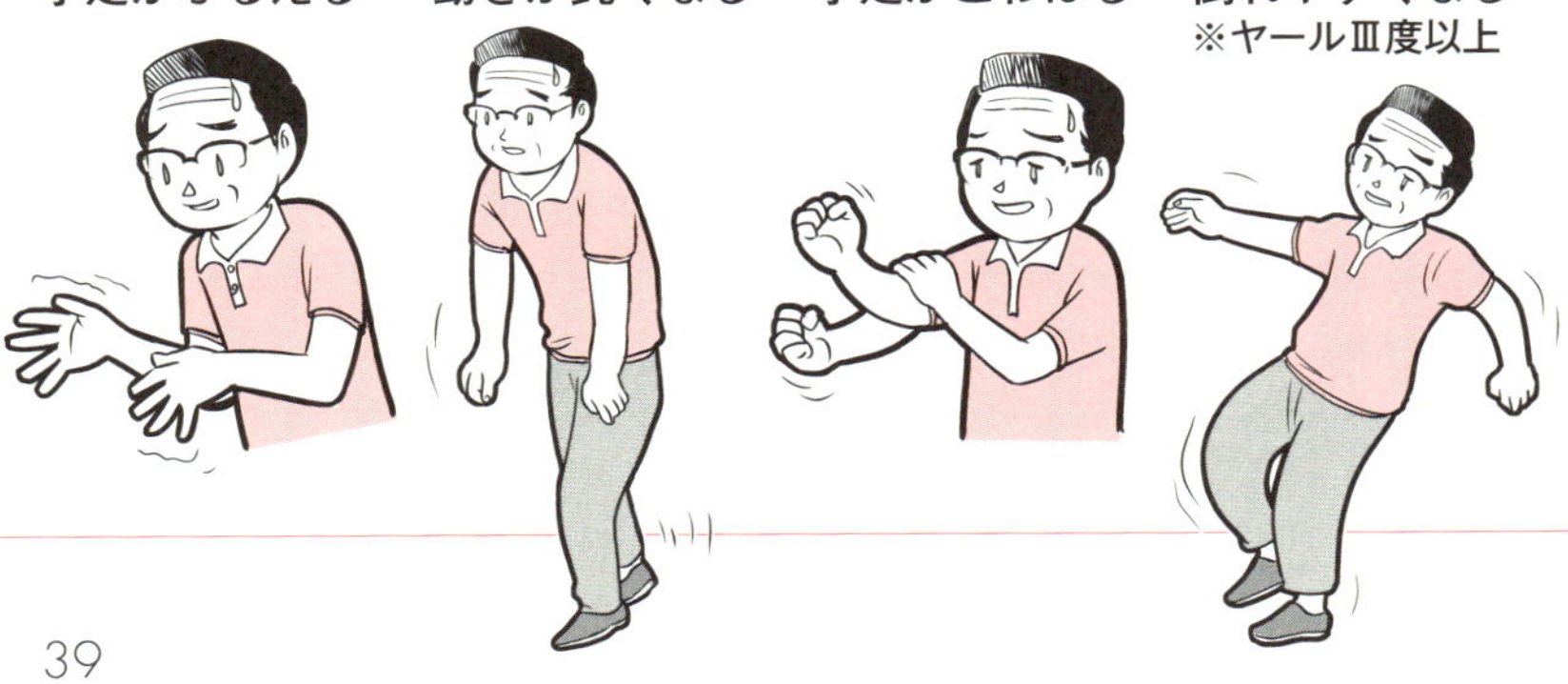

13

パーキンソン病との鑑別がむずかしい病気

パーキンソン症候群のなかでも、鑑別するのが非常にむずかしい病気がいくつかあります。正しく診断されないと症状の悪化や重大な薬の副作用が起こる可能性があります。

線条体黒質変性症（ＳＮＤ）は、もっとも鑑別がむずかしい病気ですが、発病は10万人に1～3人という稀少な病気です。50代で発症し、初期から進行が早く、歩行障害、起立性低血圧、尿失禁を起こします。近年はＭＲＩによる画像診断技術が進み、鑑別しやすくなりました。進行性核上性麻痺（ＰＳＰ）は、初期にはパーキンソン病と間違えられるケースが多いものです。発音が正しくできなくなる構音障害《こうおんしょうがい》、眼球の上下運動障害、固縮、動作の緩慢、姿勢反射障害、歩行障害が初期から起こります。ＭＲＩやＣＴ検査で中脳の萎縮が確認でき鑑別できます。びまん性レビー小体病は、パーキンソン症状に認知症をともないます。60代以降に多く発症し、初期から幻視、妄想、うつ症状が見られる場合は、この病気の可能性が高いです。ＳＰＥＣＴ（シングルフォトン断層撮影）の画像検査を行うと、鑑別ができます。

●パーキンソン症状を示す病気

パーキンソン症状を示す病気には以下のものがあげられます。
パーキンソン病自体も、特発性パーキンソニズムとして
パーキンソニズムの中に含まれます。

●特発性パーキンソニズム

- ●パーキンソン病

●症候性パーキンソニズム

- ●脳血管性パーキンソニズム
- ●薬剤性パーキンソニズム
- ●変性疾患
  - ▶進行性核上性麻痺（PSP）
  - ▶多系統萎縮症
    線条体黒質変性症（SND）、シャイ・ドレーガー症候群
    オリーブ・橋・小脳萎縮症
  - ▶びまん性レビー小体病（レビー小体型痴呆）
  - ▶大脳皮質基底核変性症
  - ▶アルツハイマー病（一部）
  - ▶ピック病
- ●正常圧水頭症
- ●脳腫瘍
- ●外傷後パーキンソニズム
- ●脳炎後（嗜《し》眠《みん》性《せい》脳《のう》炎《えん》、日本脳炎、エイズ、そのほか）
- ●中毒性パーキンソニズム（マンガン、一酸化炭素）
- ●代謝異常（副甲状腺機能低下症など）
- ●遺伝性変性症
  - ▶ウイルソン病、脊髄小脳変性症、ほか

COLUMN
1

19世紀、パーキンソン医師による病気の発見

イギリスのジェイムズ・パーキンソン医師が、パーキンソン病の6症例を紹介した論文『振戦《しんせん》麻《ま》痺《ひ》に関する論文（An Essay on the Shaking Palsy）』を執筆したのは、いまから約200年前の1817年のことでした。そこにはすでに、前屈姿勢、小走り歩行、体の片側からはじまる運動障害の症状について詳細に記載してありました。しかしその業績は、医学界で大きく取り上げられることもなく、そのまま忘れられていました。

パーキンソン医師の論文発表から半世紀後の1868年、フランス人神経内科医のシャルコー医師が、自身の神経系疾病に関する講義で、この小冊子の論文を取り上げて、病気について詳しく紹介。パーキンソン医師の名にちなんで、病名は「パーキンソン病」と名づけられました。以降パーキンソン病の研究は続けられ、20世紀になって次々と新薬が開発され、治療技術は飛躍的に進歩しました。この記念すべき200年前のパーキンソン医師の論文は、クリスティーズのオークションにおいて1000万円で落札されましたが、彼の症例報告は、医学史にとって、その落札価格以上の価値を与えてくれたといえるでしょう。

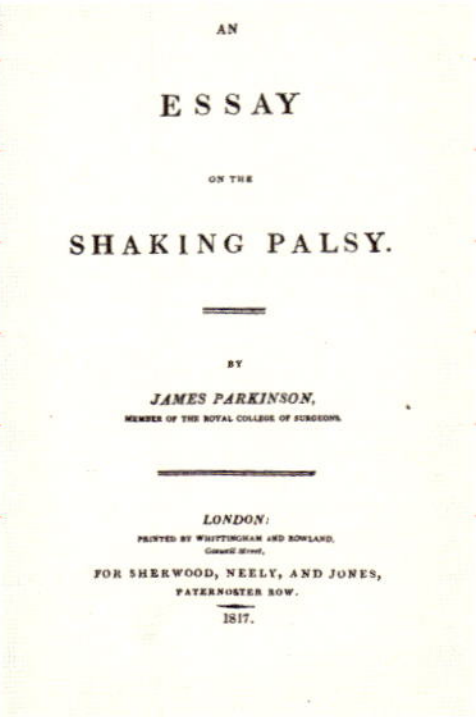
AN

ESSAY

ON THE

SHAKING PALSY.

BY

JAMES PARKINSON,

MEMBER OF THE ROYAL COLLEGE OF SURGEONS.

LONDON:

PRINTED BY WHITTINGHAM AND ROWLAND,

Goswell Street,

FOR SHERWOOD, NEELY, AND JONES,

PATERNOSTER ROW.

1817.

First page of James Parkinson's landmark 1817 work, An Essay on the Shaking Palsy.

第2章

パーキンソン病の検査と診断

パーキンソン病を自覚したら
神経内科の専門医を
受診しましょう。
的確な診断を受けて
早期から
治療に取り組むことで
病状の進行をゆっくりと
食い止めることができます。

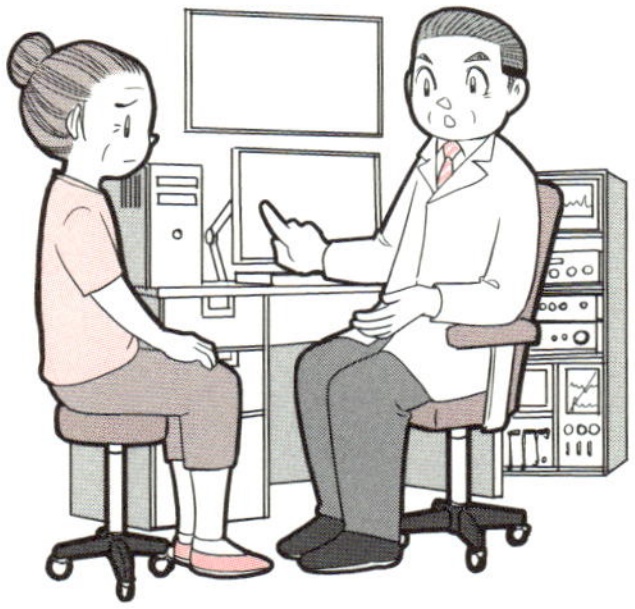

14

パーキンソン病の受診科は、神経内科

パーキンソン病の初期の代表的な症状は、手足のふるえ（振戦《しんせん》）、筋肉のこわばり（固縮《こしゅく》）、動作がゆっくりになる（無動《むどう》）などですが、病気の初期からこれらの症状が自覚できるほど出ているとは限りません。ほとんどの患者さんが左右どちらかの手または足のふるえに気づいて、神経内科（病院によっては、脳神経内科ともいう）を受診されます。

神経内科は、脳、脊髄《せきずい》、神経、筋肉に何らかの原因があり、体が不自由になる病気を診察する科です。まず神経内科で全身をみて、どこに原因があるかを突き止めて、必要があれば、ほかの科を紹介します。パーキンソン病かもしれないと考えて診察を受ける患者さんは、神経内科の専門医のいる病院を受診しましょう。どこの病院がいいかわからない方は、※一般社団法人日本神経学会のホームページで全国の専門医や主な診療施設を検索できます。

できれば、受診前に自覚症状を時系列にまとめた症状記録を作成して持参すると、診察がスムーズに進みます。医師に質問したいことがあれば、メモして初診にのぞみましょう。

※一般社団法人日本神経学会　http://www.neurology-jp.org/

●パーキンソン病の前触れの症状

パーキンソン病では、典型的な症状が出る前に、前触れのような症状があることがわかっています。老化のせいだろうと思うような些《さ》細《さい》な症状でも、念のために神経内科を受診してみましょう。

●便秘

ふるえなどの症状が起こる何年も前から、
便秘に悩まされていたという患者さんが多い

●立ちくらみ（起立性低血圧）

パーキンソン病になると、血圧が下がるため、高血圧を治療中の方が、
降圧剤が必要なくなることがある

●発汗障害

顔に汗が出るようになった。足に汗が出にくくなった。発汗する場所が変わった

●問診用の症状記録づくり

初診時に、病院で問診票を書く内容とほとんど一緒ですが、病院で医師の前であれこれ思い出すよりも、事前に用意しておく方が正確で詳細な情報を提供できます。以下の項目の回答を持参しましょう。

●病歴ほか

①生年月日
②職業・職種⇒パーキンソン病と診断されたあと、治療方針をたてるときに役立ちます
③これまでにかかった病気、 ④現在治療中の病気 ⑤血縁の家族の病気
⑥服用中の薬。薬手帳がなければ、現物を持参しましょう
⇒処方薬以外に、市販薬、漢方薬、健康食品の名前も記載します
⑦薬のアレルギーの有無（薬の名前）

●気になる症状について

⑧いつからはじまったか？ ⑨どのような症状か？（自覚症状）
⑩その後どんな状態になったか ⑪現在どんな状態なのか？
⑫日常生活で困ること ⑬周囲の人から指摘された症状はあるか？
⑭どういうときに症状が発生するか？またはひどくなるか？
⇒人前、外出時、人混み、多忙時など
⑮発生しないのはどういうときか？

●気になる自覚症状は、以下のように細かく列記しましょう。

例）●不自由を感じる作業：線を引く、字を書く、ページをめくる、ネクタイを結ぶ、包丁を持つ、小銭を取り出す、など

●周囲から指摘された動作：足をひきずっている、前かがみになっている、声が小さくなった、キーボードの打ち間違いが多くなった、など

15

パーキンソン病と診断されるまでの流れ

神経内科を受診すると、問診と診察が行われます。経験豊富な医師は、患者さんが診察室に入ってくるときから、患者さんの表情、姿勢、動きなどをみて診察を行っています。問診では、症状の経過や既往症《きおうしょう》などを質問します。症状記録のメモなどを自分で作成していれば、このときに医師へ渡すとよいでしょう。

神経学的診察では、横たわって安静にしている状態でふるえが起こらないか、腕や足を動かして固縮《こしゅく》が起こっていないか、歩行障害はないかなどの細かなチェックを医師の手と目で行います。打診器（ゴムのハンマー）でひざや腱をたたいて神経の反射をみる神経学的検査なども行います。神経学的検査は、痛くありませんので安心してのぞめます。初診では緊張するでしょうが、なるべくリラックスして、医師に自分の体を委《ゆだ》ねてください。緊張を緩和するために、ご家族も一緒に付き添ってもらってもかまいません。症状が典型的であれば診断は早いですが、特徴を示す症状が少ない場合は、画像診断などに移ります。

パーキンソン病　診断の流れ

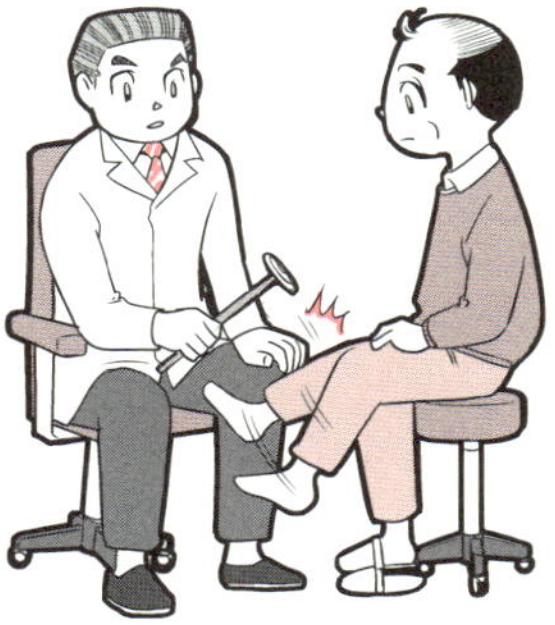

神経内科を受診すると、
以下のような流れで診察と検査が行われます。
脳の画像検査ではパーキンソン病の場合には
異常が写りません。
画像検査は、線条体黒質変性症（ＳＮＤ）、
進行性核上性麻痺（ＰＳＰ）、
動脈硬化性パーキンソニズムなど、
ほかの脳の病気を発見するために欠かせない検査となっています。

神経内科　受診

↓

問診・診察

↓ 症状の経過、症状の特徴、薬の服用歴、病気や家族歴を確認

神経学的診察

↓ 振戦、固縮、無動、歩行障害、などの症状の確認、
重症度の確認、ほかの病気との鑑別

血液・尿検査

脳の画像検査（MRI、MRA、SPECT、
MIBGシンチグラム、ダットスキャンなど）

脳の画像検査で鑑別できるパーキンソン病とそれ以外の病気

	パーキンソン病	線条体黒質変性症（SND） 進行性核上性麻痺（PSP）	動脈硬化性 パーキンソニズム
MRI	— （鑑別できない）	○ （鑑別できる）	○ （鑑別できる）
MIBG シンチ グラム	○ （鑑別できる）	— （鑑別できない）	— （鑑別できない）
ダット スキャン	○ （鑑別できる）	○ （鑑別できる）	— （鑑別できない）

16

パーキンソン病の診断基準

パーキンソン病の診断基準は、厚生労働省の「パーキンソン病　概要、診断基準」に準じます。基本的には、次の４つの基準を満たすものです。

1　パーキンソニズムの症状がふたつ以上ある
⇓パーキンソン病の典型的な症状がある

2　脳ＣＴまたはＭＲＩに特異的異常がない
⇓ほかの病気の可能性がない

3　パーキンソニズムを起こす薬物・毒物を服用していない
⇓薬の副作用の可能性がない

4　抗パーキンソン病薬にてパーキンソニズムに改善がみられる
⇓パーキンソン病に効果がある

これら基準も、ほかに考えられる病気と見分けるためにあります。

厚生労働省によるパーキンソン病の診断基準

＜診断基準＞

以下の診断基準を満たすものを対象とする
（疑い症例は対象としない）。

1 ▶ パーキンソニズムがある。※1

2 ▶ 脳CTまたはMRIに特異的異常がない。※2

3 ▶ パーキンソニズムを起こす
薬物・毒物を服用していない。

4 ▶ 抗パーキンソン病薬にて
パーキンソニズムに改善がみられる。※3

以上4項目を満たした場合、パーキンソン病と診断する。
なお、1、2、3は満たすが、薬物反応を未検討の症例は、
パーキンソン病疑い症例とする。

※1　パーキンソニズムの定義は、次のいずれかに該当する場合とする。
（1）典型的な左右差のある安静時振戦（4 ～ 6Hz）がある
（2）歯車様筋固縮、動作緩慢、姿勢反射障害のうちふたつ以上が存在する

※2　脳CTまたはMRIにおける特異的異常とは、
多発脳梗塞《のうこうそく》、被殻萎縮《ひかくいしゅく》、脳幹萎縮、著明な脳室拡大、
著明な大脳萎縮など他の原因による
パーキンソニズムであることを明らかに示す
所見の存在をいう。

※3　薬物に対する反応はできるだけドパミン受容体刺激薬または
L-ドパ製剤により判定することが望ましい。

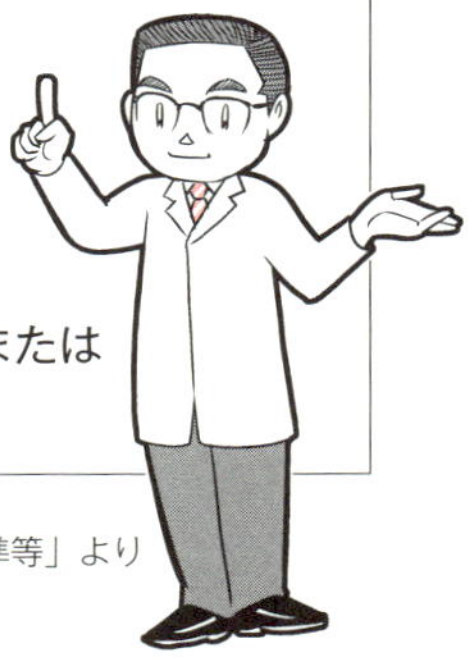

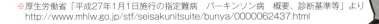

※厚生労働省「平成27年1月1日施行の指定難病　パーキンソン病　概要、診断基準等」より
http://www.mhlw.go.jp/stf/seisakunitsuite/bunya/0000062437.html

17

検査① 心臓の交感神経機能の検査
ＭＩＢＧ（心筋）シンチグラム

診察でパーキンソン病の症状を確かめたあと、脳や心臓の画像検査を行います。

近年、心臓の交感神経機能の検査を行うＭＩＢＧ（心筋）シンチグラムによって、パーキンソン病の診断がスピーディにできるようになりました。

ＭＩＢＧシンチグラムの検査では、微量の放射性物質を患者さんに注射して、心臓に分布している交感神経に放射線が集まってくる様子を調べます。

正常な人では心臓の交感神経に放射線が集まりますが、パーキンソン病、びまん性レビー小体病では、心臓の交感神経が変化しているため、放射線が集まってきません。そのため、心臓にぽっかり穴が開いたように見えるので、パーキンソン病類縁疾患（パーキンソン病、びまん性レビー小体病）と診断できます。

ＭＩＢＧシンチグラムの異常は、手のふるえ、こわばり、運動が遅い症状などがあらわれる、ごく初期のパーキンソン病でも見つかるため、早期診断に役立ちます。

MIBG（心筋）シンチグラムの異常でパーキンソン病を診断する

MIBGシンチグラムの検査では、
微量の放射性物質を患者さんに注射して、心臓に分布している
交感神経に放射線が集まってくる様子を調べます。

MIBG（心筋）シンチグラム画像

パーキンソン症候群
画像に異常なし

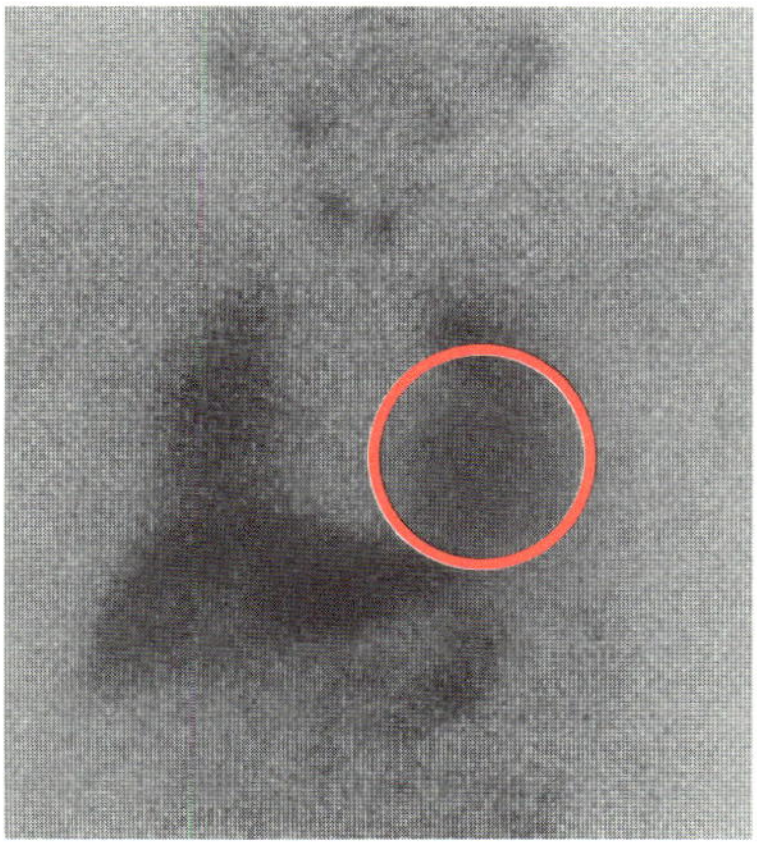

動脈硬化性パーキンソニズム例の場合

動脈硬化性パーキンソニズム例では、
心臓がはっきりと写っている
（赤線部分）

パーキンソン病、びまん性レビー小体病
画像に異常あり

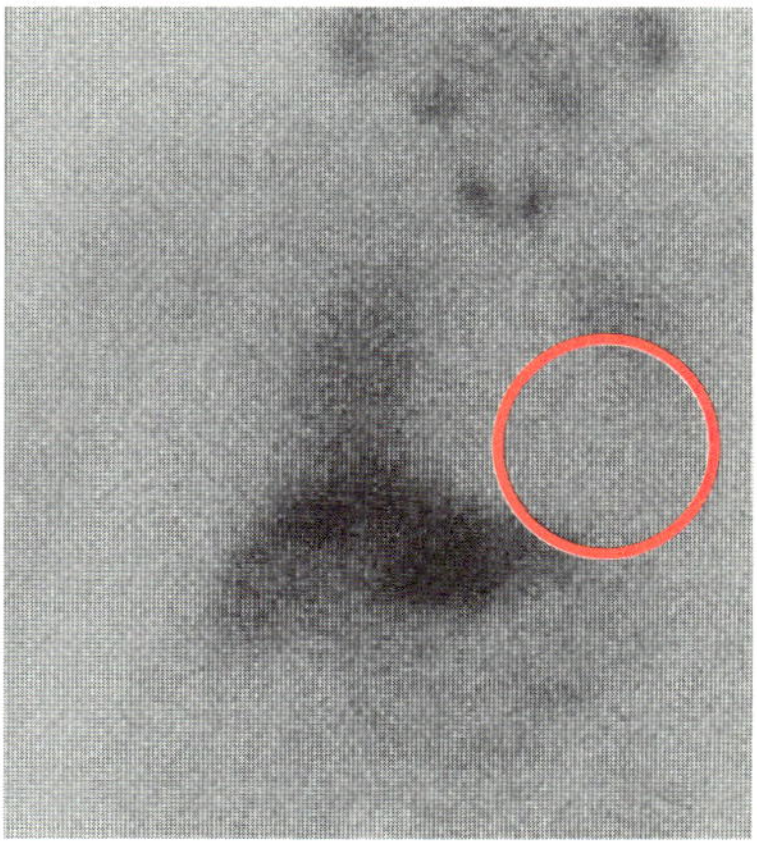

パーキンソン病の場合

パーキンソン病、
びまん性レビー小体病では、
心臓にぽっかり穴があいたように
写る（赤線部分）

MIBG（心筋）シンチグラム

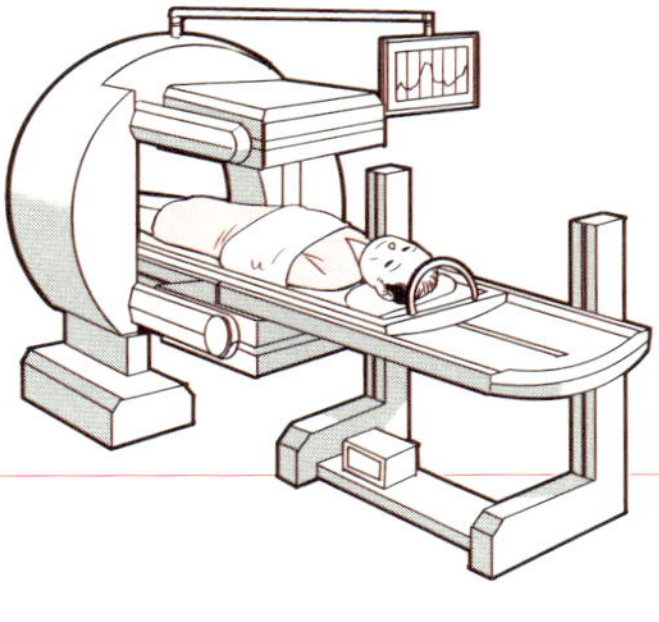

18

検査② 脳の画像検査

CT、MRI、MRA、SPECT

CT（断層撮影）、MRI（磁気共鳴画像）、MRA（磁気共鳴血管造影）などの画像検査で、パーキンソン病以外のほかの病気を見つけます。パーキンソン病では、これら画像検査では脳に異常が認められません。つまり画像検査は、パーキンソン病とよく似た症状を起こす、ほかの脳の病気でないかどうかを確認するためのものです。画像上の異常がある場合は、パーキンソン病以外の病気か、パーキンソン病に別の病気が合併して発症していると考えられます。

CT、MRIは、脳を可視化する検査です。MRIでは、脳の新陳代謝の状態も検査できます。MRAは、MRI装置によって脳の血管を写し出し、動脈硬化の程度を調べます。ほかに、SPECT（脳血流シンチグラム）、PET（陽電子放射断層撮影）により、脳の血流、代謝、神経伝達、受容体機能などを詳しく調べることができます。これら画像所見により、パーキンソン病の診断率の精度が高まりました。

画像検査の種類

画像検査の所見によって、異常がなければ
パーキンソン病であることを確実にするとともに、
ほかの病気の可能性も確かめることができます。
パーキンソン病の診断基準でも、必須の検査です。

画像検査の種類	検査内容
CT（断層撮影）	脳血管障害、脳内の病変
MRI（磁気共鳴画像）	多発脳梗塞の有無、大脳の異常
MRA（磁気共鳴血管造影）	動脈硬化症
SPECT（脳血流シンチグラム）	脳の血流　※ダットスキャン検査
PET（陽電子放射断層撮影）	脳の血流、代謝、神経伝達、受容体機能

線条体黒質変性症（SND）のMRI画像

パーキンソン病と類似した症状の
線条体黒質変性症（SND）では、
脳室の横に線条体が
萎縮している像が見える（矢印の箇所）。

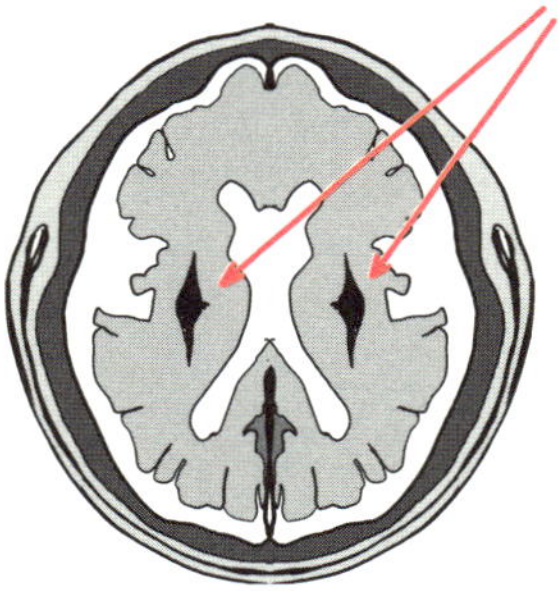

進行性核上性《かくじょうせい》麻痺《まひ》（PSP）のMRI

MRIで中脳を横から見るとハチドリの頭とクチバシのように、
中脳が萎縮している（線で囲んだ箇所）。
パーキンソン病薬の効果がないため、画像検査での鑑別が欠かせない。

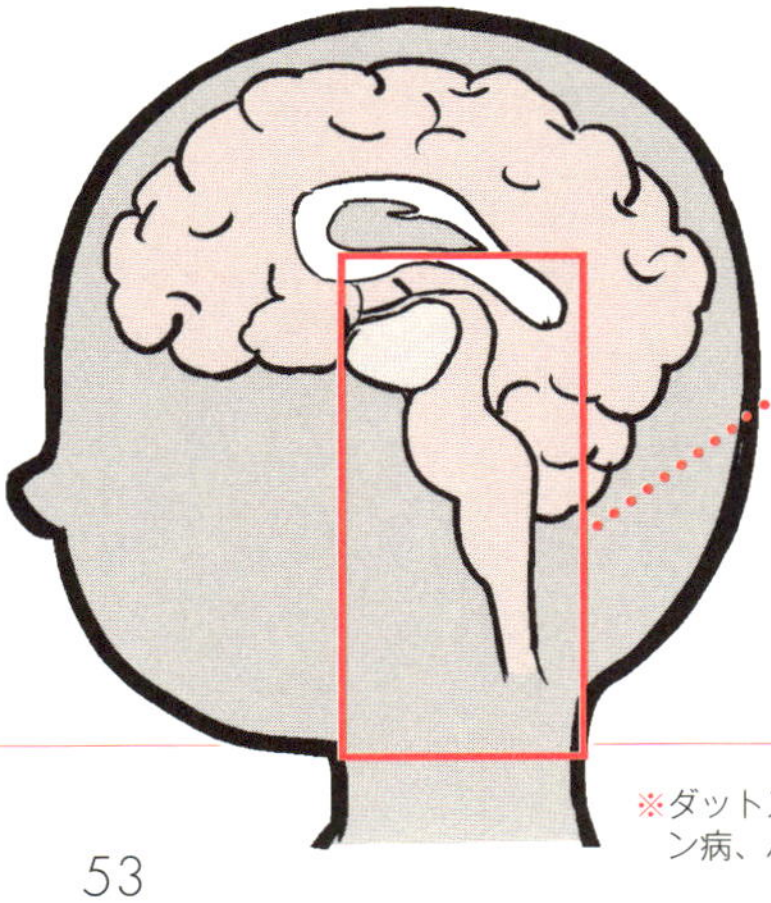

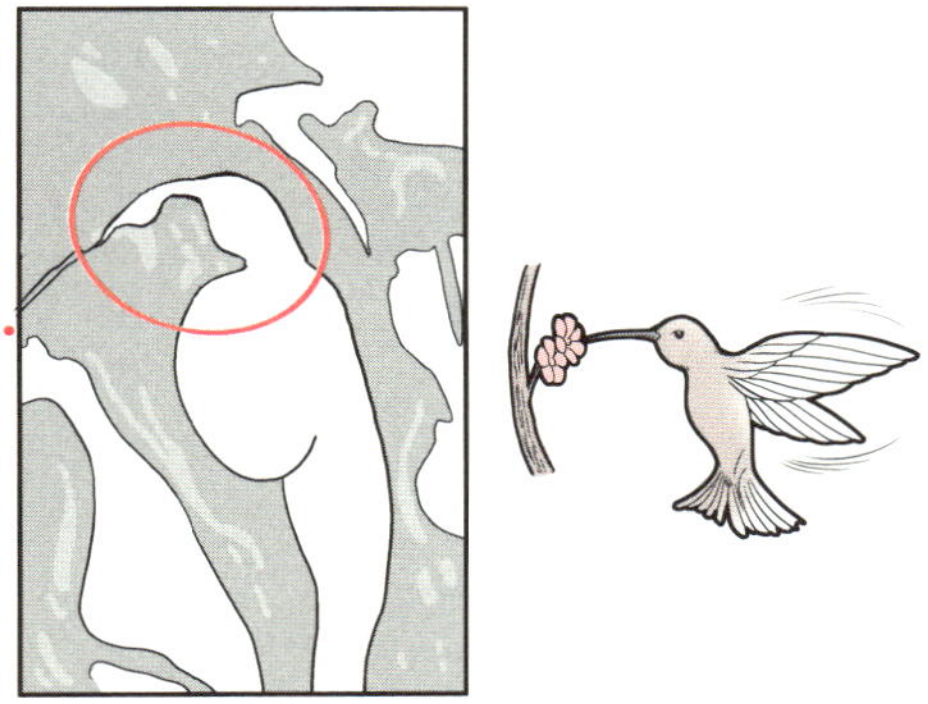

※ダットスキャン＝脳の中のドパミンの検査をすることで、パーキンソン病、パーキンソン病関連症候群を診断します。

19

検査③ 血液、尿検査

血液、尿検査は、パーキンソン病の診断に必要なものではありませんが、全体の健康状態をみるために実施します。血圧、血糖、コレステロール、尿糖などをチェックし、高血圧や糖尿病、高脂血症などの生活習慣病の有無を検査します。

また、現在あらわれている症状が、パーキンソン病ではなく、ほかの病気によって引き起こされないかを知るためにも用います。

血液検査用の採血量は20㎖以下で、体に影響はありません。

パーキンソン病と診断されたあと、血液検査結果は、今後の治療方針と薬の調整のために大切な情報となり、定期的にチェックします。

パーキンソン病は、薬物療法を主軸に、長いつきあいになる病気です。診断後も定期的に検査を行いますので、患者さんご自身でも検査結果の数値をよく読んで、パーキンソン病以外の体調管理をしっかり行っていきましょう。

血液検査で管理する健康

パーキンソン病の患者さんは、低血圧の傾向があります。

立ちくらみ（起立性低血圧）などがひんぱんに起こるようであれば、主治医に治療の必要性について相談してみてください。

それ以外にも、血液検査のデータを定期的にチェックしながら、体調管理に役立てましょう。

●血液検査用の採血量は20mℓ以下

●体に影響はない

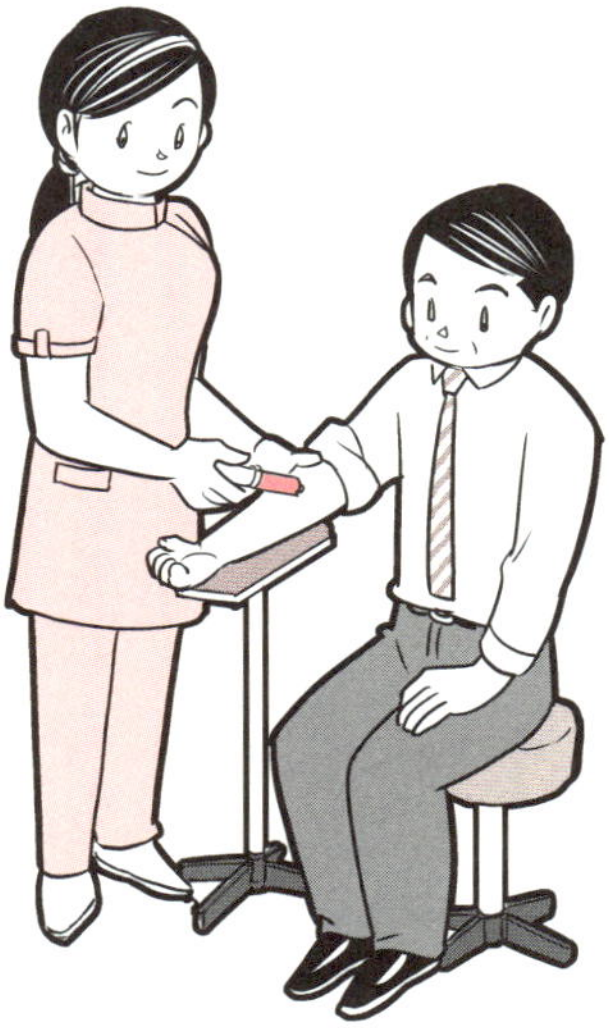

●全身の健康状態をチェックするための血液検査や尿検査

血圧、血糖、コレステロール、尿糖をチェック、
高血圧や糖尿病、高脂血症などの
生活習慣病の有無を検査する

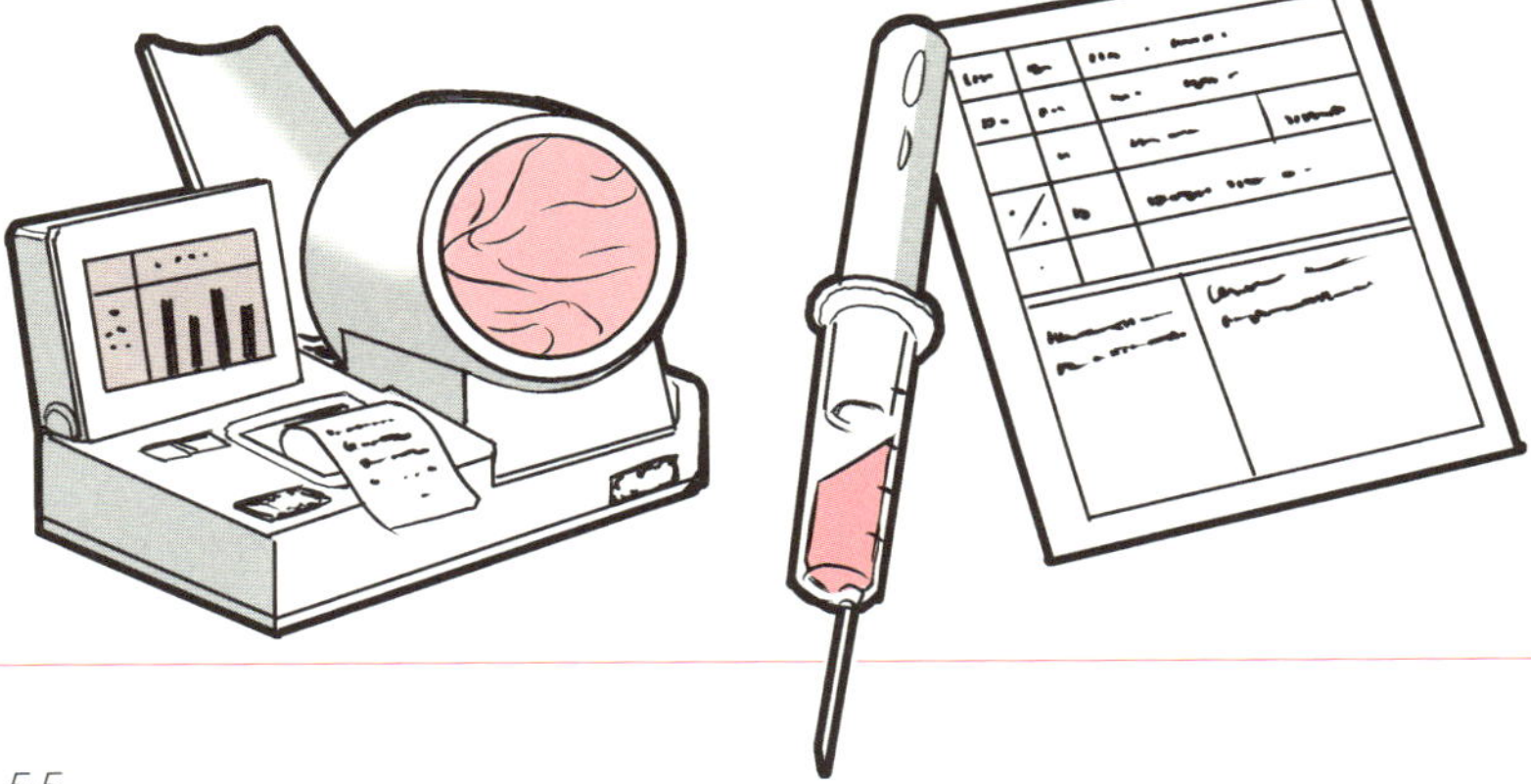

20

検査④ 薬の効果を高める
治療中の定期検査

パーキンソン病の治療がはじまると、薬の効果を調べて薬の量を調整するために、定期的に検査が行われます。抗パーキンソン病薬のなかでも最も効果的な治療薬であるL-ドパを服用後、血中濃度を調べ、どのくらいでL-ドパの体内血中濃度が高まり、どのくらいで体内からなくなるのかを、時間を追って調べるものです。

L-ドパの推移には、基準値がありますが、患者さん一人ひとりで微妙な差異があります。症状によって、薬を調整する必要がある場合には、患者さんの血中濃度を測定して、症状にあった薬の量を調整します。個人のちがいを把握し、効果的な治療を行うためには血中濃度の測定は、よい検査です。

また、薬の吸収度を調べるために、患者さんの胃液の酸性度の測定も行います。

パーキンソン病の薬物治療が、テーラーメイド治療だといわれるのは、このようにきめ細かなモニタリングにより、患者さん一人ひとりにあわせた薬の量を決定するからなのです。

なぜ胃の酸性度の測定が必要なのか？

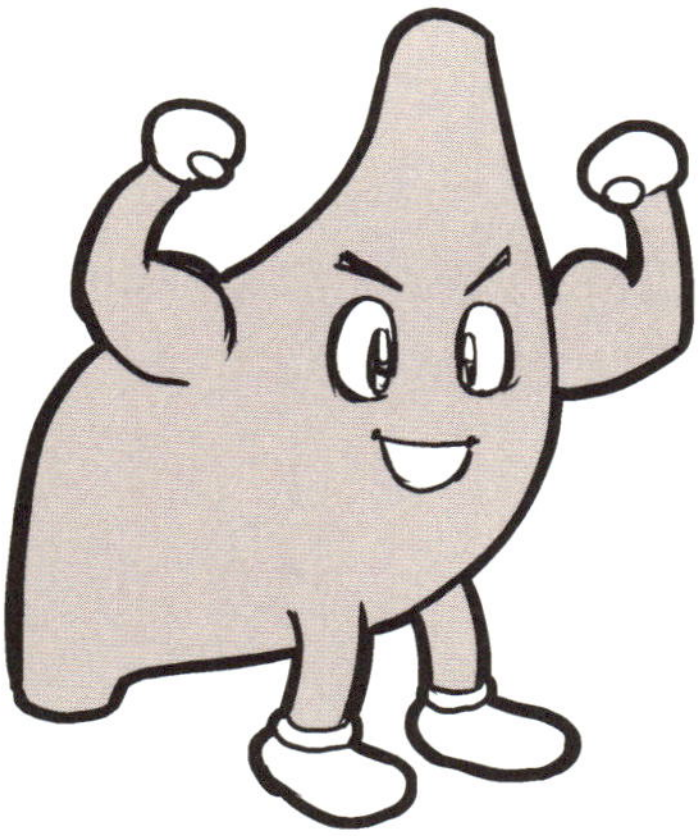

抗パーキンソン病薬は、
ほとんどが酸によく溶け、
水には溶けにくいという性質があります。
患者さんの胃の酸性度次第で、
薬の効果を高めることができるため、
胃の酸性度の測定も大切な検査です。
高齢者や、胃の手術をした患者さんは、
胃液の酸性度が低下していることが多く、
薬の吸収が悪くて、処方した効果が
得られない場合もあります。

食事で
胃酸を増やそう！

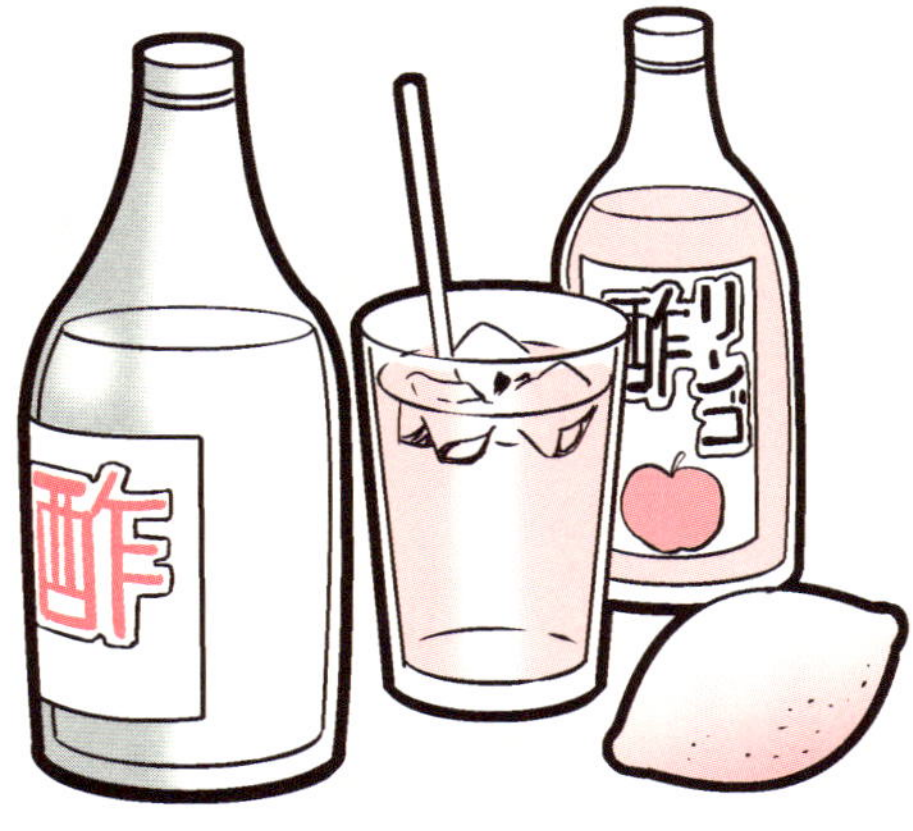

なるべく食事で、
お酢や柑橘類を
多く摂りましょう。
酢の物やピクルスなどを
一品追加したり、
レモンやゆず、
お酢を、調味料として
食卓に置いたり、
お酢を常備しておきましょう。
グレープフルーツなどのジュースがわりに
果実酢ドリンクなどをつくって
飲むのもおすすめです。

21

病気のステージの目安 ホーン・ヤールの重症度分類

パーキンソン病の症状は、年単位でゆっくりと進んでいきます。しかし最近では、薬でその進行をかなり抑えることができるようになりました。

パーキンソン病の症状の程度をはかる指標に、「ホーン・ヤールの重症度分類」があります。患者さんの特徴的な症状を目安にしてⅠ～Ⅴの段階に分けられています。

効果的な薬物治療により、ほとんどの患者さんはⅡ～Ⅲ度の状態で抑えられています。また、Ⅲ度から治療をはじめた人が、薬物治療やリハビリテーションの効果により、Ⅰ～Ⅱ度まで改善する例もよく見かけます。

ホーン・ヤールの重症度分類は、あくまで目安にすぎません。パーキンソン病の進行は、個人差が大きく、症状や進行のスピードは一概にはいえません。また、1年のうちでも、季節の変わり目に悪化する患者さんもいます。主治医との治療計画をたてるうえで、病気のステージの目安として活用してください。

●ホーン・ヤールの重症度分類と厚生労働省の生活機能障害度

ホーン・ヤールの重症度分類

ホーン医師とヤール医師が考案した症状経過のおおよその目安。症状があらわれる時期ごとに5段階に分類されている。

生活機能障害度

厚生労働省が定めた特定疾患の症状の目安。パーキンソン病の場合、生活機能障害度2度以上で、特定疾患医療費補助制度が受けられます。

Ⅰ度（軽症）

- 体の片側の手足にだけ、ふるえや固縮がある
- 首や肩にこわばりを感じる
- ちょっとした動作が遅くなる

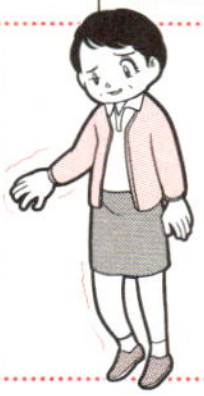

1度

日常生活、通院に介助を要さない

Ⅱ度

- 両方の手足にふるえや固縮がある
- 無動があるため、生活が不便
- 前かがみの姿勢になる
- バランスが悪くなるが、自分で戻すことができる

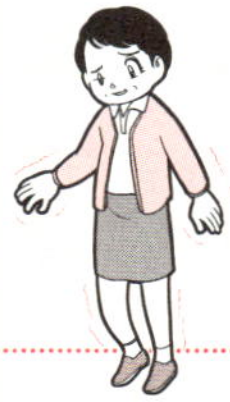

Ⅲ度

- すくみ足が起こりやすい
- チョコチョコ歩きになる
- 突然突進するような歩行障害がある
- バランスをくずしやすい
- 方向転換がしにくい
- 日常生活の動作が難しい
- 家では介助なしで過ごせる
- 早口で小声になる

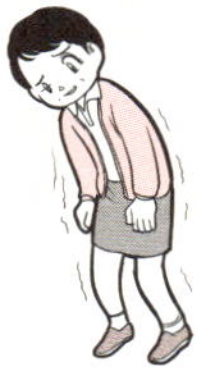

2度

日常生活、通院に介助が必要になる

Ⅳ度

- 外出に介助が必要
- 立ち上がったり、歩いたりする動作が、ひとりでは難しい
- 自分で体勢を立て直すのが、難しい

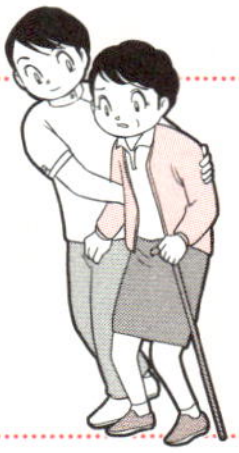

Ⅴ度（重症）

- 車イスが必要
- ベッドで寝たきりのことが多い

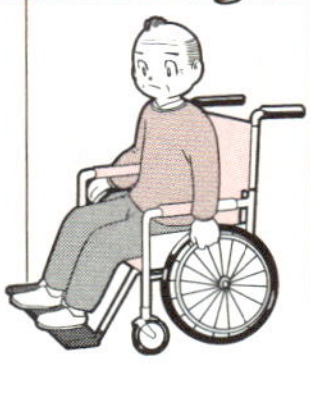

3度

日常生活に全面的な介助が必要で、自分だけで立ったり歩いたりすることができない

22

個人によって進行度や症状はちがう 大切なのは病気に負けない強い心

先に述べたように、病気の進行度や症状は、患者さん一人ひとりによってまったく異なります。「ホーン・ヤールの重症度分類」は、自分の症状がどのくらいのステージにあるのかを知る目安として考えてください。

療養生活をおくる患者さんに、しっかりと持っていてほしいのは、病気と共に生きる気構えです。パーキンソン病は、根本治療はできませんが、薬による治療とリハビリテーションで、症状を上手にコントロールすることができます。発症以前のライフスタイルをあきらめることなく、仕事や趣味も、いままで通りの生活をおくるようにしましょう。

自分でも積極的に治療に関わり、主治医と二人三脚で、病気の症状と向き合ってください。患者さんが、症状に一喜一憂するのはしかたがありませんが、病気の家来になってはいけません。病気と仲良くし、病気に負けず、病気をコントロールするという、強い心を持って、療養生活を過ごしていただければと思います。

病気に負けない！

- 病気と共に生きる
- 薬とは一生つきあう気持ちで
- いままでのライフスタイルを
  あきらめない
- 仕事や趣味を続ける
- 積極的に治療に関わる
- 主治医と二人三脚をめざす
- 病気に負けない！
- がんばりすぎずに、
  がんばろう！

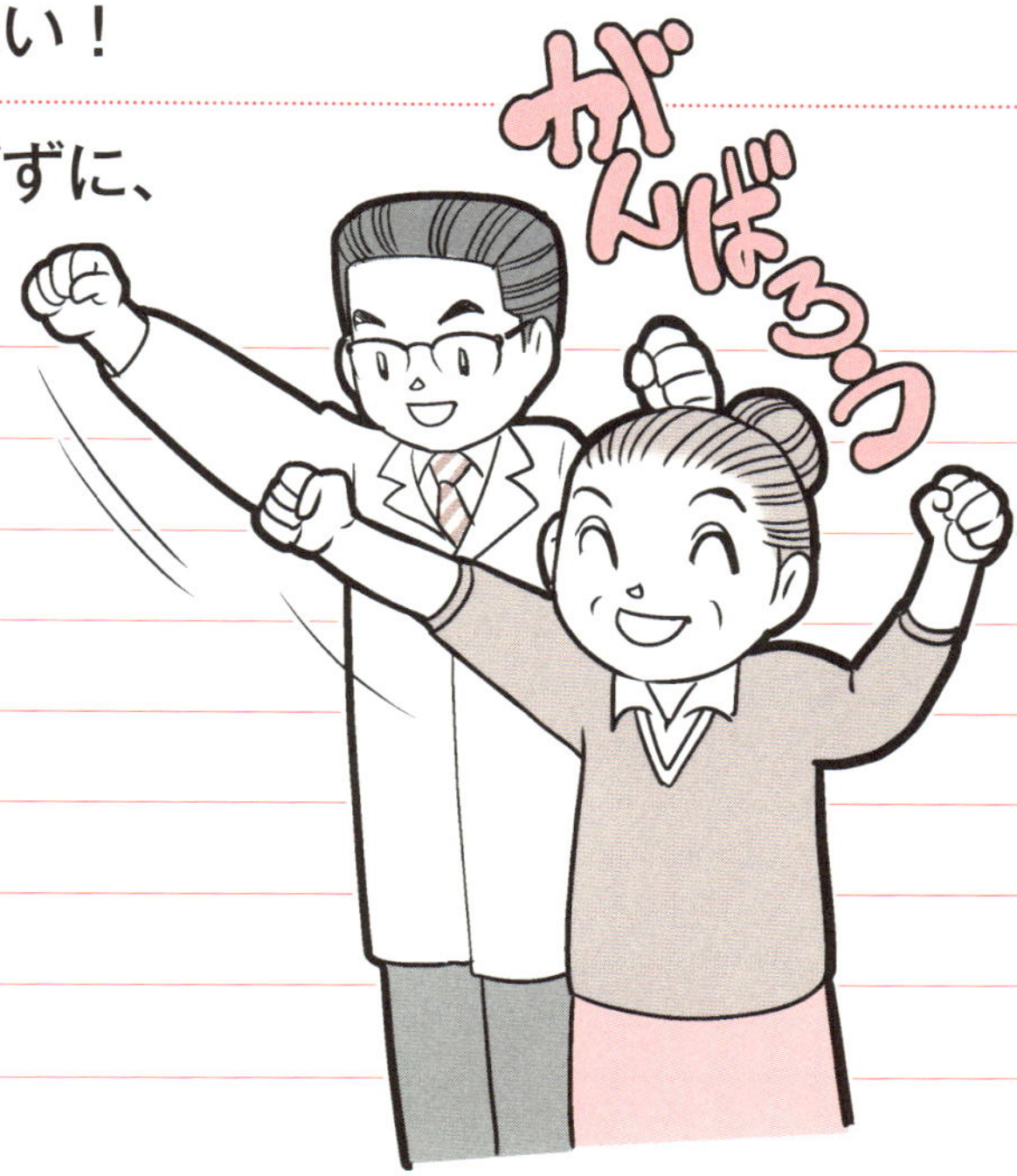

23

パーキンソン病の誤解
命に関わる病気ではない！

ふつうの人は、パーキンソン病のことをほとんど知りません。そのため、いつか寝たきりになる不治の病とか、死にいたる難病だと誤解している人も多いようです。

また、パーキンソン病の薬物治療の重要性を理解していない人たちから、薬を飲み過ぎて危ないと忠告される患者さんも少なくないようです。オーガニック流行の昨今、「薬＝長く飲み続けると体に悪影響を及ぼすもの」という間違った刷り込みがされているせいかもしれません。あろうことか、薬物治療をやめて、民間療法や健康食品をすすめる人までいます。投薬の中止だけは患者さんにとって非常に危険なので、絶対に耳を貸さないでください。

これはどの病気にもいえますが、健康な人に病気への理解を求めるのは非常にむずかしいことです。パーキンソン病の患者さんも、まわりに自分の病気のことをあえて説明しないという方も多いようですが、いつか近い将来には、患者さんから、病気を知らない人へ向けて、正しい病気の知識を伝えられるようになりたいものです。

患者自身が病気への理解を深めるために

パーキンソン病への誤解は、一般の人だけでなく
患者さんやそのご家族にもいえることかもしれません。
積極的に治療に関わるためにも、ぜひ患者さんご自身も、
情報を収集して病気について学びましょう。

世界パーキンソン病会議
(World Parkinson Congress:WPC)

世界パーキンソン病会議は、世界中の患者、家族、医療従事者、政府関係者が参加する国際学会です。最新の研究成果や治療法、患者の生活問題に関して討議、検討しています。日本から参加する患者さんも多くいます。世界に目を向けて情報を収集してみるのもいいかもしれません。

http://www.worldpdcoalition.org

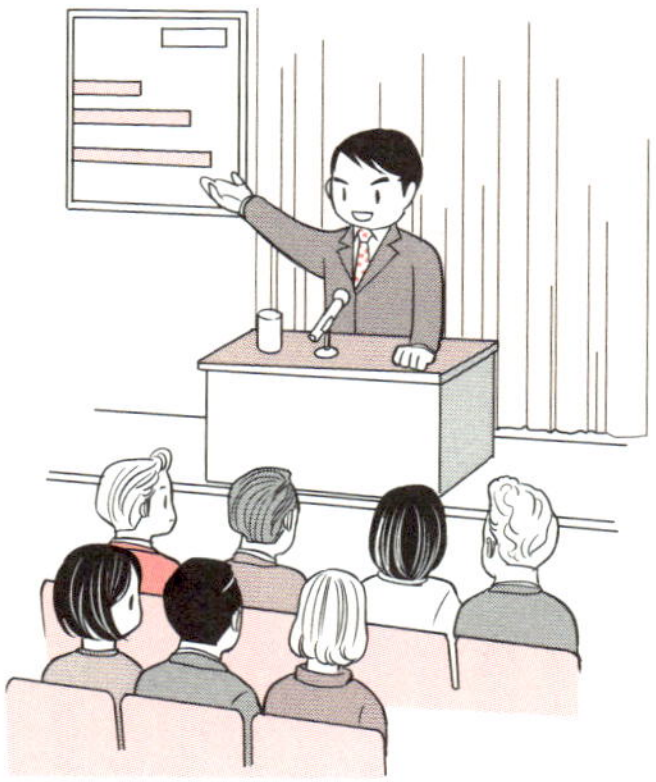

日本神経学会
『パーキンソン病治療ガイドライン2011』
(2011年、医学書院)

日本神経学会による「パーキンソン病治療ガイドライン」は、日本のパーキンソン病治療に関わる第一線の医療関係者が、その治療方針を作成したものです。パーキンソン病の新しい研究成果や治療薬が報告されており、現時点において評価されている薬や服用方法、副作用について詳細にまとめられています。

COLUMN
2

パーキンソン病と寿命

　パーキンソン病と診断されると、「人生が終わった」と感じてしまう患者さんが多いようです。しかし、これは間違いです。かつてはパーキンソン病患者の寿命が短いという統計結果もありましたが、これは誤嚥性《ごえんせい》肺炎などの合併症によるものがほとんどでした。症状の進行した高齢の患者さんが、食べものを喉につまらせたり、肺炎になってしまったりして死亡率を高めていたのです。治療法が進んだ現在では、パーキンソン病の平均死亡年齢は、健康な人の平均とほとんど変わりません。パーキンソン病は、ガンなどのように直接命に関わる病気ではないので、合併症を併発せず、適切な治療を行えば、寿命をまっとうできる時代になったといえるでしょう。

　薬の研究も進み、適切な治療を行えば、病気の進行自体を遅らせて、寝たきりにならず、仕事や趣味も続けられます。新薬の開発だけでなく、リハビリテーションの技術の向上、さまざまな介護器具も充実しています。患者さんご自身が、病気を怖れず、日々の生活を充実させることで、ますます寿命をのばしていくはずです。

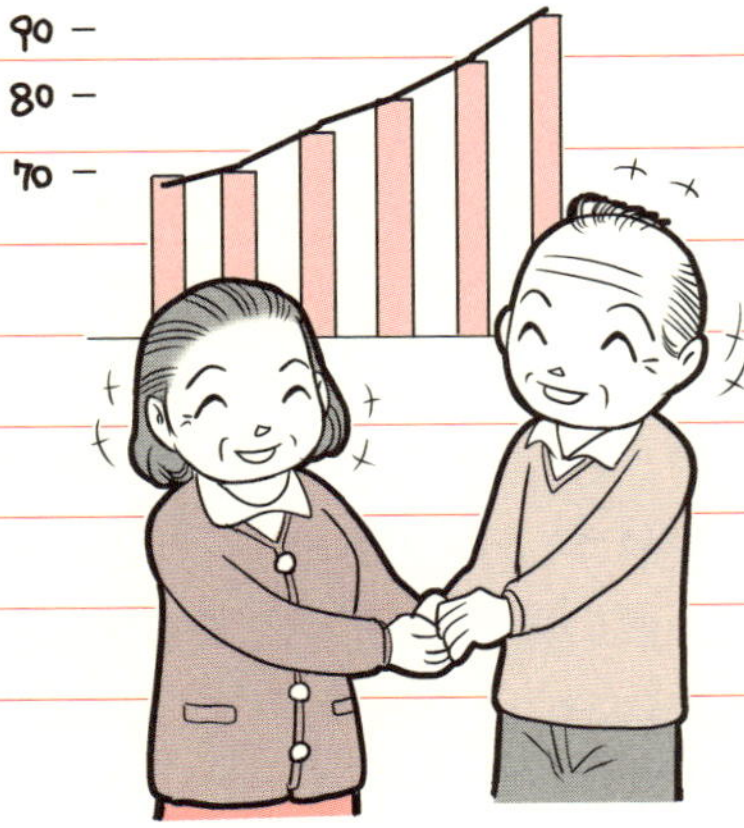

第3章

パーキンソン病の治療は薬物療法が基本

患者さんにとって、
薬は一生つきあう仲間です。
パーキンソン病の治療に
使われる
さまざまな薬の特性、
用法を理解し、
効果的に服用しましょう。

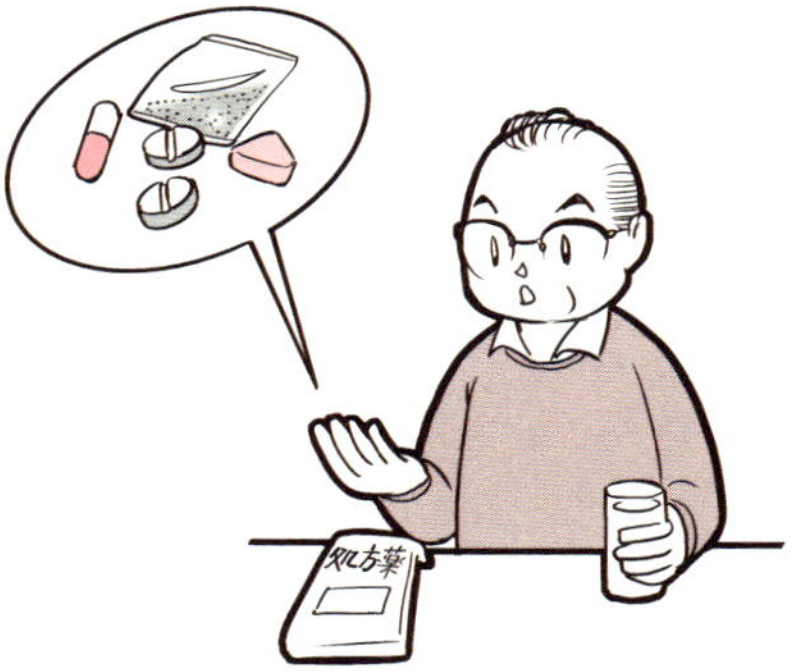

24

治療は、薬物療法が基本 一生つきあう薬への理解を深めましょう

パーキンソン病の治療は、薬物療法が中心となります。

第1章で述べたように、パーキンソン病は、脳の線条体のドパミン不足が原因で運動障害を引き起こす病気です。脳の運動機能が正常に機能するためには、薬でドパミンを補わなければいけません。ドパミンが不足しないよう常に適切な量を補充していくために、薬は一生飲み続ける必要があります。

パーキンソン病の薬は、近年めざましく研究と開発が進んでいます。それまではできなかったような症状の改善も、薬の組みあわせによってできるようになりました。抗パーキンソン病薬のなかには、主としてドパミンを補充する薬、ドパミン受容体を活性化する薬、ドパミンを長続きさせる薬など、さまざまな機能を持った薬があります。これらを症状にあわせて、適切に組みあわせて使っていけば、軽症の患者さんの場合、症状をなくすことも可能です。症状を抑える薬と一生うまくつきあっていくために、薬物療法の基本を学びましょう。

薬物治療を支える！多彩な抗パーキンソン病薬の種類

治療に使われる薬は、さまざまな面から、
病気を改善するためにはたらきかけます。
主な薬には以下のようなものがあります。

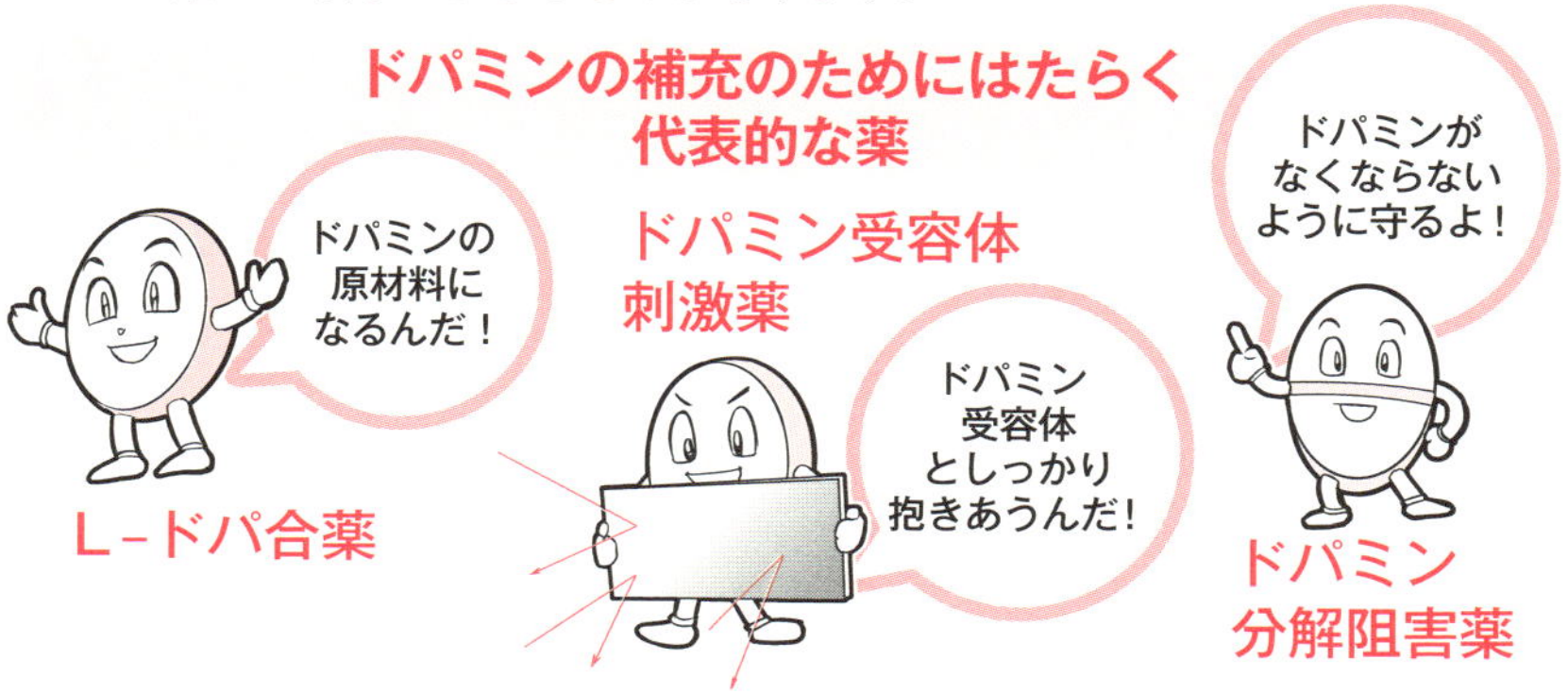
ドパミンの補充のためにはたらく代表的な薬
ドパミンの原材料になるんだ！
L－ドパ合薬
ドパミン受容体刺激薬
ドパミン受容体としっかり抱きあうんだ！
ドパミンがなくならないように守るよ！
ドパミン分解阻害薬

ドパミン以外にはたらきかける薬

- ノルアドレナリン作動薬
- 塩酸アマンタジン
- 抗コリン薬

不快な症状を取りのぞく薬

- 便秘
- 立ちくらみ
- 胃腸症状
- 薬の副作用

	薬の種類	作用	商品名
中心薬	L-ドパ合薬	ドパミンを補充	メネシット、マドパー、ネオドパストン、ドパストン、ECドパール、ネオドパゾール
	ドパミン・アゴニスト	ドパミン受容体刺激薬	ビ・シフロール、レキップ、ドミン、パーロデル、ペルマックス、カバサール
補助薬	MAO-B阻害薬	ドパミンの分解を阻害	エフピー
	COMT阻害薬	ドパミンの分解を阻害	コムタン
	抗コリン薬	過剰なアセチルコリンをブロック	アーテン、アキネトン
	ノルアドレナリン補充薬	ノルアドレナリン受容体を刺激	ドプス
	ドパミン放出促進薬	ドパミンの放出を促進	シンメトレル

25

薬の種類① L-ドパ合薬

ドパミンの原料を届ける薬

脳の黒質で不足しているドパミンは、そのまま飲んでも脳まで届きません。ドパミンの原料となる物質L-ドパも、そのままでは多くが腸で分解されてしまい、脳まで届きません。そこで、L-ドパの分解を防ぐドパ脱炭酸酵素阻害薬を配合して、L-ドパが脳まで届くようにした薬が、L-ドパ合薬です。

L-ドパ合薬が脳に届くと黒質で産生されるドパミンが増え、運動機能を司る線条体のはたらきを正常化させます。L-ドパ合薬は現在のパーキンソン病治療の中心となる薬です。

L-ドパ合薬は、自律神経症状以外のパーキンソン病の症状をすべて改善してくれる高い効果をもつ薬ですが、デメリットもあります。ひとつは、使う量を増やしていくうちに薬が効かなくなるウェアリング・オフ現象を起こすこと。もうひとつは、無意識のうちに手足が動いたり、口をもぐもぐさせたりするジスキネジアが起こることです。現在の治療では、このデメリットを避けるため、ほかの薬と併用して、L-ドパ合薬の量を少なくしています。

●脳内でのL－ドパ合薬のはたらき

脳で不足しているドパミンの原料となる物質L－ドパを、
腸で分解されずに
脳まで届くようにした薬が、
L－ドパ合薬です。

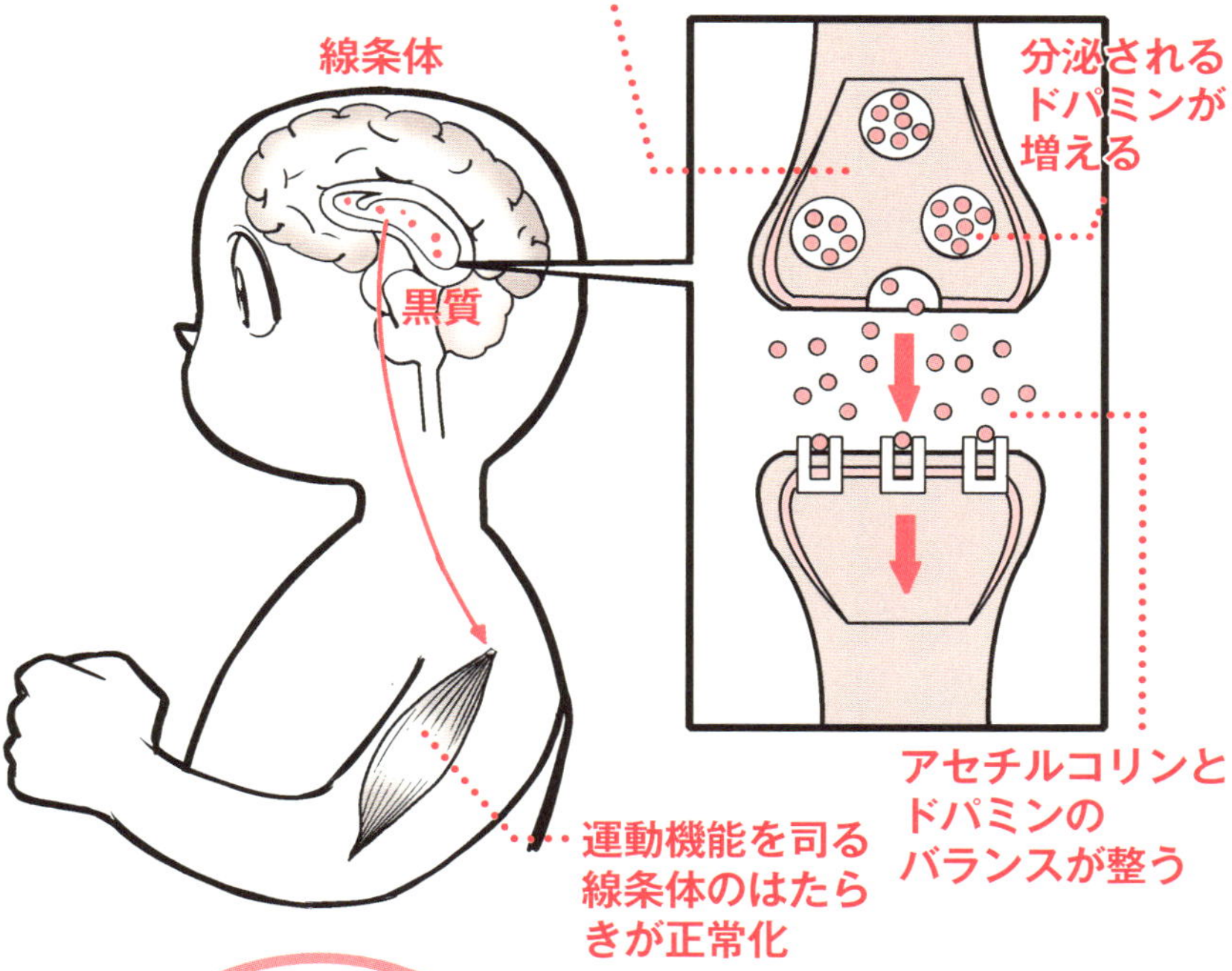
L－ドパ合薬が
黒質でドパミンをつくる
線条体
分泌される
ドパミンが
増える
黒質
アセチルコリンと
ドパミンの
バランスが整う
運動機能を司る
線条体のはたら
きが正常化

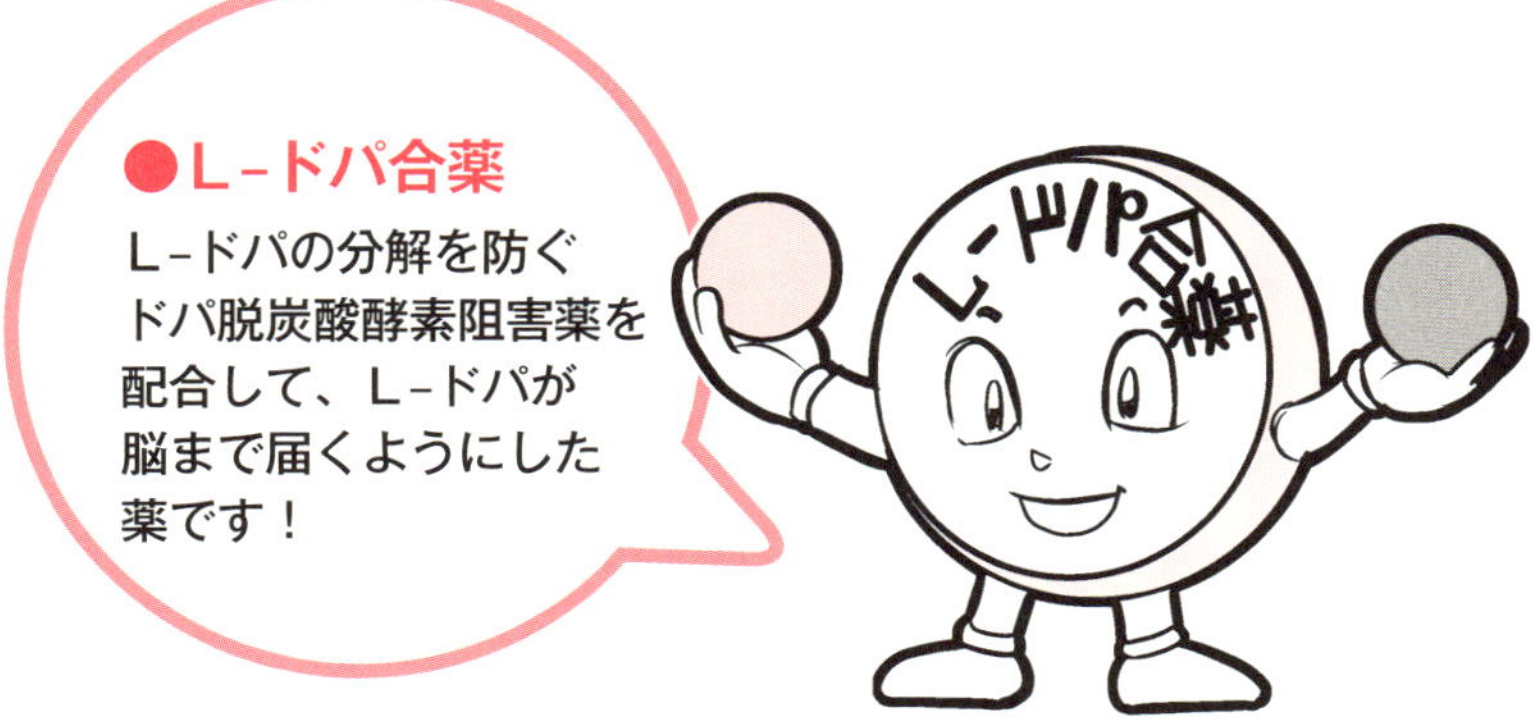
●L－ドパ合薬
L－ドパの分解を防ぐ
ドパ脱炭酸酵素阻害薬を
配合して、L－ドパが
脳まで届くようにした
薬です！
L－ドパ合薬

26

薬の種類①
L-ドパ合薬の副作用
ジスキネジアとウェアリング・オフ現象

L-ドパ合薬は、患者さんの80~90%によく効く薬ですが、多くの量を長期間使い続けていると、副作用が出やすくなるという両面をあわせもっています。

副作用のジスキネジアは、無意識に口がもぐもぐ動く、首や手がくねくね勝手に動く不随意運動です。線条体にドパミンが過剰にきたときに起こるので、L-ドパ合薬の量を減らせば消えます。症状が出たらすぐ主治医と相談します。

ウェアリング・オフは、L-ドパ合薬を5~6年以上使用していると、薬の効き目が弱まってしまう現象です。1日のうちで、効く時間と効かない時間が交互に出て、症状の日内変動を起こします(ON-OFF現象ともいいます)。原則として1日300mgを最大量とするのが適切です。L-ドパ合薬を減らし、ほかの薬を併用することで改善できます。

これら副作用は、工夫次第で改善できますので、症状が出たら、主治医と相談して上手に副作用をコントロールしていきましょう。

ジスキネジア

以下のような症状が、自分ではとめられない、とめてもすぐに出ます。

- ▶繰り返し唇をすぼめる
- ▶舌を左右に動かす
- ▶口をもぐもぐさせる
- ▶口を突き出す
- ▶歯を食いしばる
- ▶目を閉じるとなかなか開かず しわを寄せている
- ▶勝手に手が動いてしまう
- ▶足が動いてしまって歩きにくい
- ▶手に力が入って抜けない
- ▶足が突っ張って歩きにくい

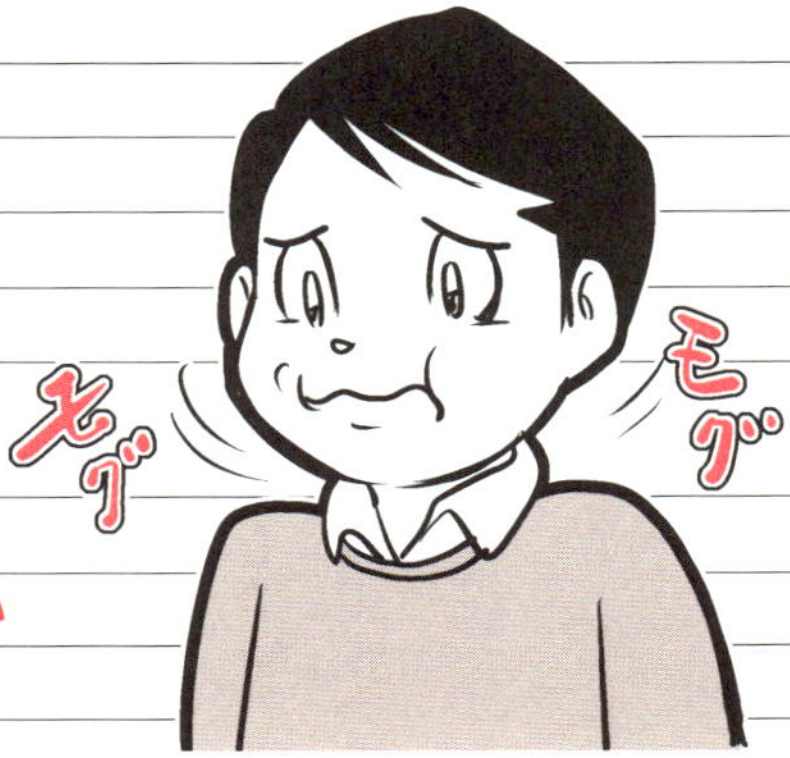

ウェアリング・オフ現象

１日のうちでL-ドパ合薬が効いている時間と効かない時間が交互に出るので、L-ドパ合薬の服用量や回数を調整します。

対処＞●ドパミン・アゴニスト、モノアミン酸化酵素B阻害薬のセレギリンを併用して、L-ドパ合薬の投与量を減らす。

●体内に入ったL-ドパを分解する酵素COMTのはたらきを抑えるCOMT阻害薬を併用して、血液中のL-ドパ濃度を持続させて効果を長続きさせる。

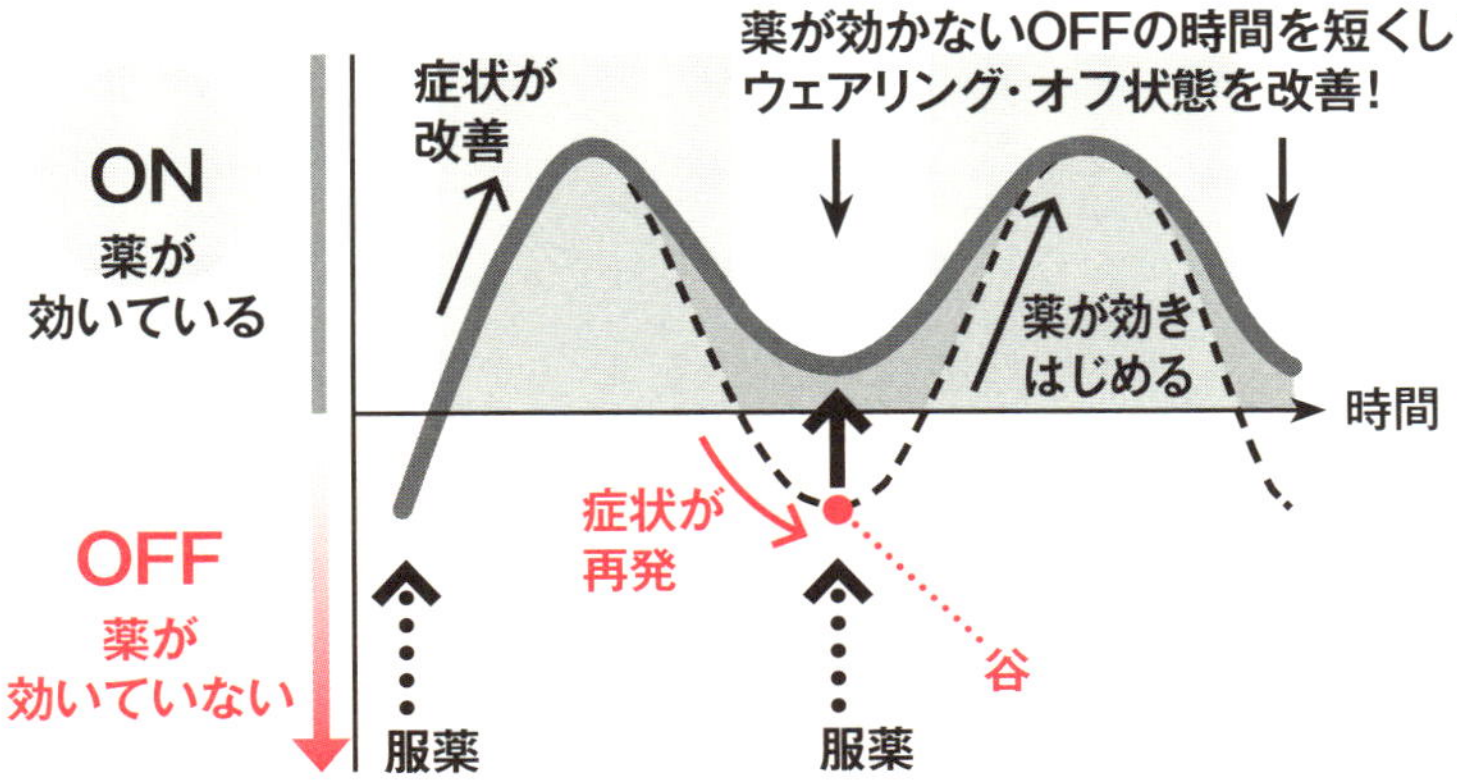

27

薬の種類② ドパミン受容体刺激薬

ドパミンのフリをして受容体を刺激

ドパミン受容体刺激薬は、ドパミンのフリをして、線条体のドパミン受容体を刺激し、症状を改善させます。

1回の服用で長時間効果が続き、ウェアリング・オフ現象が出にくく、無動・固縮《こしゅく》によく効きます。ドパミン受容体刺激薬は、Ｌ-ドパ合薬よりも線条体への負担が少なく、効き目がおだやかです。

通常は、Ｌ-ドパ合薬を減らす必要があるときに、ドパミン受容体刺激薬を併用することが多くあります。薬の種類も多いので、数年使用して効果が弱まってきたら、別の薬に切り替えて治療が続けられるというメリットもあります。

副作用としては、使いはじめて3カ月ほどは吐き気や嘔吐などの胃腸障害、眠気が起こりやすくなるので、吐き気どめなどを併用します。薬になれてきたら胃腸障害はおさまります。薬の種類によって眠気が起こりやすいので車の運転などをしてはいけません。

● ドパミン受容体刺激薬のはたらき

ドパミン受容体刺激薬が、ドパミンのフリをして受容体を刺激します。

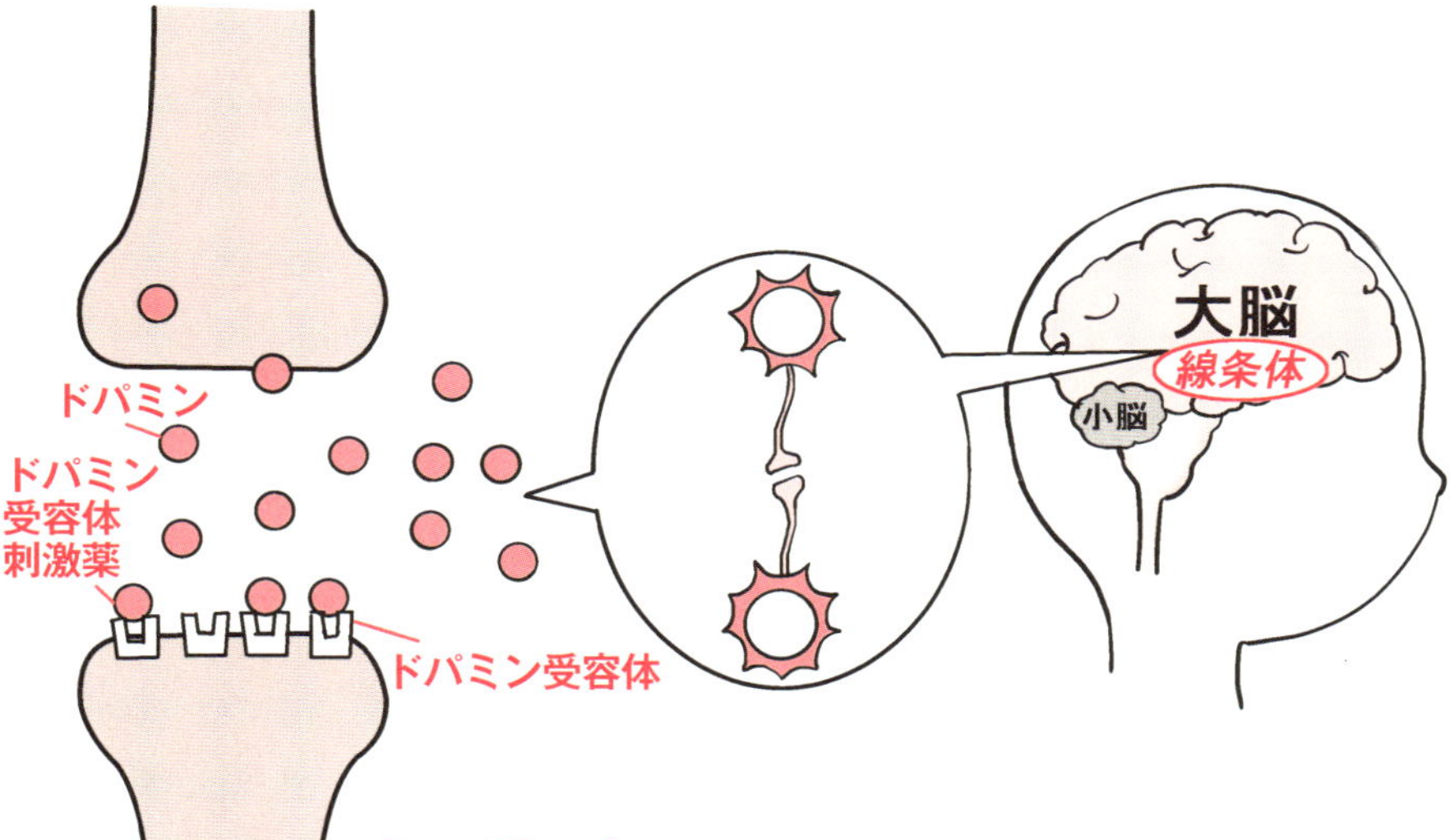

● メリット

- ▶ 1回の服用で長時間効果が続く
- ▶ ウェアリング・オフ現象が出にくく、無動・固縮によく効く
- ▶ L-ドパ合薬よりも線条体への負担が少なく、効き目がおだやか
- ▶ 薬の種類が多いので、数年使用して効果が弱まったら、別の薬に切り替えて継続できる

● デメリット

使いはじめて3カ月ほどは吐き気や嘔吐などの胃腸障害、眠気が起こりやすくなる

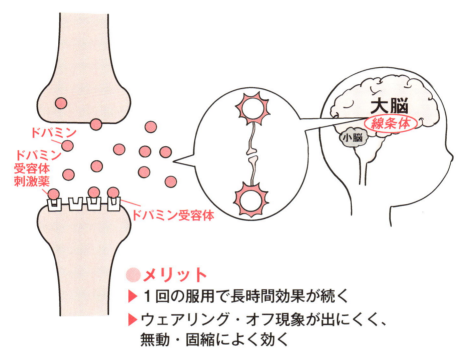

28

薬の種類③ ドパミン分解阻害薬
少ないドパミンを長持ちさせる

せっかくつくられたドパミンですが、ドパミン受容体にうまく結合しなかったものは分解されたり、神経細胞に再回収されたりしてしまいます。

ドパミン分解阻害薬は、そのドパミンの寿命を長持ちさせるためにはたらきます。

MAO-B阻害薬（セレギリン）は、ドパミンが分解されないよう、分解酵素B型モノアミン酸化酵素（MAO-B）のはたらきを抑え、有効なドパミンの量を増やします。

MAO-B阻害薬は、L-ドパ合薬とのみ併用するように指定されており、L-ドパ合薬の効果を高め、長く効果が続くようにはたらいて、ウェアリング・オフ現象を改善します。

ただしデメリットとしては、10㎎より多く使うことができないことや、ほかの薬との組みあわせがむずかしいことなどがあげられます。

副作用は少ないですが、覚醒効果があるため、不安や不眠が生じる場合があります。気になる症状があらわれたときには、主治医に相談するようにしましょう。

MAO-B阻害薬（セレギリン）のはたらき

MAO-B阻害薬（セレギリン）が、
ドパミン分解酵素MAO-Bの活動を抑え、
ドパミンの寿命を長持ちさせます。

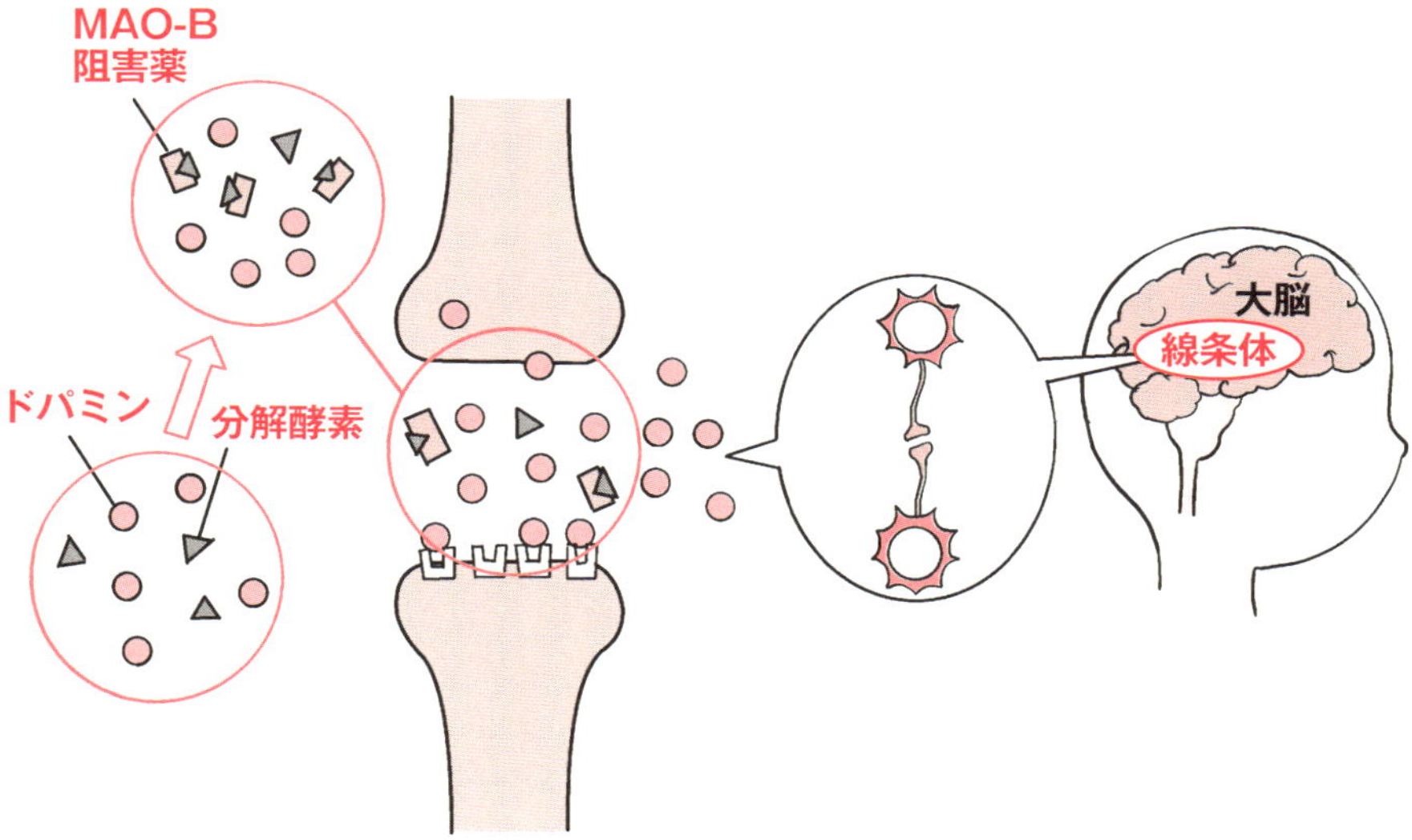

メリット

▶L-ドパ合薬のはたらきを高める

▶ウェアリング・オフ現象を改善

デメリット

▶10㎎より多く使うことができない

▶ほかの薬との組みあわせがむずかしい

29

薬の種類④

ドパミン以外にはたらきかける薬
ノルアドレナリン補充薬など

抗パーキンソン治療薬は、主にドパミンと黒質にはたらきかける薬を中心に使用しますが、それ以外にさまざまな側面からはたらきかける、補助的な役割を担う薬もあります。これらの補助的な薬をプラスして、治療の効果を高めていきます。

ドパミン以外にはたらきかける薬として、最もよく使われるのは、ノルアドレナリン補充薬です。ノルアドレナリンは、線条体にあって、ドパミンとは別にはたらく神経伝達物質です。黒質の横にある青斑核《せいはんかく》でノルアドレナリンはつくられています。線条体からノルアドレナリンが減少すると、立ちくらみやすくみ足が起こります。ノルアドレナリン補充薬を使って、分泌量を増やすことでこうした症状が改善できます。ノルアドレナリン補充薬は、L-ドパ合薬とも併用しやすく副作用も少ないため、よく使われる薬です。

ほかに、固縮《こしゅく》に効果がある塩酸アマンタジンや抗コリン薬などもありますが、精神症状や排尿困難をきたす副作用が強いため、現在ではあまり使われなくなりました。

青斑核にはたらきかけるノルアドレナリン補充薬

線条体にはたらきかけるノルアドレナリンの分泌を促します。

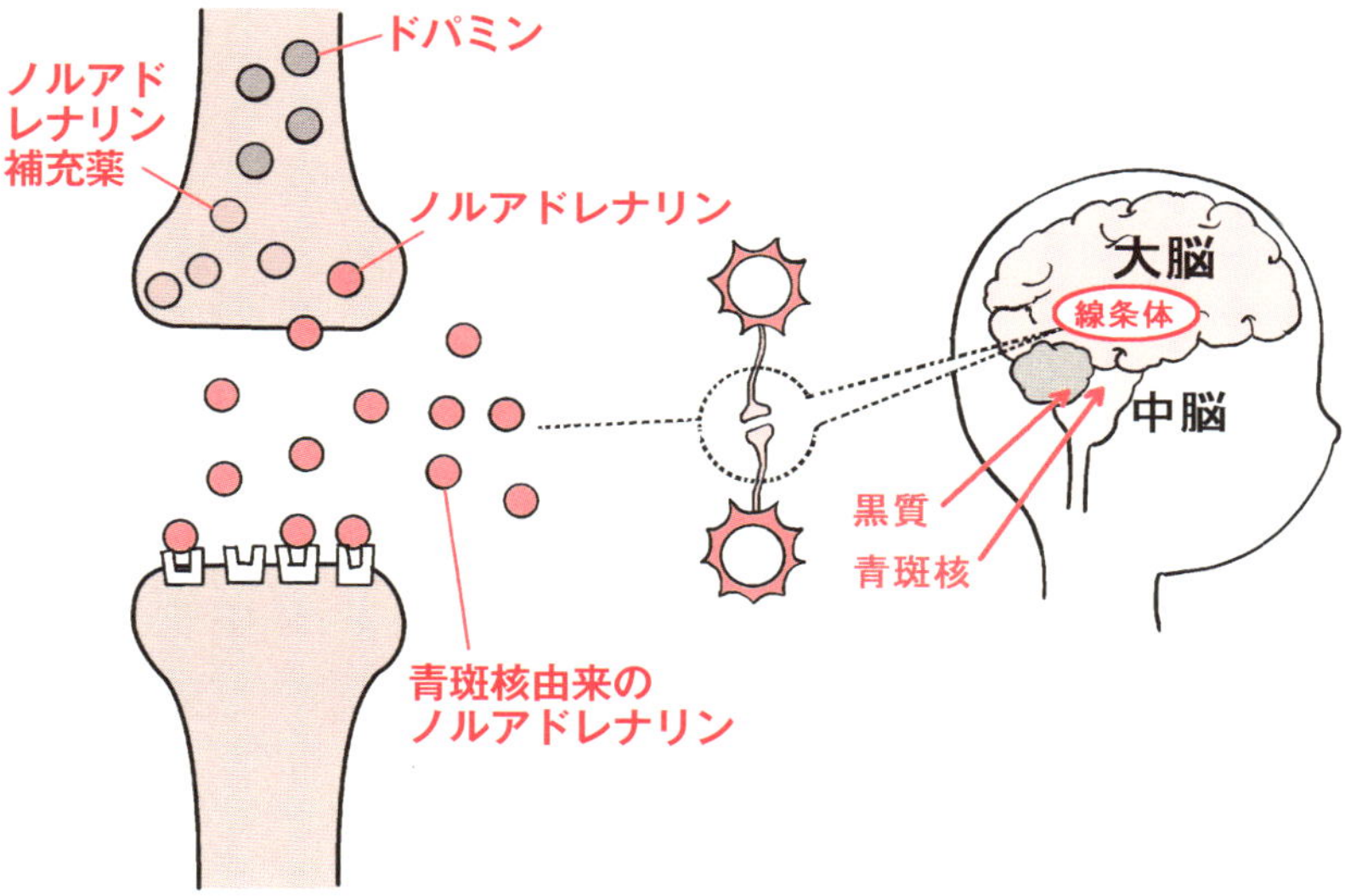

メリット

▶L-ドパ合薬などと併用しやすい

▶立ちくらみや、すくみ足を改善する

▶意欲、やる気を高める

デメリット

▶頭痛、めまい、幻視などの症状が出ることがある

▶吐き気、むかつき、便秘などの症状が出ることがある

▶動悸が起こることがある

30

薬の種類⑤

病気の症状を改善する薬

Lードパ合薬以外に、個々の症状を改善する薬もあります。排尿困難、便秘、立ちくらみ、ふるえなどの、細かな症状には個別に対応する薬を使って改善します。

たとえばパーキンソン病患者ならだれもが悩んでいる便秘に対しては、抗パーキンソン薬では効果がありません。センノシド、ピコスルファートなどの便通改善薬、ひどい場合は下剤や浣腸などを使います。薬で対処するほかにも、繊維質の多い食事、ヨーグルト、水分をたくさん摂り、運動習慣で改善できることもありますので、自分でも工夫して対処してみましょう。

パーキンソン病のせいで、一般的には血圧が下がり、立ちくらみなどの症状が激しくなることもあります。血圧の低下には昇圧剤を使って、立ちくらみの予防をします。夜間の頻尿には、睡眠導入薬のマイスリーを使って頻尿を気にせず眠れるような処置を行います。頻尿治療薬はパーキンソン症状を悪化させることがあるので必ず主治医に相談しましょう。

病気の症状を改善する薬

抗パーキンソン薬を服用している患者さんの場合、
併用して飲む薬によっては、
パーキンソン病の症状を悪化させるものもあります。
便秘などの一般的な症状でも、安易に市販薬に頼ることなく、
主治医と相談して処方してもらうようにしてください。
また、運動療法や食事療法も組みあわせて、自分でも工夫しましょう。

病気の症状を改善する薬

トイレのトラブル	●膀胱《ぼうこう》の運動を弱める薬 ●尿意をやわらげる薬	朝か夜か、頻尿の時間帯にあわせて、適した薬を処方してもらう
便秘	●腸の運動を活発にする薬 ●下剤	体質にあったタイプの下剤を主治医と相談して使用
立ちくらみ	●血圧を上げる薬（昇圧薬）	降圧剤などを併用している場合は減量する
ふるえ	●ふるえをとめる薬（抗振戦薬《こうしんせんやく》）	L-ドパ合薬の調整で抑えられない場合には、ほかの薬を併用して効果を抑える

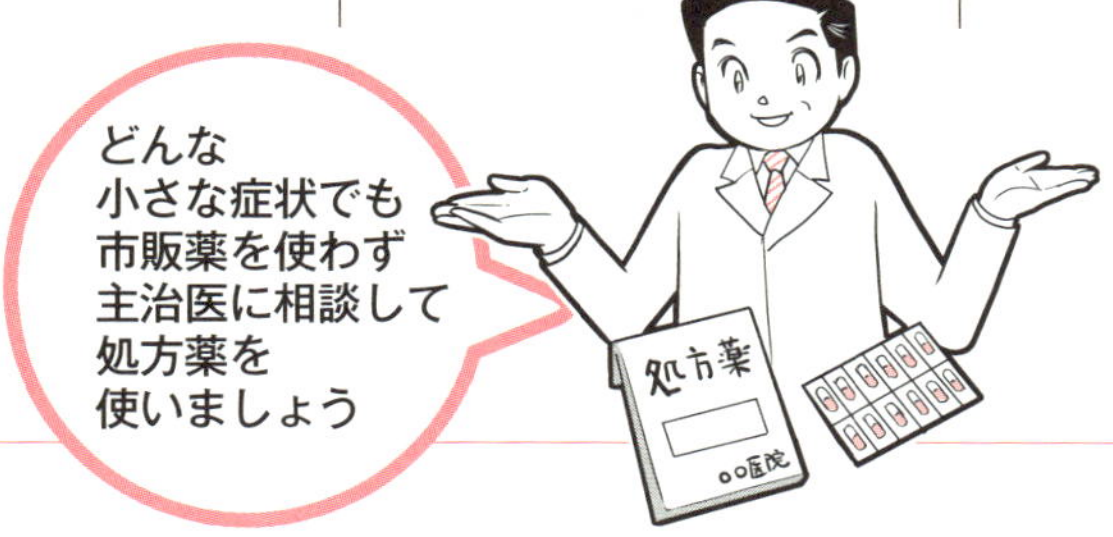
どんな
小さな症状でも
市販薬を使わず
主治医に相談して
処方薬を
使いましょう
処方薬
○○医院

31

薬の種類⑥

薬の副作用を抑える薬

パーキンソン病の治療薬のほとんどがある程度の副作用をともないます。

ドパミン受容体刺激薬のドパミン・アゴニストなどは、病気への効果が高い一方で、服用開始後すぐに吐き気や嘔吐、食欲低下などの胃腸障害を起こすことがあります。慣れると治まる副作用ですが、ひどいときは、制吐薬ドンペリドン（ナウゼリン）を処方してもらって抑えることができます。

体がくねくね動くジスキネジアは、軽度であれば必ず治療しなければならないものではないので、周囲がさわぎたてず、本人もがまんできるようであれば、そのまま過ごしていただいてもかまいません。Lｰドパ合薬の量を減らし、ほかの薬を併用することで改善できますが、病気自体に悪影響を与える可能性もあります。

気にしなければがまんできる副作用もあるので、何でも薬に頼るのではなく、よく考えてうまくつきあっていくことをおすすめします。

●抗パーキンソン薬の副作用を抑える薬

パーキンソン病の治療薬による副作用を抑えるための薬には以下のようなものがあります。

●抗パーキンソン薬の副作用を抑える薬

胃腸症状	●吐き気を抑える薬 ●胃腸の運動をよくする薬	よく使われる胃腸薬は、抗パーキンソン薬のはたらきを悪化させるものもあるため、主治医に相談して処方を。
運動症状（ジスキネジア）	●首や手足がくねくねと動くのを抑える薬	L–ドパ合薬の副作用のため、ドパミン受容体刺激薬や塩酸チアプリドを併用することでよくなる。経過をよく観察して使用する。

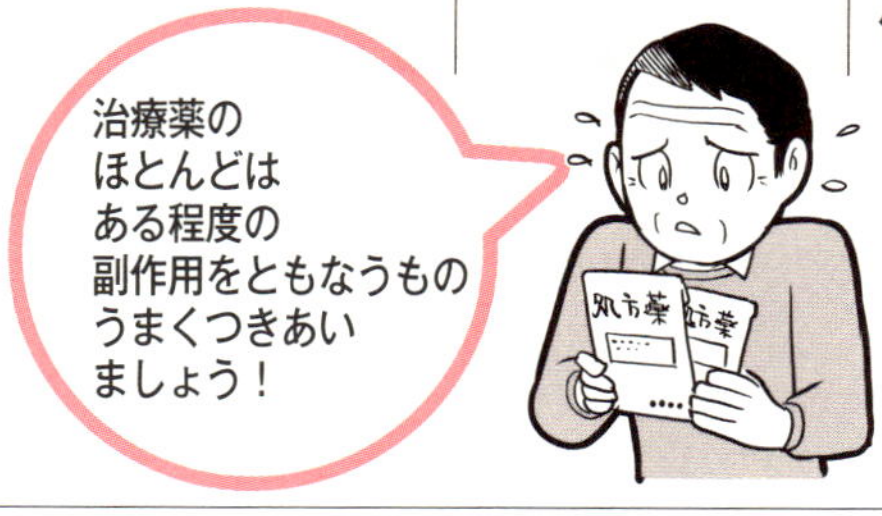
治療薬の
ほとんどは
ある程度の
副作用をともなうもの
うまくつきあい
ましょう！
処方薬
処方薬

【薬を中断したときに注意！危険な悪性症候群】

自分の判断で突然L–ドパ合薬の服用をやめると、まれに悪性症候群という強い副作用があらわれる場合があります。高熱が出て、体がガチガチにこわばって動けなくなり、ひどい場合には意識不明の昏睡状態になってしまう場合もあります。救急車を呼ばないと、危険な状態に陥る可能性も。もし、自分の判断で薬を中断して、高熱とこわばりが出たら、迷わず病院へ行ってください。

32

薬の使い方はロー・アンド・スローで

抗パーキンソン薬は、治療のために長いつきあいになる薬。大量に使い過ぎると、やがて効かなくなる問題もあります。最初から完璧な効果を求めると、その場ではいいですが、効かなくなる時期を早めることにもなります。目先のことだけ考えず、長期的な視野にたって、療養生活をプランニングしましょう。

治療を開始したら、まずロー・アンド・スローが前提です。ロー・アンド・スローは、薬を飲みはじめてから最初の1カ月は、薬の量を少なめにするロー（low）状態、その後ゆっくりと増やすスロー（slow）状態へ移行して、少しずつ薬の量を増やして、適切な量を決定する方式です。

使いはじめは、副作用や症状改善を注意深く観察して主治医に伝えます。最初から症状が完全になくなる100％の効果を得るよりも、少しずつ症状が改善すればよいと考えるようにしましょう。

●ロー・アンド・スロー

治療開始後、薬の量を決めるときの原則は、ロー・アンド・スロー。
目先のことだけ考えず、長期的な視野にたって、
療養生活をプランニングすることが大切です。

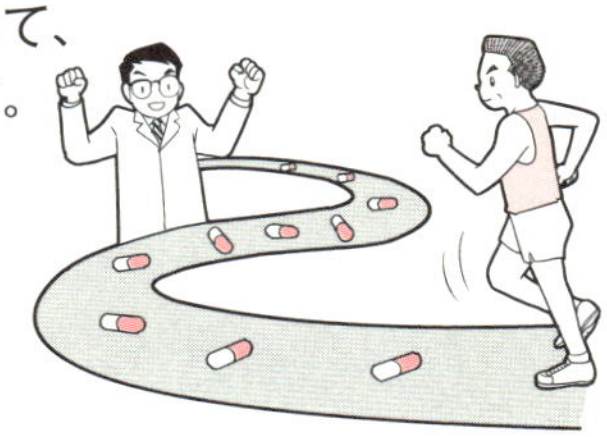

●適切な量を決める
●少ない量ではじめた人の方が薬の効果は高い！

飲み続ける量を決める

SLOW

●ゆっくり増やす
●効果を確かめながら！

少し増やす

LOW

●低用量でスタート
●最初はほどほど！

治療開始

症状が完全になくならなくても飲み続ける量を一定量より少なめで設定した方が、長い目で見れば治療にはプラス！

●薬は少ない量でがんばることがよい結果につながる

パーキンソン病では、原則として薬はなるべく少ない量でがんばることが、結果としてよい経過につながります。

まずはL-ドパ合薬の100mgで開始します。そして少しずつ症状、特に歩行の状態とともに増やしていきますが、1日3錠を超えないことが大切です。基本的にヤールのII度を維持するようにして、III度（歩行障害）にならないように増量します。どうしてもIII度になりそうな場合は、ドパミン・アゴニストをとりあえずごく少量加えます。そして3カ月ほどしたら、少しずつ増量していきます。ドパミン・アゴニストはいくら増やしてもウェアリング・オフ現象は起きませんが、L-ドパ合薬を1日400mg以上に増やすと、ウェアリング・オフ現象がはじまります。薬が効いているときと、効かないときの症状が悪化していき、効いている時間が徐々に短くなっていきます。

パーキンソン病の薬物治療で一番大切なことは、L-ドパ合薬を1日300mgまでに抑えること。そして、それでも進行してヤールIII度になりそうなときはドパミン・アゴニストを追加していくことです。そのほかの薬はL-ドパ合薬の効果を補う薬と考えて間違いありません。

33

薬を正しく飲み続けるためのアドバイス

L-ドパ合薬やドパミン受容体刺激薬は、脳のドパミンの状態を一定に保つためのもの。抗パーキンソン薬は、いつも飲み続けるものだと、心に刻み込んでください。ロー・アンド・スローで定めた量を正しく服用し、薬を飲み忘れないように注意してください。勝手に薬の量を変えて飲むことも厳禁です。

薬を正しく服用するとともに、日中は横にならないことを徹底してください。お散歩やウオーキングを多くすることがパーキンソン病の治療には欠かせません。歩くとどうしても疲れやすく、パーキンソン病の薬は眠気を誘うことも多いので、ついつい横になりがちですが、多くの症例を見ていると、運動をしないで昼寝ばかりしていると、２週間ほどで体が動かなくなってくる患者さんが多いようです。逆に、横にならず、散歩を多くしていると、２週間ほどで体が元通り動くようになってきます。

どうしても眠いときは、イスに腰かけて休みましょう。横にならなければ大丈夫です。

●薬を飲み忘れないためのアドバイス

パーキンソン病の薬は、処方される量が多く、
朝昼夜で組みあわせも異なります。
飲み忘れ、飲み間違いを防ぐために、
自分にあったアイデアを活用してみてください。

●１回分ずつ小分けにする

ピルケースや、小袋に、朝昼夜1回分ずつの
組みあわせをセット。

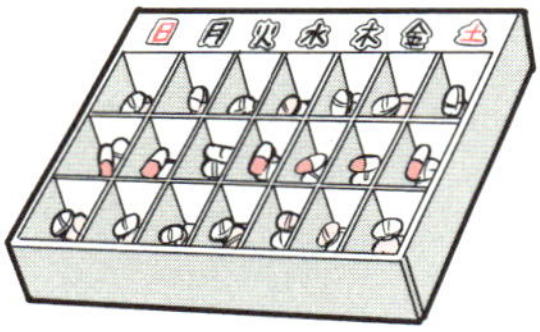

●アラームを利用

薬を飲む時間をアラームセットしておく。
スマホなどを利用しても便利。

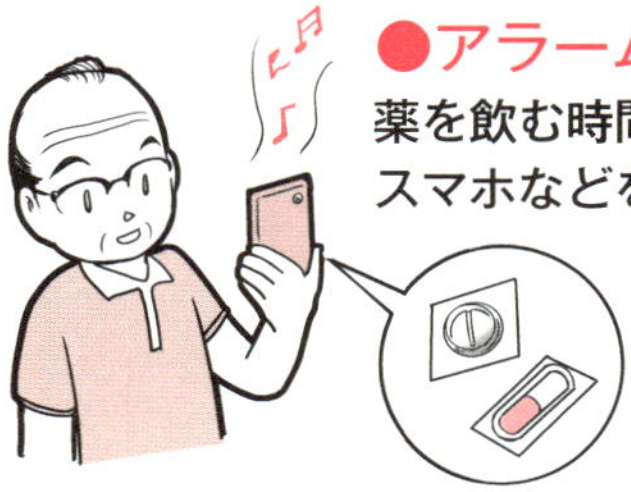

●目につくところに置く

食卓など、必ず
目につくところに
薬を置いておく。

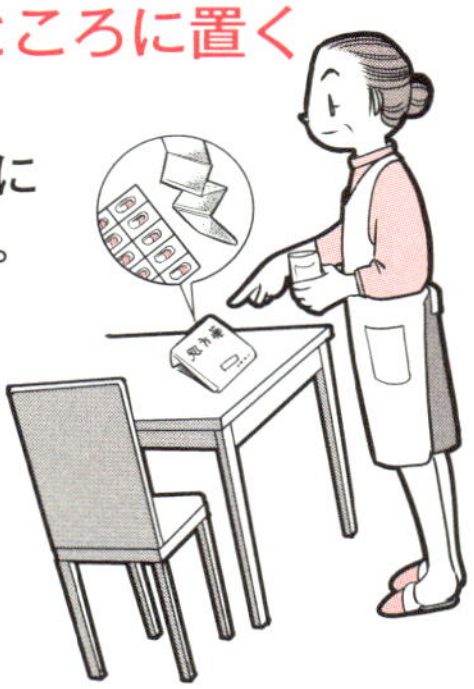

●絶対に必要な薬は目の前に

L-ドパ合薬など、
絶対に必要な薬は、
特に目立つところに置いて
自分にリマインド。

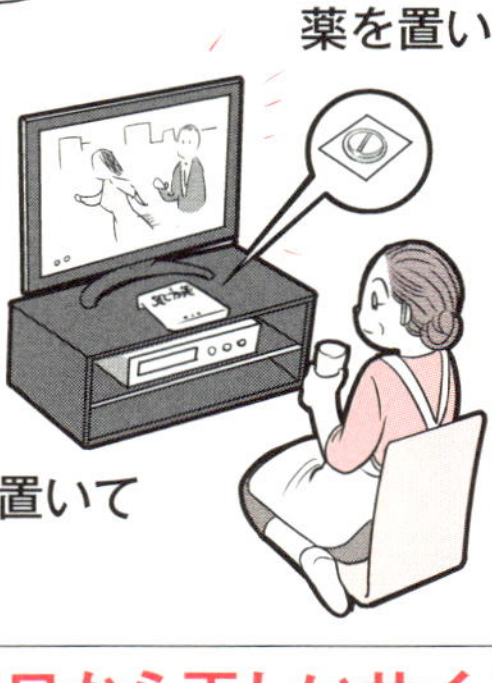

飲み忘れたら、翌日から正しいサイクルに！

飲み忘れたときには、１～２時間のずれくらいなら、気づいたときに１回分を飲んで、次から時間調整を行います。基本的には夜寝ると、体の中の状態がリセットされますので、翌日から正しいサイクルに戻します。

お薬を飲み忘れないためにも、薬を目につく場所に置く、アラームをセットするなど、飲み忘れない工夫をしてください。薬を飲み忘れると、いちばんつらいのは患者さんの体です。

34

パーキンソン病の薬と一緒に飲んではいけない薬

パーキンソン病の薬の中には、ほかの薬と飲みあわせてはいけないものがあります。市販の薬でも、飲みあわせの悪い成分を含んだものがあります。

近所の病院で風邪薬をもらったり、急に市販薬を買ったりした場合には特に注意が必要です。基本的にはお薬手帳か薬そのものをいつも持参し、ほかの病院で診断を受ける際には、あらかじめパーキンソン病の処方薬があることを説明しましょう。

健康食品やサプリメントなら摂ってもいいと思われるかもしれませんが、まれに薬のはたらきをじゃまするものもあります。

たとえば、高タンパクな健康食品などで大量のたんぱく質を摂ると、L-ドパ合薬の効き目が悪くなります。また、次ページにあげたような、消化器系の薬、胃酸分泌抑制薬、高血圧薬、不随意運動の薬、便秘薬、向精神薬といった薬にも注意が必要です。

事前に主治医に相談して、問題ないかどうか確認してから服用するようにしてください。

パーキンソン病の薬と一緒に飲めない薬

薬の飲みあわせは大切です。
主治医以外の病院にかかるときには、
お薬手帳または薬を持参して判断してもらってください。
自分ではチェックしきれないので、
以下の代表的な薬だけ注意しましょう。
よく使う市販薬はなるべく主治医に事前に相談を。

薬の種類	一般名
消化器系の薬	スルピリド
	メトクロプラミド
	リンゴ酸クレボプリド
胃酸分泌抑制薬	塩酸ラニチジン
	塩酸ロキサチジンアセタート
	シメチジン
	ニザチジン
	ファモチジン
	ラフチジン
	オメプラゾール
	ラベプラゾールナトリウム
	ランソプラゾール
高血圧薬	レセルピン
	メチルドパ
不随意運動の薬	塩酸チアプリド
	スルピリド
便秘薬	酸化マグネシウム
向精神薬	セレネース、ウィンタミン

市販薬、ほかの病院の処方、
健康食品、サプリメントなどの
飲みあわせに注意を！

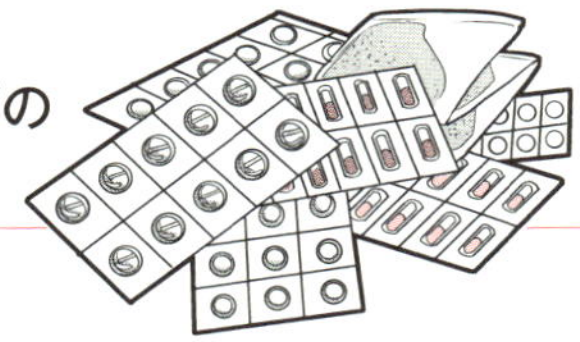

35

すっぱいものが薬の吸収を高める！

パーキンソン病の薬の多くは、水に溶けず、酸によく溶けます。薬は胃酸で溶かされて、小腸で吸収され、脳に送られます。薬が体内によく吸収されなければ、せっかく適切な量を決めて飲んでいても薬の効果が最大限に発揮できません。

また胃酸の酸性度は、加齢とともに減少していきます。胃の手術をした患者さんのなかには、胃酸が出にくい人もいます。また、胃腸の悪い人が服用している市販の胃腸薬のなかには、胃酸を抑えるはたらきをするものがあります。気づかないうちに、パーキンソン病の薬のはたらきをじゃましている可能性もあります。薬の効果が出ていないと感じたら、そのとき飲んでいるものを病院に持参して確認してもらいましょう。

食事の際に、たくさん酢を使った料理をつくる、薬は柑橘類《かんきつるい》のジュースで飲むなどして、酸を増やす努力をしましょう。お酢は食欲も増進します。果実酢ジュースや柑橘類のジュースをいつも常備して、すっぱいもののパワーで薬の効果を高めましょう。

●食べて、飲んで、酸を増やそう！

食事や薬の飲み方を工夫して、
すっぱいものを食卓にたくさん取り入れましょう！

●食事＋酢の物、ピクルス、お酢レシピ

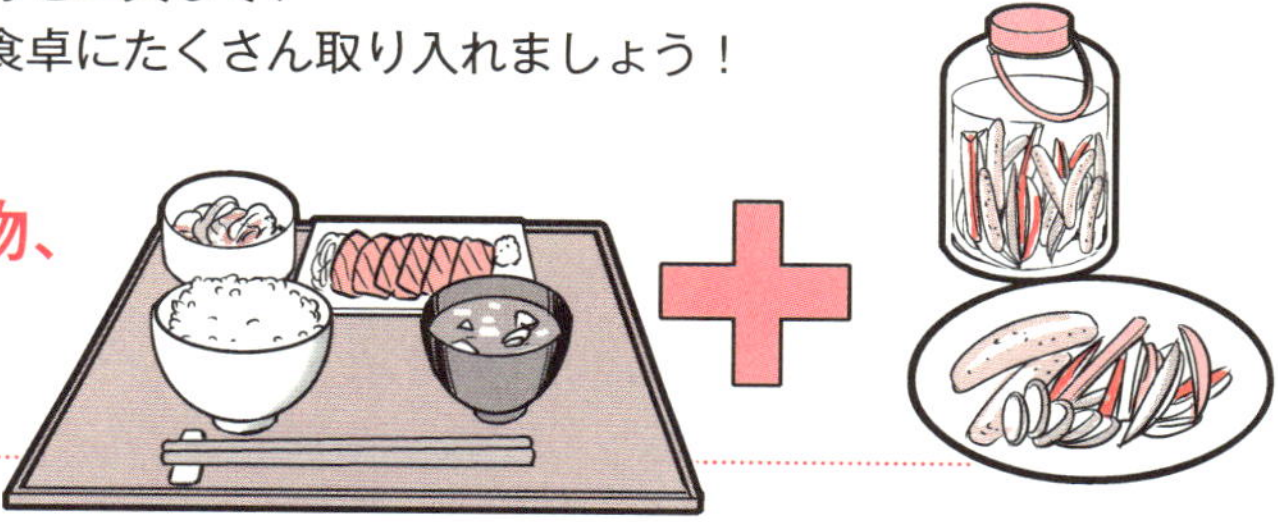

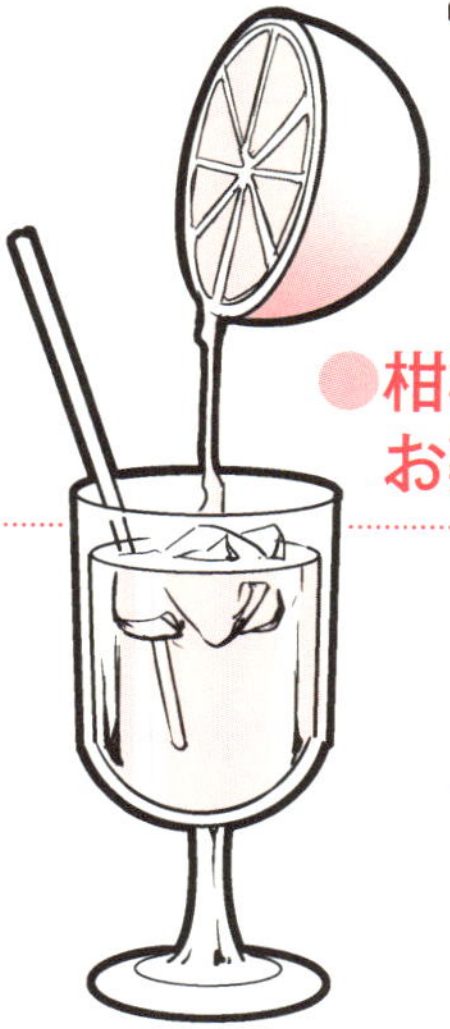

●柑橘類のジュースでお薬を飲む

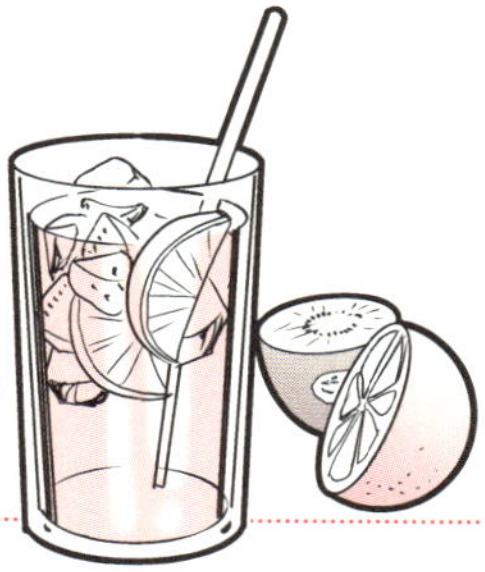

●果実酢ジュースもおすすめ

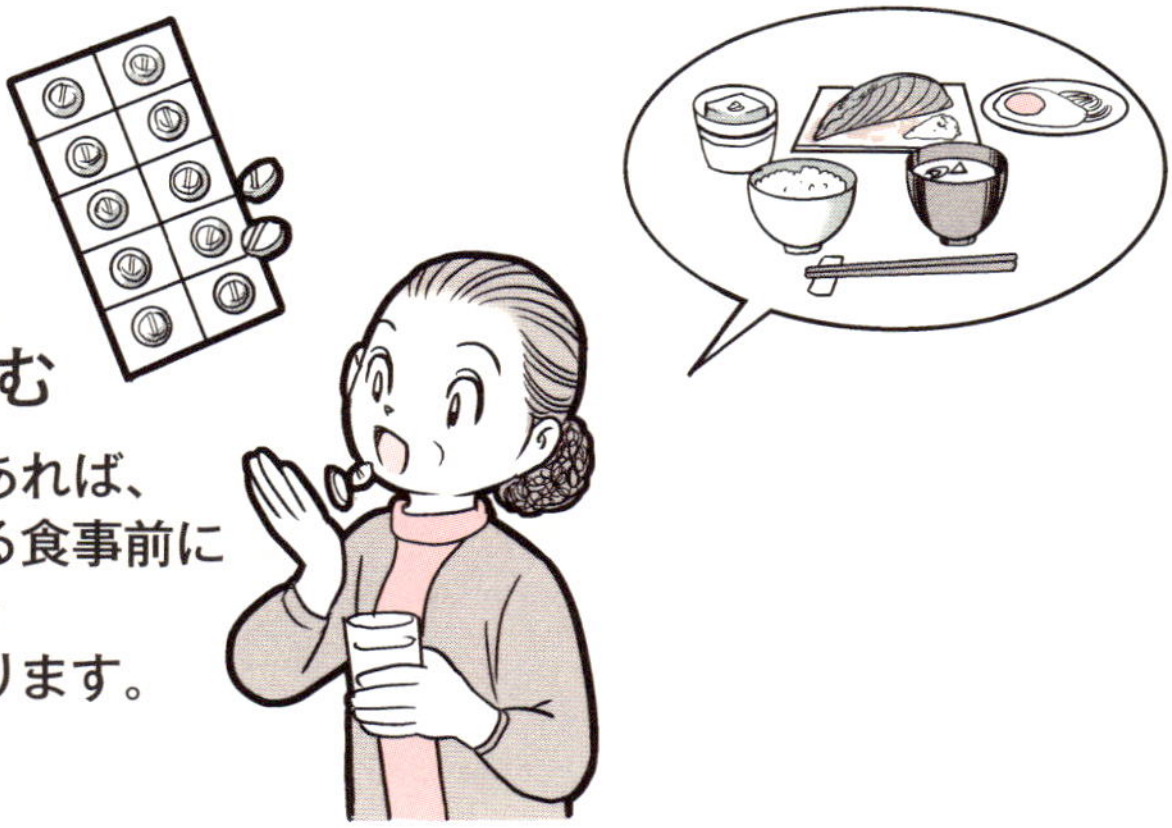

●食事前にお薬を飲む

医師の指示があれば、
胃酸が多くなる食事前に
L—ドパ合薬を
飲む場合もあります。

36

通院が基本、入院はほとんどない

パーキンソン病の場合、通院が基本の治療となります。

入院が必要になるのは、検査項目が多いとき、薬の効果や副作用を細かくみる必要があるときくらいです。長くても2～4週間くらいの短期入院です。

勝手な判断で投薬をとめて、悪性症候群になってしまったときには、入院して治療する必要があるかもしれません。それもごくまれな症例ですので、薬を正しく服用できていれば心配はありません。

1～2カ月に1回は、診察のために通院していただきますが、通院することも治療のひとつです。外出のいいチャンスだと考えて、出かけるようにしてください。

また、薬や症状について不安なことがあったら、定期検診以外でも主治医に気軽に相談に行ってください。不安を抱えて次の検診を待つよりも、ストレスなく過ごせることでしょう。

病院で、患者仲間をつくっておしゃべりするのもいい気分転換になるはずです。

入院が必要な３つのケース

短期間の入院が必要なケースは以下の３つです。

①検査入院

症状の診断がむずかしく、
検査項目が何項目もある場合
患者さんの負担軽減のために
入院してもらう場合があります。

②薬との相性を調べる

副作用が強く出ることが
予想されるような薬に慣れるために
入院する場合もあります。

③薬の量を調節する

薬の効果がなくなってきたり、
精神症状の副作用が
出てきたりした場合、薬の量を調節したり
新しい薬に切り替えて、
経過観察を行います。
入院して様子を細かく
チェックすることも
あります。

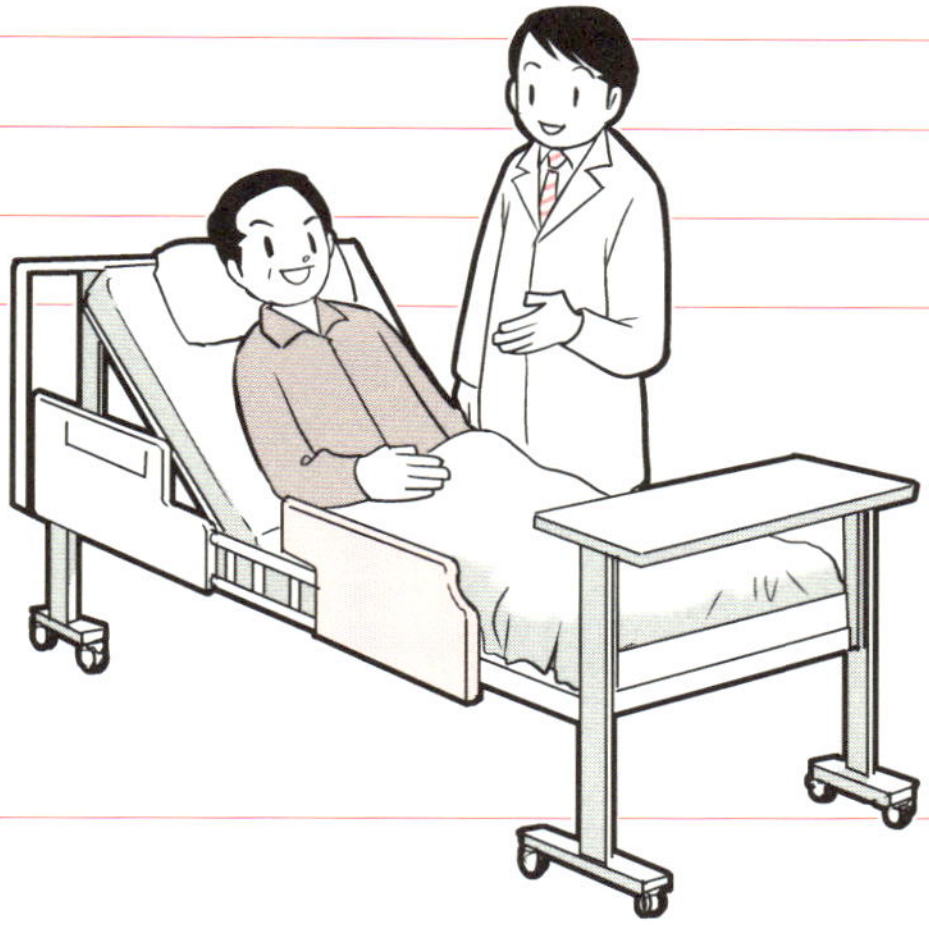

37
適切な治療を進めるために通院と健康日誌を欠かさない

パーキンソン病の治療では、だいたい1～2カ月に1回のペースで定期検診に通います。主治医は、そこでの診察をもとに、処方した薬の効果と患者さんの症状の軽減ぐあいを観察し、そのときどきの状態にあわせて新たに薬を調整します。定期検診ごとに、患者さん一人ひとりの状況にあわせたオーダーメイド治療を行う訳ですので、患者さんの方からも、治療についての感想や要望を積極的に話すようにしてください。主治医との、よりよいコミュニケーションを心がけて、治療に関わる心構えで診察にのぞみましょう。

ふだんの状況を伝えるために健康日誌をつけてみるのもいいでしょう。市販のノートに、書きやすい方法で記入してください。ウェアリング・オフ現象などもあるように、1日の時間によって症状が異なることも多い病気です。薬を飲んだ時間、食事、起床、就寝、体調の変化などを時間ごとにメモします。次の診察で質問したいことなども、ここに書いておくと、診察がスムーズに進められますし、自分で体調管理をするのにも役立ちます。

健康日誌のつけ方

手帳や大学ノート、何でもかまいません。
１日の行動、食事、薬、睡眠時間などを記録します。
毎日続けられなくても、気づいたときに
また記録していくようにしましょう。

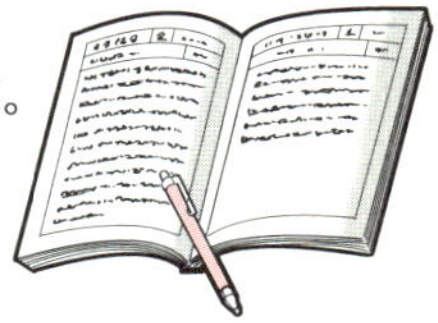

月　　日（天気）					
6	9	12	3	6	9
起床	↑7時				
就寝					9時↑
服薬	○		○		○
食事	○	○		○	
入浴					↑
散歩	↔			↔	
体操	○		○		
運動					
症状					
良　5					
4					
普通3					
2					
悪　1					
食欲					
便秘					
頻尿					
ジスキネジア					
ON-OFF					
足の痛み					

38

手術療法の適応基準
手術は薬の補助的な治療

パーキンソン病治療の基本は、薬物療法ですが、副作用で薬が飲めない患者さんなどに対しては、手術療法も治療の選択肢のひとつです。パーキンソン病では、手術療法を行っても病気を完全に治すことはできませんが、症状の改善、薬の量を減らすことが期待できます。ただし、すべての患者さんが手術に適応できるわけではありません。また、薬物療法とは異なり、手術療法を行っている専門病院にかかる必要も出てきます。

パーキンソン病の手術療法には適応基準があります。発症後10年以上経過していて、薬物療法ではジスキネジアなどの副作用が激しい方、ウェアリング・オフ現象が激しくてオフ状態で歩くことも困難になった方など、薬物療法で問題が大きい患者さんが検討されることもあります。ただし、手術で完全に治るわけではなく、症状にあわせて薬物治療は続きます。また視床の左右両側を手術すると認知障害が出やすく、言葉が出にくくなることもあります。主治医と納得いくまでよく話し合うことをおすすめします。

パーキンソン病の手術療法の適応基準

パーキンソン病に対する脳外科的手術療法には、
患者さんの症状に応じた適応基準があります。
以下の8項目を満たさなければ手術はできません。
また手術療法は、病気を根本から治すものではありません。
このことをよく理解して、主治医に相談してみてください。

①効果持続の長短や程度は問わないが、
L-ドパによる効果があること
（パーキンソン症候群は適応とならない）

②パーキンソン病に対する十分な薬物療法が
行われているにもかかわらず、
満足できる症状改善効果が得られない

③薬物療法により、ウェアリング・オフ現象や
苦痛になるジスキネジアをともなう

④全身状態が良好である
（重い全身合併症がある人は除外）

⑤認知機能障害がない（重篤《じゅうとく》な認知症の人は除外）

⑥精神的に安定している
（著しい幻覚・妄想などの精神症状がある場合は除外）

⑦脳の画像検査で顕著な脳萎縮や
占拠性病変がない

⑧本人が手術療法について理解し、
手術に同意していること

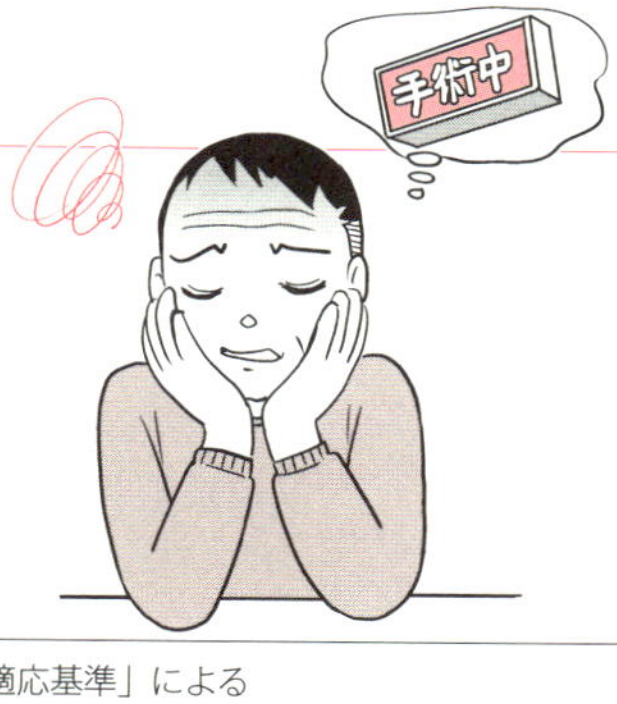

※視床下核《ししょうかかく》・淡蒼球《たんそうきゅう》に対する
手術の適応基準です

※視床に対する手術適応は異なります

厚生労働省班会議「パーキンソン病に対する脳外科的手術療法の適応基準」による

39 手術療法のメリットとデメリット
熱凝固療法《ねつぎょうこりょうほう》と脳深部刺激療法

パーキンソン病の手術には、熱凝固療法と脳深部刺激療法の2種類があります。

熱凝固療法は、運動に関わる脳の神経細胞の一部を破壊する手術です。頭蓋骨《ずがいこつ》に小さな穴をあけて、電極を差し込み、熱を加えて神経細胞のはたらきをとめます。以前から行われてきた手術で安全性も高いというメリットがある一方で、病気が進むと薬が効きにくくなる場合もあります。

脳深部刺激療法は、脳に電極を埋め込んで微弱な電流を流すことで、脳のはたらきを弱めます。体の外にスイッチがあり、症状が起こったときだけ作動させて、症状をとめることができます。本体の電力が4～5年で交換となるため再手術が必要となる、比較的新しい技術のため、長期経過の事例がまだ少ないというデメリットがあります。

どちらの手術も症状の改善をめざすものですが、基本的には根治ではなく、症状をやわらげるものであるということ、薬物治療はずっと必要であることをよく理解して検討してください。

ふたつの手術のメリットとデメリット

どちらの手術も、頭蓋骨を外す手術ではなく、
頭蓋骨に開けた小さな穴から行う「定位脳手術」と呼ばれるものです。

熱凝固療法

頭蓋骨に小さな穴を開け、高周波の熱で運動に関わる
脳の神経細胞の一部を破壊して、運動症状を抑えます。

メリット

- 以前から行われている安全な手術
- 一度手術すると効果がずっと続くことがわかっている
- 手術後は、通常の薬物療法を続けるだけでよい
- 手術は１回のみ、入院期間は２週間程度ですむ

デメリット

- 不随意運動が起こりやすくなるので視床下核には行えない
- 視床の左右両方に手術を行うと、痴呆や精神症状、構音障害《こうおんしょうがい》(しゃべりにくくなる)が出るので、通常片方だけに行われる
- 病気の進行にともなって薬が効きにくくなる場合がある

脳深部刺激療法(DBS)

脳内の特定の部位に電気刺激を与え、症状を抑えるための治療法です。
手術は全部で2回行われます。最初の手術で、脳内に弱い電流を出す電極を埋め込みます。
1週間後に2回目の手術を行い、電気信号を送る刺激装置本体を
胸の皮膚の下に埋め込み、脳内の電極と本体をコードでつなぎます。

メリット

- 脳内の電極を取りのぞけば元の状態に戻すことができるため、どの部位でも左右両方にはたらきかけられる
- 本体は体外のスイッチから操作できるので、必要な時間帯だけ作動させることも可能
- 電極や本体、コードは埋め込むため、外見からは装着していることがほとんどわからない

デメリット

- 手術後はしばらく通院して、電流の強さを微調整する必要がある
- 本体の電池の寿命が数年のため、電池が切れる前に本体を交換する手術が必要となる
- 脳内に埋め込んだ電極が外れたり破損したりする危険性がある
- 1990年代から行われるようになった比較的新しい治療法のため、長期経過結果が明らかではない

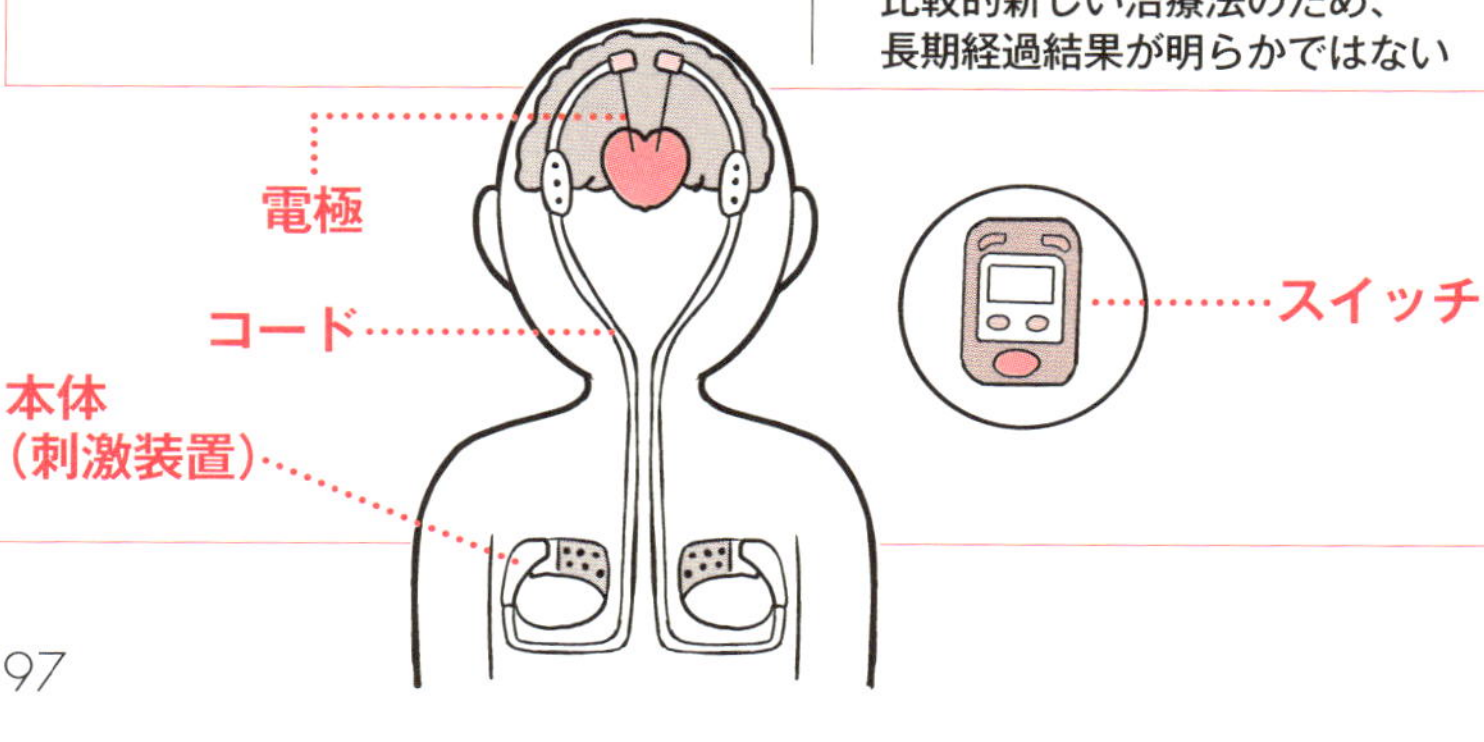

40 根治方法を研究する最新治療とは？

パーキンソン病の研究では、病気の進行を抑え、とめることのできる根治的な治療法の研究が長年進められてきました。これまでにも、細胞移植治療、遺伝子治療、そして最近では人工《じんこう》多《た》能性《のうせい》幹細胞《かんさいぼう》（ｉＰＳ細胞）による治療などの研究が行われています。

現時点では、ドパミン神経細胞をつくって、それを脳に移植する人工多能性幹細胞（ｉＰＳ細胞）の研究が抜きんでて進んでいるようですが、この研究がうまく進んでいったとしても、その後起こりうる問題を解決できるかどうかは、今後の課題です。ドパミンの過剰な作製、運動症状が激しくなる副作用、移植細胞の異常増殖など、治療後の課題は山積みです。

しかしパーキンソン病の根治は、すべての患者さんの夢でもあります。我々が生きている21世紀のあいだに、根治治療の方法が確立することを願ってやみません。そこで次の項目から、最新治療の研究についていくつか取り上げてまいります。

主な最新治療の研究

根治治療の研究、新薬研究、
さまざまな局面から、
パーキンソン病治療の研究が
行われています。

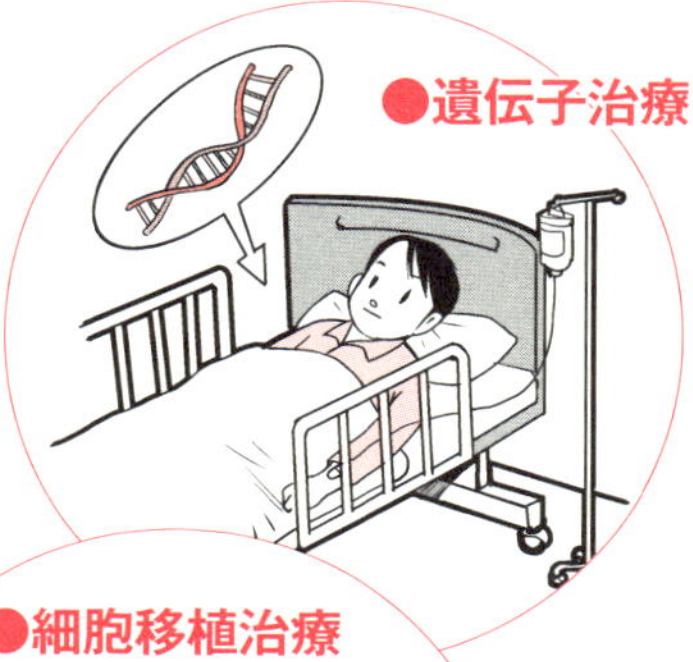

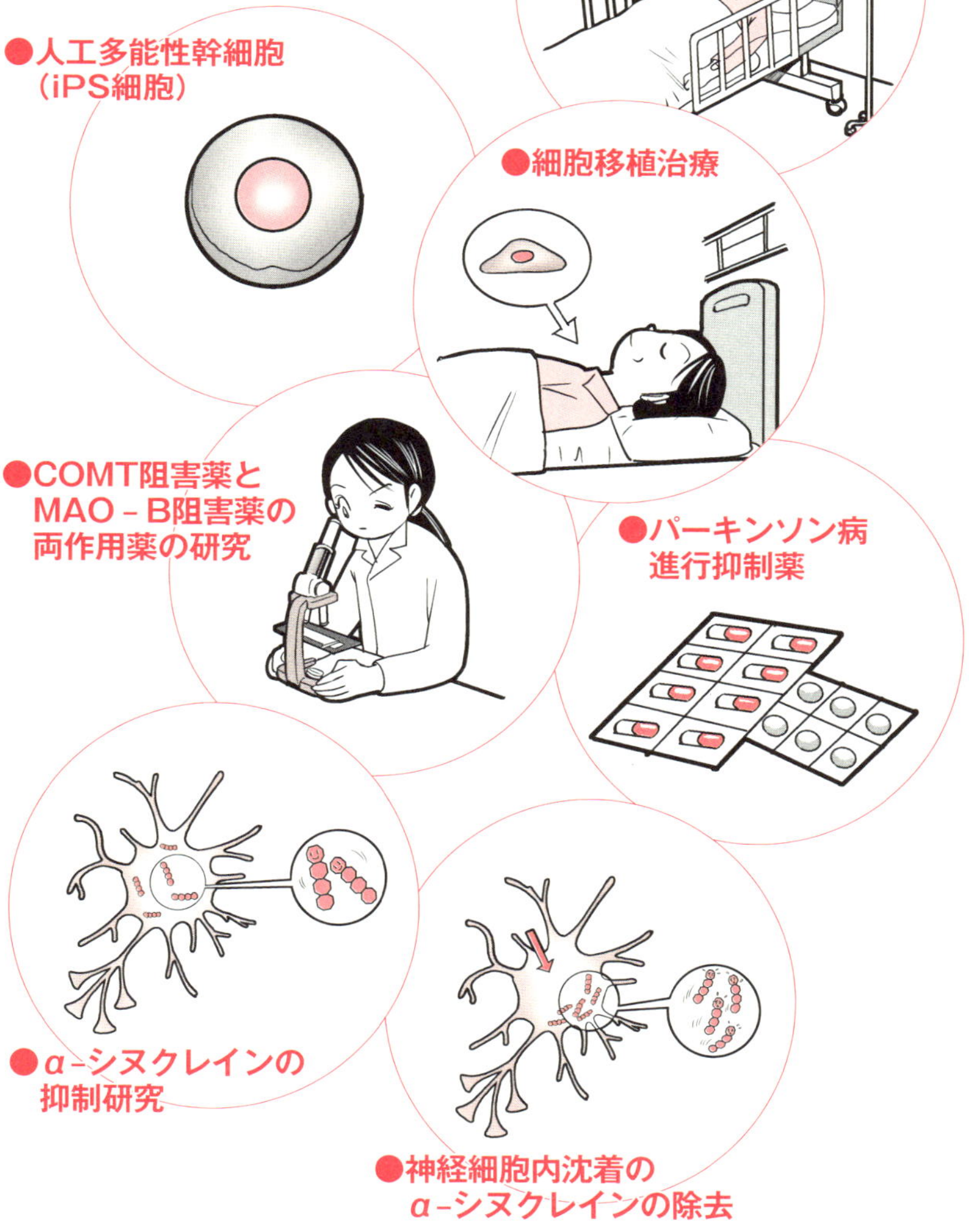

41

最新治療①

再生治療の可能性（ｉＰＳ細胞）

話題の人工多能性幹細胞（ｉＰＳ細胞）ですが、パーキンソン病治療の研究に取り組んでいる京都大学の高橋 淳教授らのチームが、２０１７年に移植手術を行う見通しであると発表したことで、いま大きな注目を浴びています。

これは、ｉＰＳ細胞からドパミンを出す神経細胞を作製し、患者の脳内に移植するというものです。臨床研究では、患者自身から作製したｉＰＳ細胞を移植する予定でしたが、今回の発表では、臨床用に備蓄している、拒絶反応が少ないｉＰＳ細胞を利用し、費用を抑えつつ安全性を確保するようです。高橋教授らはｉＰＳ細胞からつくる神経細胞を、再生医療製品として実用化するための治験を進めており、数年以内に医薬品医療機器法（旧薬事法）に基づく承認をめざしています。ｉＰＳ細胞は増殖力が強く、腫瘍《しゅよう》やほかの組織に変性してしまう危険性が指摘されていますが、今後はこうしたリスクをひとつひとつつぶしていくことがのぞまれます。夢の再生治療が、いまようやく現実に近づいてきたようです。

●ｉＰＳ細胞からつくる神経細胞の移植手術の仕組み

京大ｉＰＳ研の高橋淳教授らの計画では、
作製したｉＰＳ細胞を、ドパミンをつくる神経細胞に変えてから、
針を使って患者の脳の中央部に注入します。
今回の研究は、移植によって有害な症状が発生しないか
確かめるのが主な目的ですが、移植した細胞がうまくはたらけば、
パーキンソン病の進行を抑えられる可能性があります。

●パーキンソン病患者●

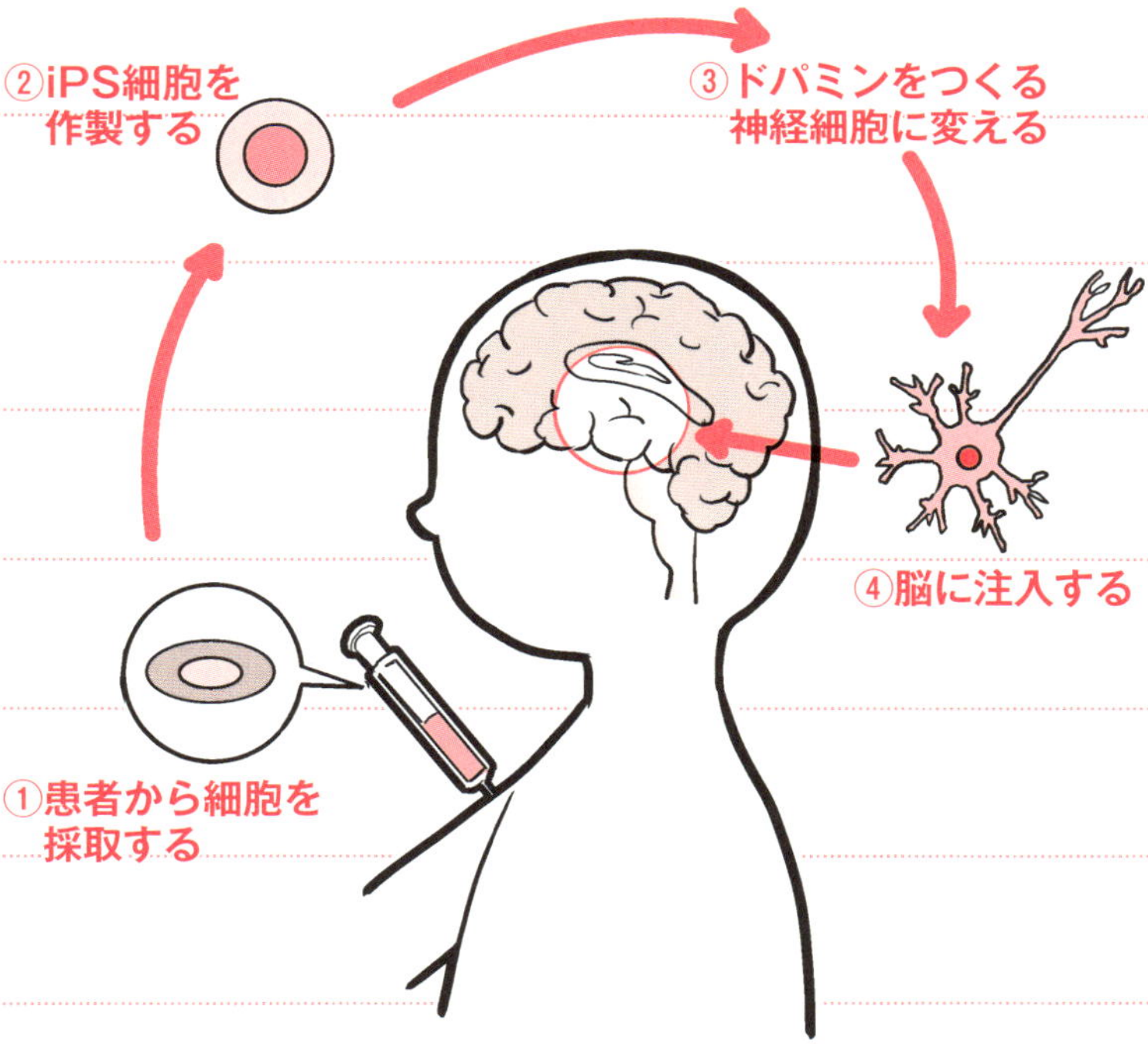
②iPS細胞を
作製する
③ドパミンをつくる
神経細胞に変える
④脳に注入する
①患者から細胞を
採取する

42

最新治療②

遺伝子治療

Ｌ－ドパは、長期間服用すると薬の効果が失われてしまいます。これは、Ｌ－ドパを化学反応によってドパミンに変化させている過程で、ドパ脱炭酸酵素《だつたんさんこうそ》が減少してしまうことにも起因しています。

パーキンソン病の遺伝子治療では、このドパ脱炭酸酵素をつくりだす遺伝子を、患者の脳に与えて、ドパ脱炭酸酵素を補い、ドパミンの生産を改善させようというものです。治療では、ドパ脱炭酸酵素をつくらせる遺伝子を脳内へ運び込む運搬体として、安全なウイルスを使い、ベクター（運び屋）として注入します。

自治医大付属病院において、２００８年から臨床研究が行われていましたが、最近まで安全なベクターが確保できずに研究は中断していました。しかし製薬会社の協力を得て7年ぶりに研究を再開。２０１５年４月には、10年前に発症した60代男性の脳内に酵素の遺伝子を組みこんだベクターを注入して無事手術を終えました。今後の経過報告を待ちたいものです。

遺伝子治療の仕組み

パーキンソン病の遺伝子治療では、
減少したドパ脱炭酸酵素をつくりだす遺伝子を、
患者の脳に与えてドパミンの生産を改善させます。
治療では、ドパ脱炭酸酵素をつくらせる遺伝子を
脳内へ運び込む運搬体として、安全なウイルスを使い、
ベクター（運び屋）として注入します。

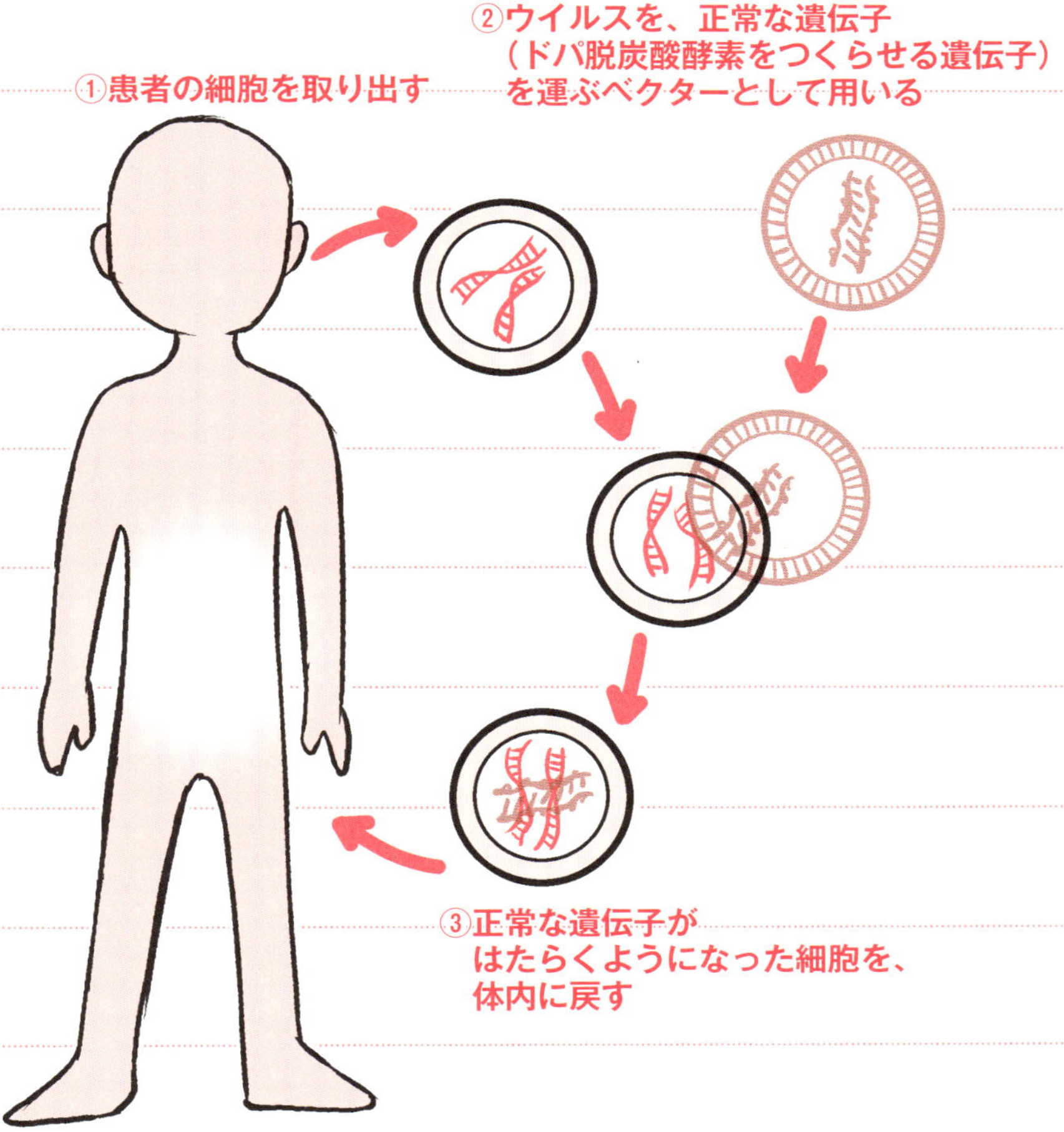
①患者の細胞を取り出す
②ウイルスを、正常な遺伝子
（ドパ脱炭酸酵素をつくらせる遺伝子）
を運ぶベクターとして用いる
③正常な遺伝子が
はたらくようになった細胞を、
体内に戻す

43

最新治療③
細胞移植治療

細胞移植治療の研究は、１９１９年から行われており、胎児黒質細胞、交感神経細胞、網膜色素上皮細胞など、さまざまな細胞を、患者さんの脳の中に移植する臨床研究が行われてきました。

このうち２００１年に行われた胎児黒質細胞の移植では、移植細胞が脳内に生存し、ドパミンを分泌した結果が確認されるところまできていました。しかし多量のドパミンを分泌してしまったため、ジスキネジアが副作用として出現してしまいました。移植細胞によって新たにパーキンソン病の発症やガン細胞の変化の可能性も取り沙汰され、倫理面の問題もあって頓挫《とんざ》しました。

また、日本神経学会のパーキンソン病治療ガイドラインでも、不随意運動が高頻度に出現するため推奨できないと述べられており、細胞移植については残念ながら一般的な治療法として期待できるものではないようです。

細胞移植の仕組み

胎児黒質細胞、交感神経細胞、網膜色素上皮細胞などの
さまざまな細胞を、患者さんの脳の中に移植する治療です。
現時点で、細胞移植については残念ながら
一般的な治療法として推奨されていません。

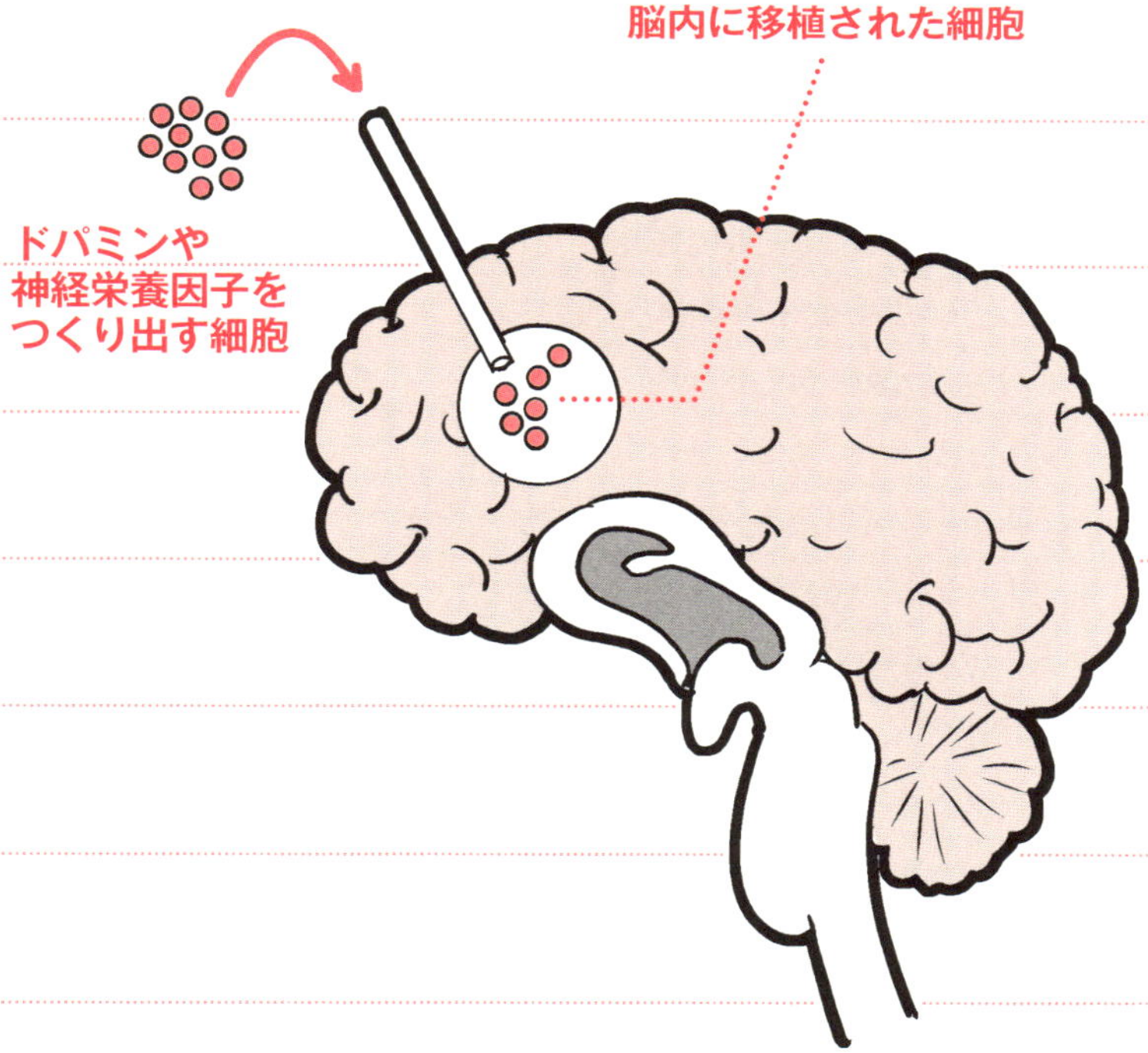

**ドパミンの過剰分泌、新たな発症、がん細胞への変化の可能性、
倫理面の問題などがあり、細胞移植は、
残念ながら一般的な治療法として期待できるものではない**

COLUMN
3

主治医との信頼関係の深め方
患者と医師の二人三脚で!

どの病気にもいえることですが、長期にわたって療養していく病気では、患者さんと主治医とのあいだにしっかりとした信頼関係をつくりあげていくことが大切です。患者さんのなかには、診察のあいだに聞きたいことが質問できない、先生が忙しそうだから聞くと悪いと感じる人も少なくないようです。しかし、どんなささいなことでもいいので、感じている不安や疑問は、そのつど主治医に話してみてください。

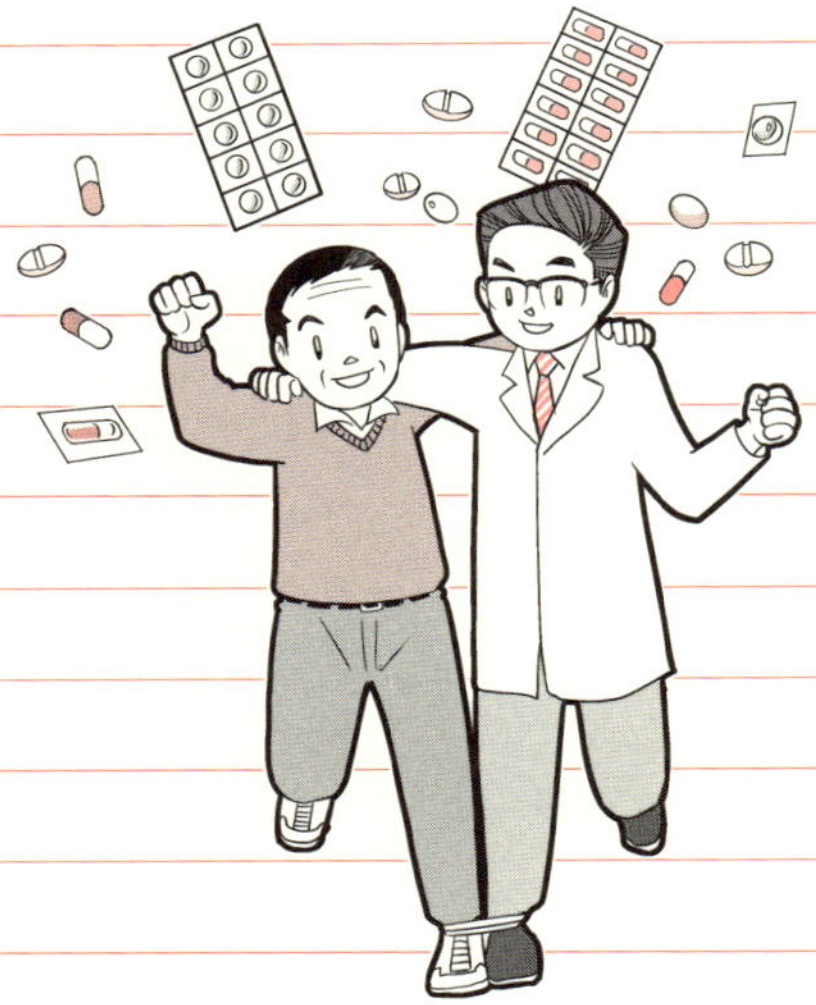

自己判断で薬の量を増やしてしまい、逆に薬の副作用で、首や手足が不規則に動く不随《ふずい》意《い》運動が出てしまったという患者さんの例もあります。医師が薬の効果と副作用を正しく説明し、患者さんも薬について理解していれば、そのようなことにはならなかったはずです。

患者さんの方でも、気になる症状や不安を主治医に積極的に話しましょう。どの症状ががまんできて、どの症状が不快なのかは、個人差や状況によっても異なります。納得のいく理由を説明して、ときには主張し、ときには引いて、良好なコミュニケーションを構築してください。

第4章

リハビリテーション

パーキンソン病患者にとって、
リハビリテーションは、
“飲まない薬”。
薬の効果を高め、
病気の進行を抑えます。
症状の改善をめざして、
毎日行いましょう。

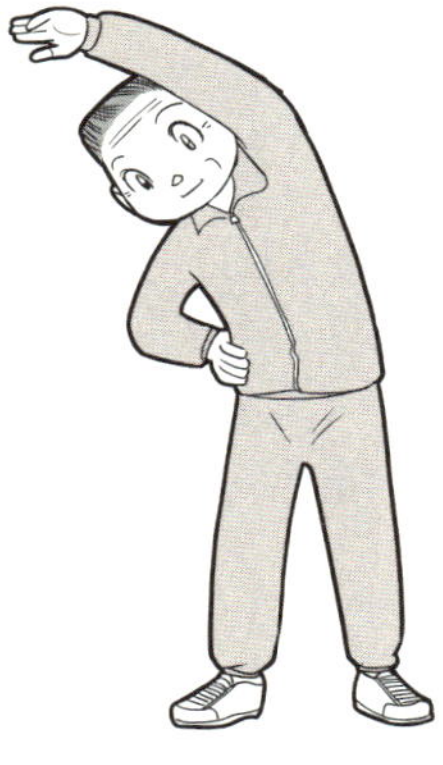

44

パーキンソン病患者にとってのリハビリテーションの重要性

パーキンソン病は、症状が進むにつれて、体の動きが不自由になっていきます。何もせずに安静にしていると、どんどん体の機能が低下しておとろえていきます。体の機能を維持して、運動障害を改善するためにも、リハビリテーションを毎日の日課にしてください。運動を続けることで、薬の効果が高まることも、患者さんによって実証されてきました。

また、日中に横にならないだけでも、薬の効果がはっきりあらわれ、薬が効いているオンの時間ものびてきます。運動は、薬とセットにすることで、互いの効果を高めてくれるのです。個人差のある症状ですが、症状が出ていて気になる部分の運動を行うことで症状をやわらげることもできます。日中はよく動き、横にならず、運動に励み、夜は早く寝てドパミンの発生を促すという生活態度が、薬と一緒になって、効果を高めてくれます。

「安静にしない＝日中横にならない」ことを目標に、家庭でもできるリハビリテーションを続けて、症状をやわらげ、楽しい生活にしていきましょう。

リハビリテーションの心構え

リハビリテーションは、下記の点に注意して、
自分にあった運動を行ってください。

- 薬の効果があるときに運動します。
- やり過ぎは逆効果です。
- 強い痛みのある運動は厳禁です。
- できる運動をできる範囲で行います。
- 音楽にあわせて動いてみましょう。

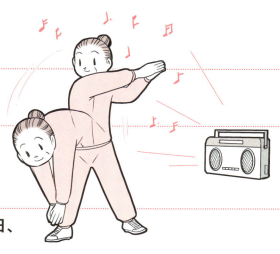

- 少しずつ運動量を増やしていきましょう。
- ウオーキングは毎日、決めた時間だけ行うようにしましょう。
- 運動やウオーキングの仲間をつくるとなお楽しくなります。

45 朝・昼・夜を運動時間として活用しよう

患者さんのリハビリテーションといっても、特別にどこかへ通う必要はありません。毎日の生活のなかで、意識的に体を動かすことが、運動になります。つまり生活時間全体が運動になるのです。

たとえば、朝。ベッドから起き上がったときに、立ち上がりの練習を。洗面所で顔を洗うときに、顔の運動、頭と首の運動を行います。鏡で自分の顔を見ながらやってみましょう。

昼は、毎日決まった時間だけウオーキングに出かけましょう。近所への買い物も、運動になります。テレビのラジオ体操を日課にしてもいいでしょう。体がつらいからといって、昼からベッドで横になるのだけはやめましょう。

夜は、ゆっくり眠れるように、お風呂でストレッチングをします。体が温まると、首や手を動かしやすくなります。ポカポカしたところで早めにベッドに入りましょう。パーキンソン病患者さんにとっては、体を動かすことが何よりの治療となります。

1日の生活すべてを運動療法に使う方法

朝、昼、夜、一日の生活のリズムのなかに、
意識して運動療法を取り入れていきましょう。

朝

- ベッドで起き上がり運動
- 洗面所で顔の体操

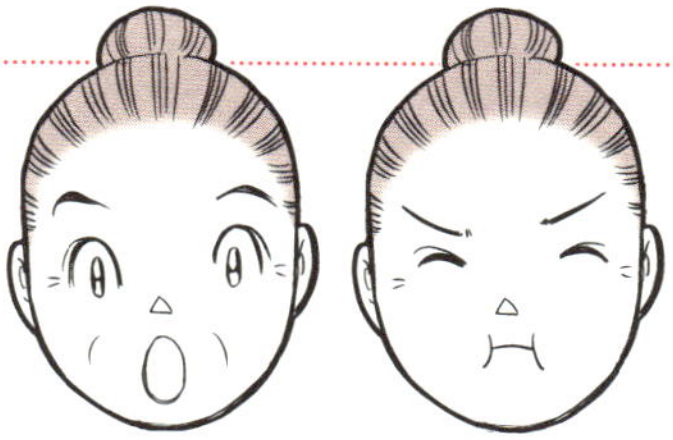

昼

- ウオーキング
- テレビでラジオ体操
- 買い物
- 体操

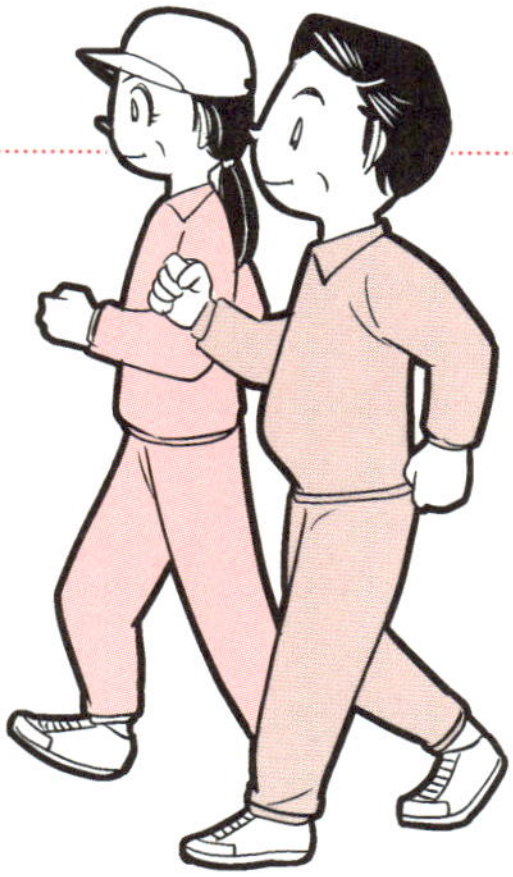

夜

- お風呂でストレッチ体操
- 手足の体操
- ベッドでストレッチ

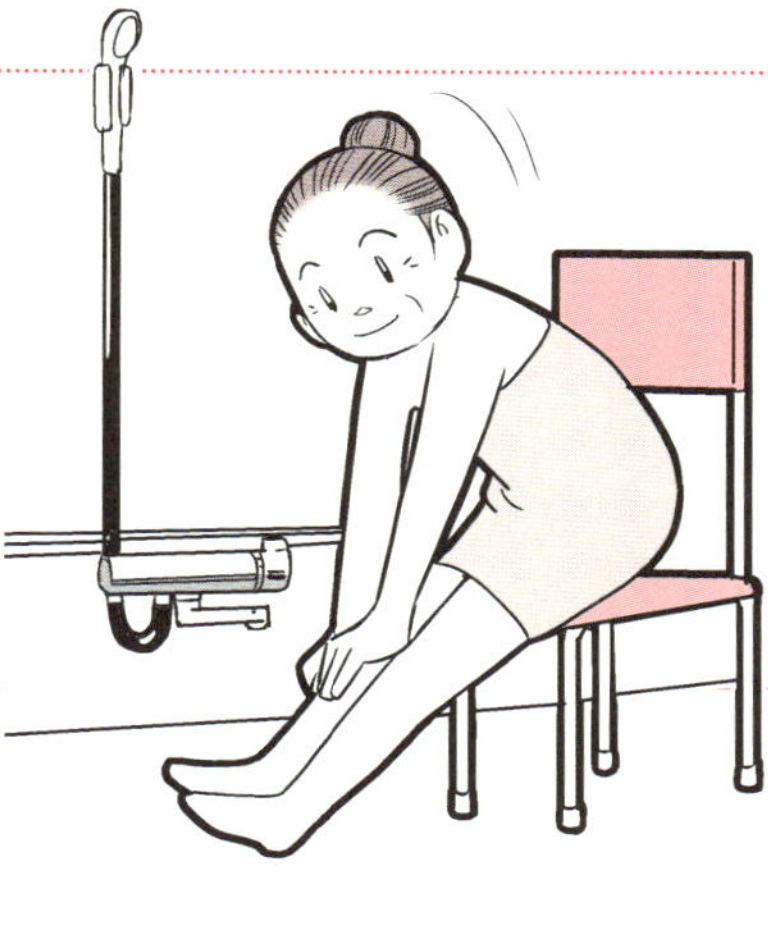

46 病状にあわせた運動メニューを組み立てましょう

パーキンソン病の患者さんは、症状の程度がさまざまです。すべての患者さんにぴったりあうという運動はありません。

ホーン・ヤールの重症度分類の度合いによって、重症度別運動メニューから、自分ができそうな運動をピックアップしてみましょう。

初期の症状の患者さんで、いままで運動習慣がなかった人は、毎日15～30分のウオーキングからはじめます。自由に動く部位も、症状の度合いによってちがいます。自分に向いている、やりやすいパーキンソン体操（114ページ～）から選んでみましょう。

毎日同じ運動をしているうちに、できなかったことができるようになってくるはずです。前かがみの姿勢をなおすためにストレッチングからはじめるなど、困っている症状を解消する運動を繰り返しやることで、確実に効果を実感できます。「少しだけできないことができるようになる！」を目標に設定して、今日から運動をはじめましょう！

ホーン・ヤール重症度別運動メニュー

Ⅰ度

- 趣味のスポーツ
- ウオーキング習慣
- 楽器の演奏、手芸
- パーキンソン体操

Ⅱ度

- 手のこわばり⇒手の体操
- 自転車こぎ
- その場足ふみ
- パーキンソン体操

Ⅲ度

- 手すりや机につかまって
  バランス運動
- ウオーキング
- カートを押して歩く
- ベッドで起き上がり運動
- パーキンソン体操

Ⅳ度

- 腰かけ、立ち上がりの練習
- 腹筋体操
- 背筋体操
- 歩行器を利用して
  ウオーキング
- パーキンソン体操
- 声を出す練習

Ⅴ度

- 手足の曲げ伸ばし
- 着替え
- ベッドからの起き上がり
- イスへの移動
- パーキンソン体操
- 声を出す練習

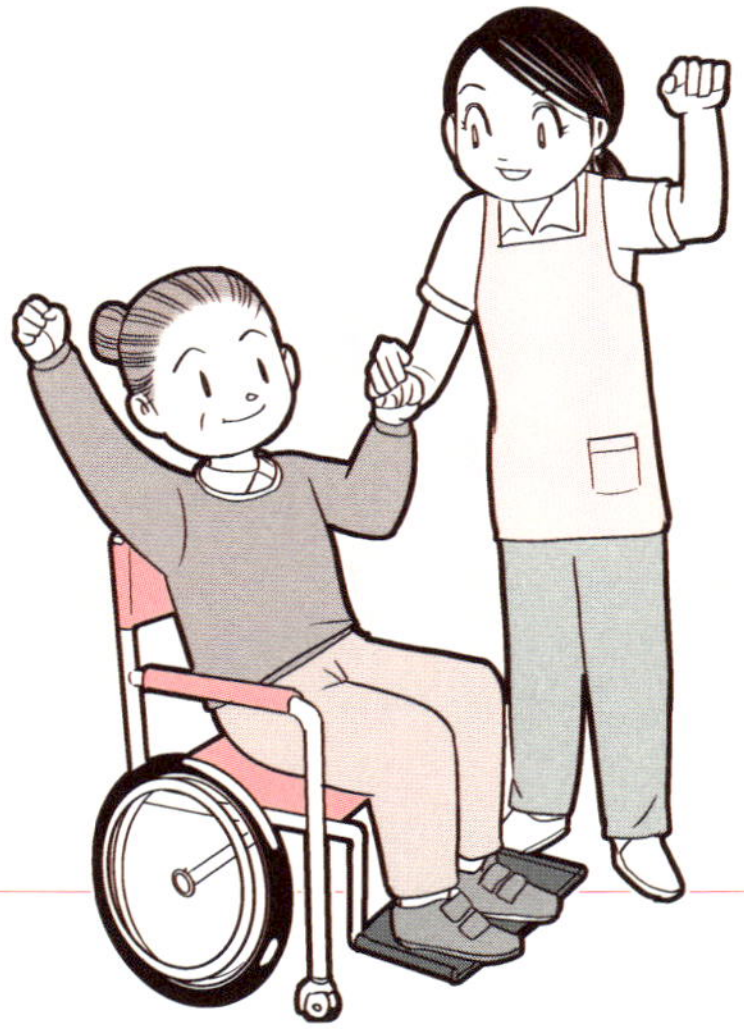

全身運動①
背筋バランス1

全身の筋肉を使いながら背筋をのばしてバランスをとる運動です。
床やふとんの上で、ゆっくりと深呼吸しながらやりましょう。

＊＊＊ ひじ立て、背筋伸ばし ＊＊＊

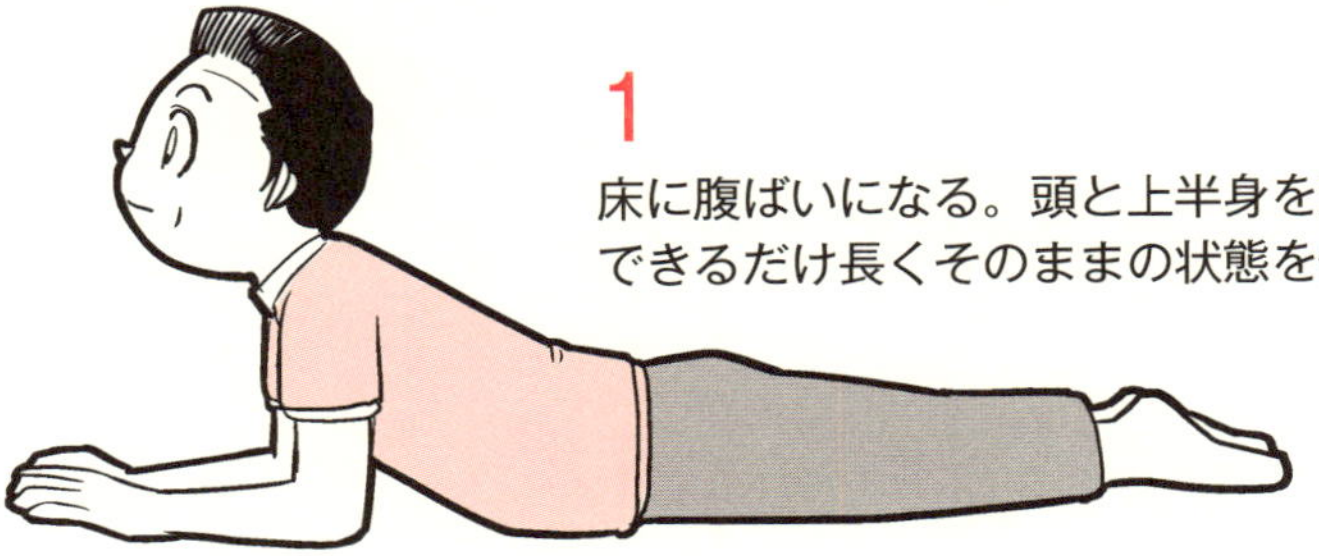

1
床に腹ばいになる。頭と上半身を起こして、
できるだけ長くそのままの状態を保つ。

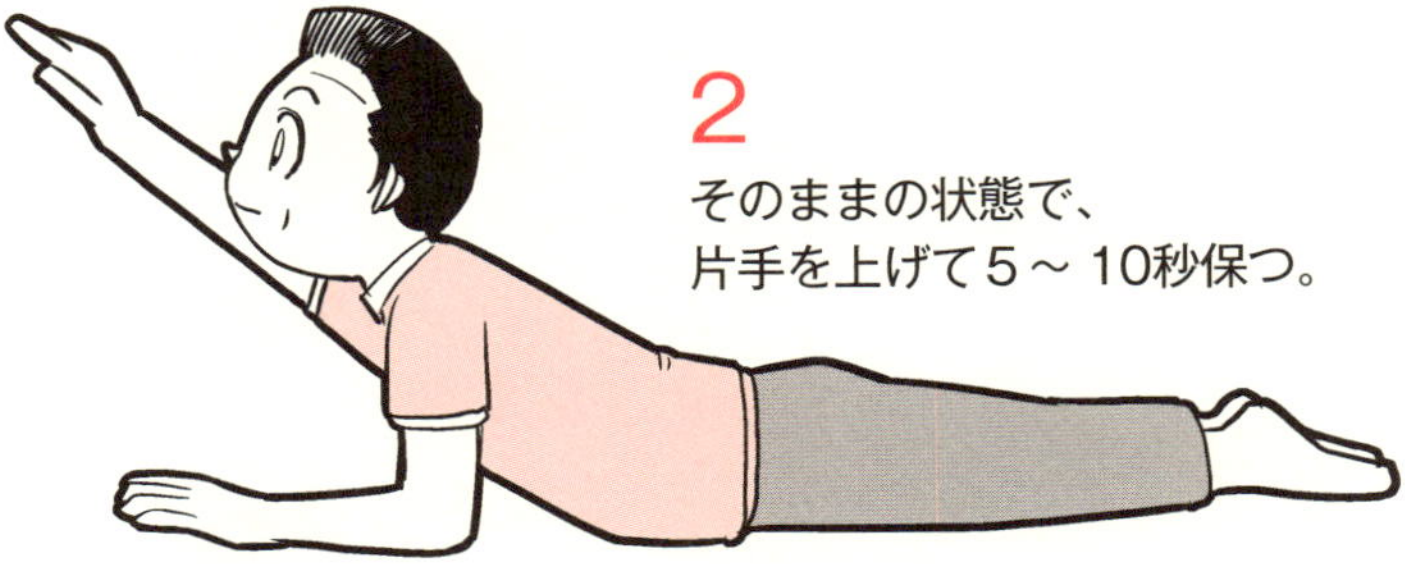

2
そのままの状態で、
片手を上げて5～10秒保つ。

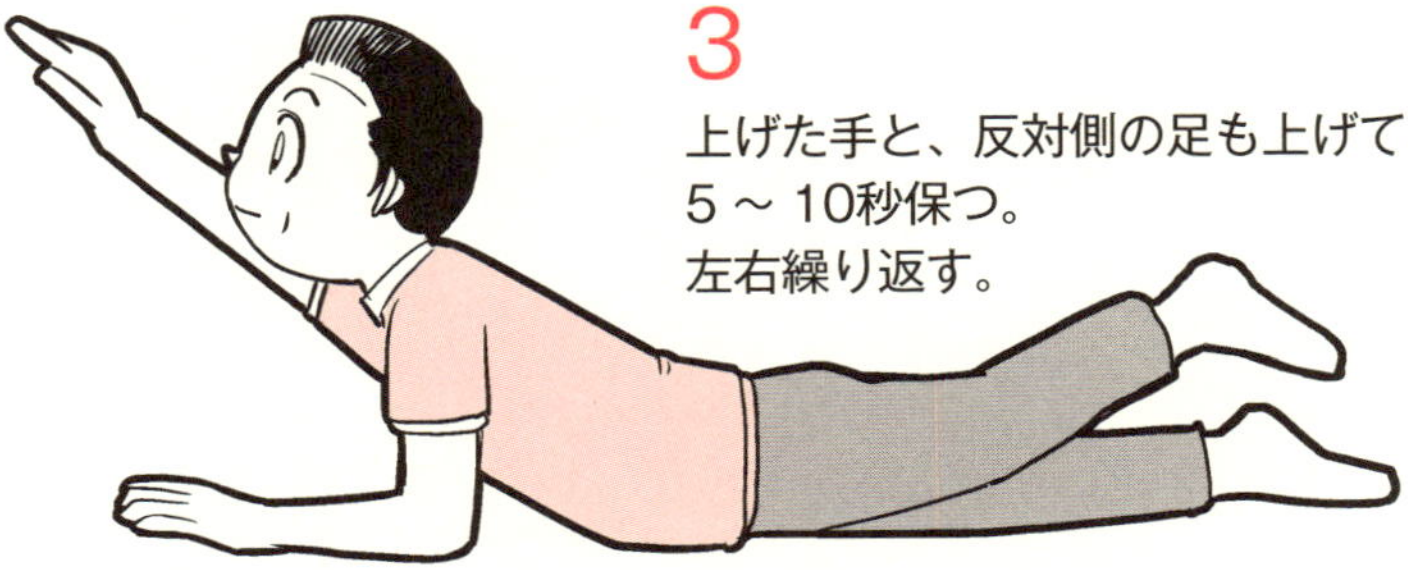

3
上げた手と、反対側の足も上げて、
5～10秒保つ。
左右繰り返す。

上げた手と足と背中とで弧を描くようなイメージで伸ばす

●きほんの回数●
各5 ～ 10回
程度
繰り返す

●きほんの動き●
動作はゆっくり
反動をつけない

●きほんの動き●
力を入れている
部位を
意識する

＊＊＊ バランス、背筋 ＊＊＊

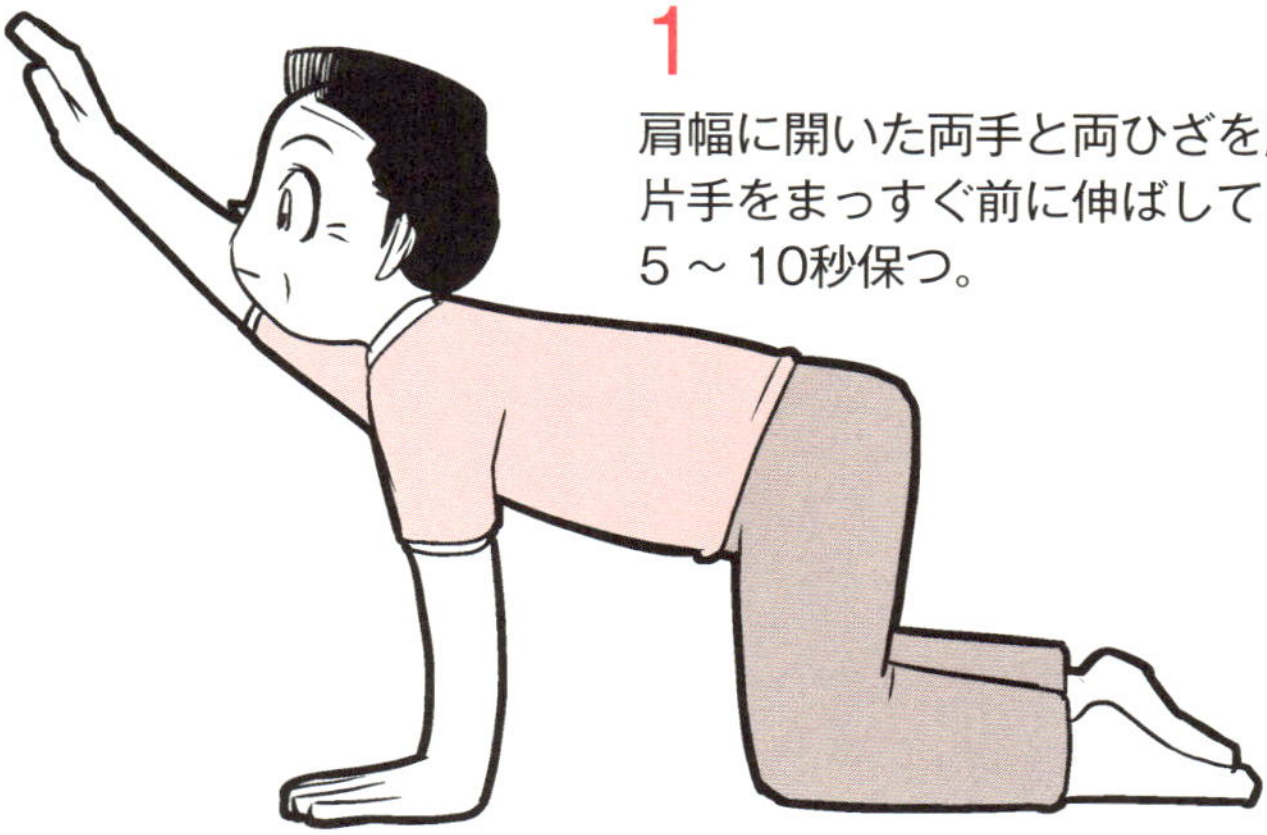

1
肩幅に開いた両手と両ひざを床につける。
片手をまっすぐ前に伸ばして
5 ～ 10秒保つ。

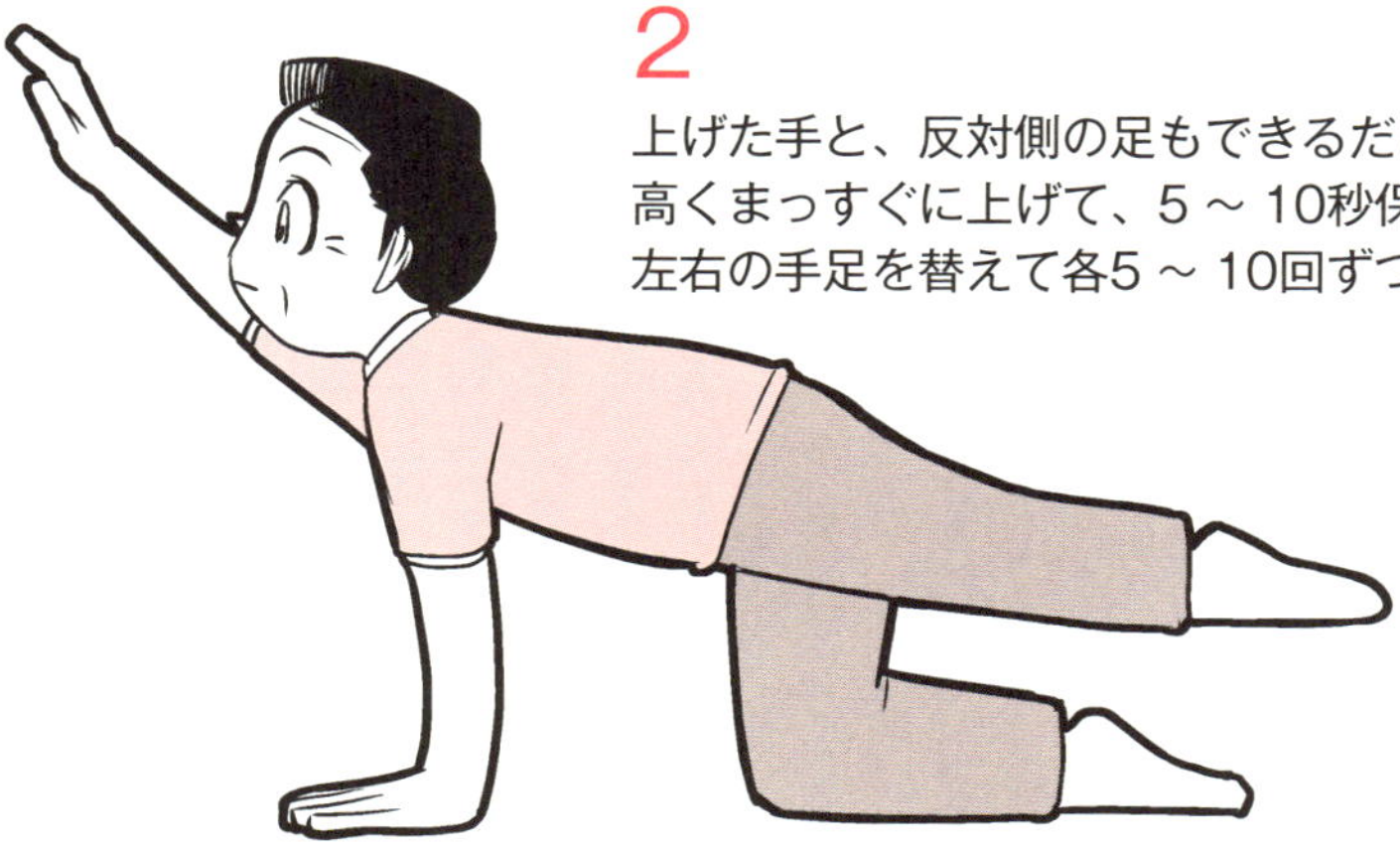

2
上げた手と、反対側の足もできるだけ
高くまっすぐに上げて、5 ～ 10秒保つ。
左右の手足を替えて各5 ～ 10回ずつ行う。

足はできるだけ高くまっすぐに！

全身運動②
背筋バランス2

足や背筋を伸ばしながらバランスをやしなう運動です。
体重のかかっているところを意識しながら動かしてください。

＊＊＊ 腕立て伏せ ＊＊＊

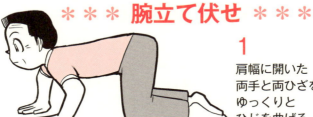

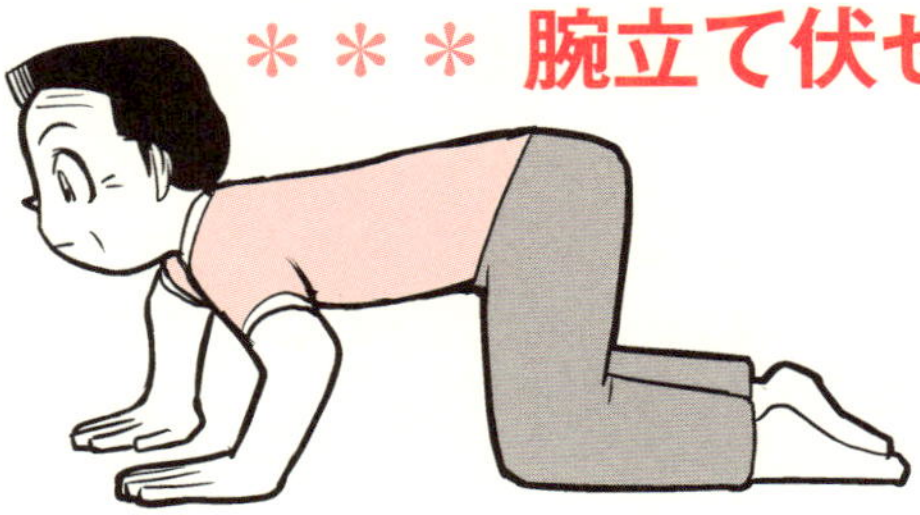

1

肩幅に開いた
両手と両ひざを床につける。
ゆっくりと
ひじを曲げる。

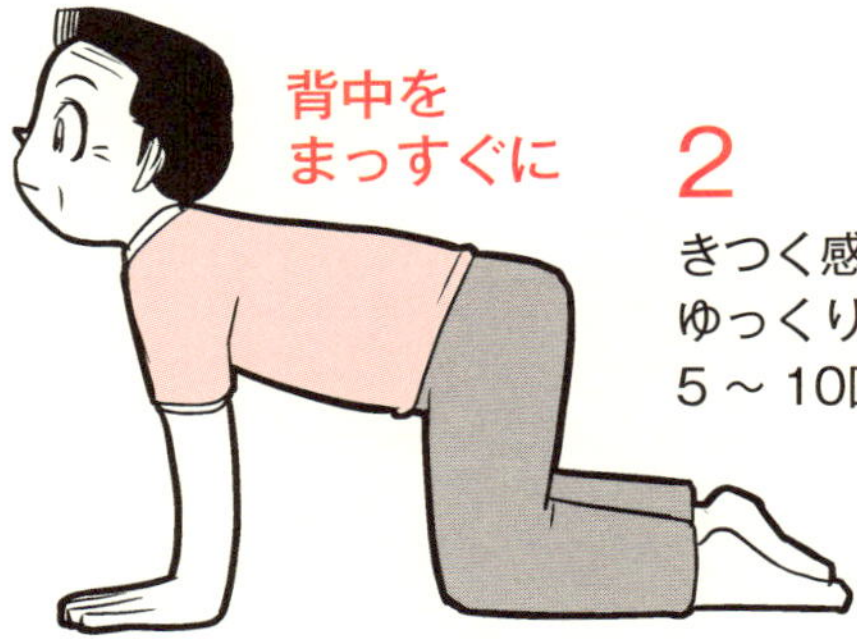

2

きつく感じるところまで曲げたら、
ゆっくりと腕をまっすぐ元に戻す。
5 ～ 10回行う。

＊＊＊ 腕立てバランス ＊＊＊

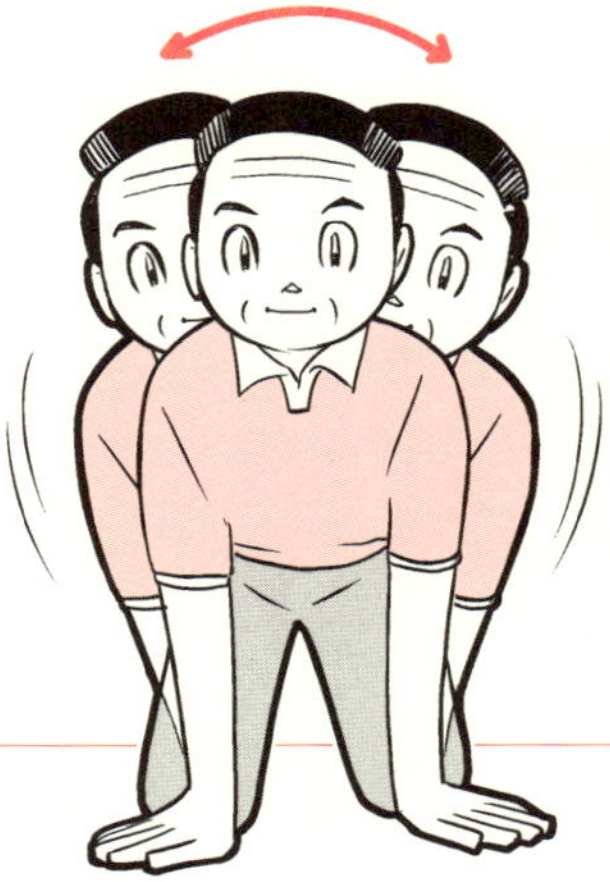

1

肩幅に開いた
両手と両ひざを床につけ、
頭は正面を向いて上げる。

2

ゆっくりと、前、後、左、右の
四方に体重を移動しては戻す。
各5 ～ 10回行う。

●きほんの回数●
各5～10回
程度
繰り返す

●きほんの動き●
動作はゆっくり
反動をつけない

●きほんの動き●
何かに
つかまりながらでも
OK

＊＊＊ ひざ立ちブラブラ ＊＊＊

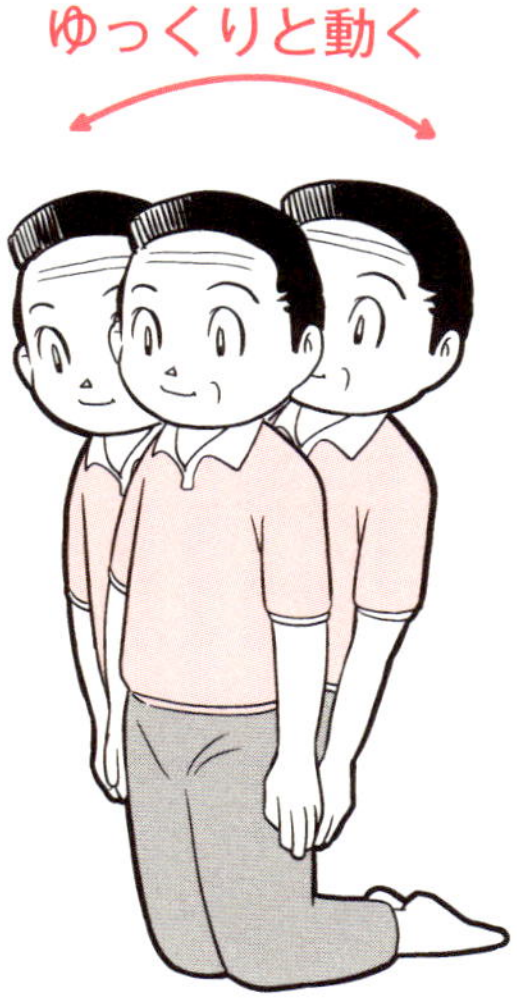

1
両ひざを床につけて立つ。

2
そのままゆっくりと
左右に体重を移動させる。
バランスをくずして倒れやすいので、
無理のない範囲で
重心を移動させる。

＊＊＊ ひざ立ち座り ＊＊＊

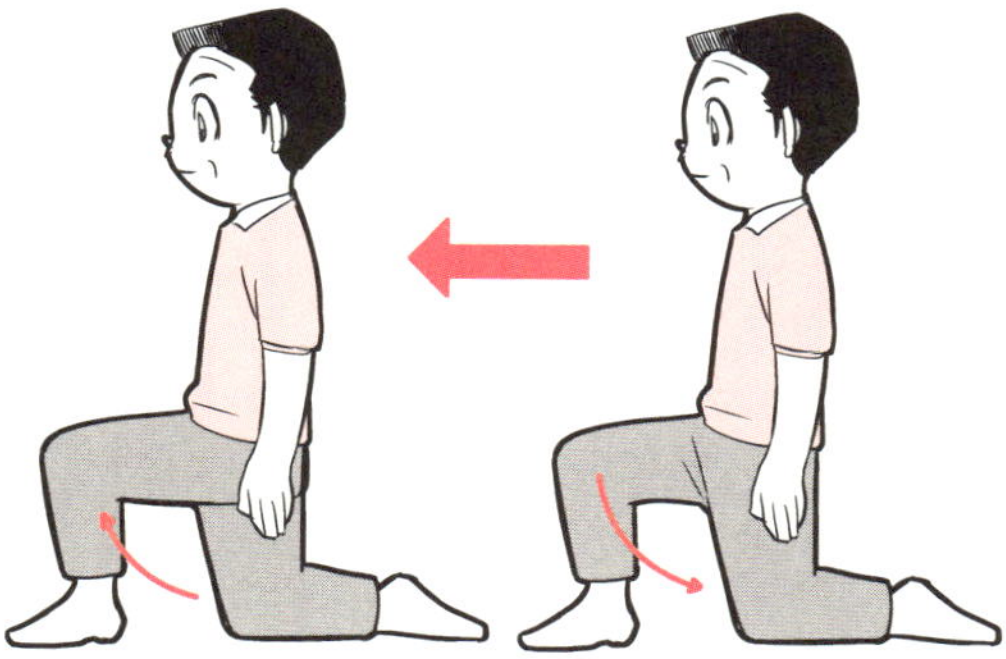

1
両ひざ立ちの姿勢から、
片ひざを立てる。

2
立てていたひざを下げて、
両ひざ立ちの姿勢に戻り、
今度は反対側のひざを立てる。

バランスをくずしそうになったらイスなどにつかまって行う

全身運動③
背筋バランス3

立って行うバランス体操は、手すりをしっかり持って
転ばないように注意しましょう。

＊＊＊ 小刻みゆすり ＊＊＊

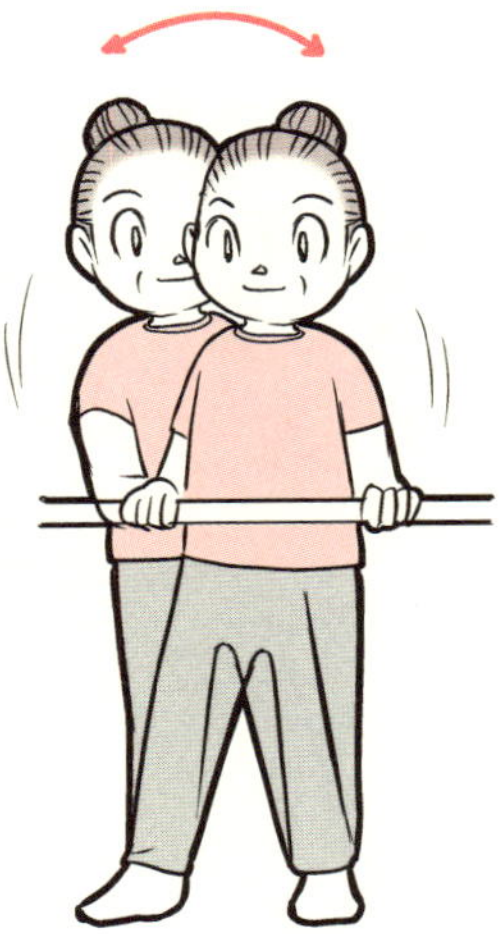

1
足は肩幅に広げ、
両手は手すりを握って
立つ。

2
足を床につけたまま、
左右に体重を移動して
小刻みにゆする。

＊＊＊ 立ってしこ踏み ＊＊＊

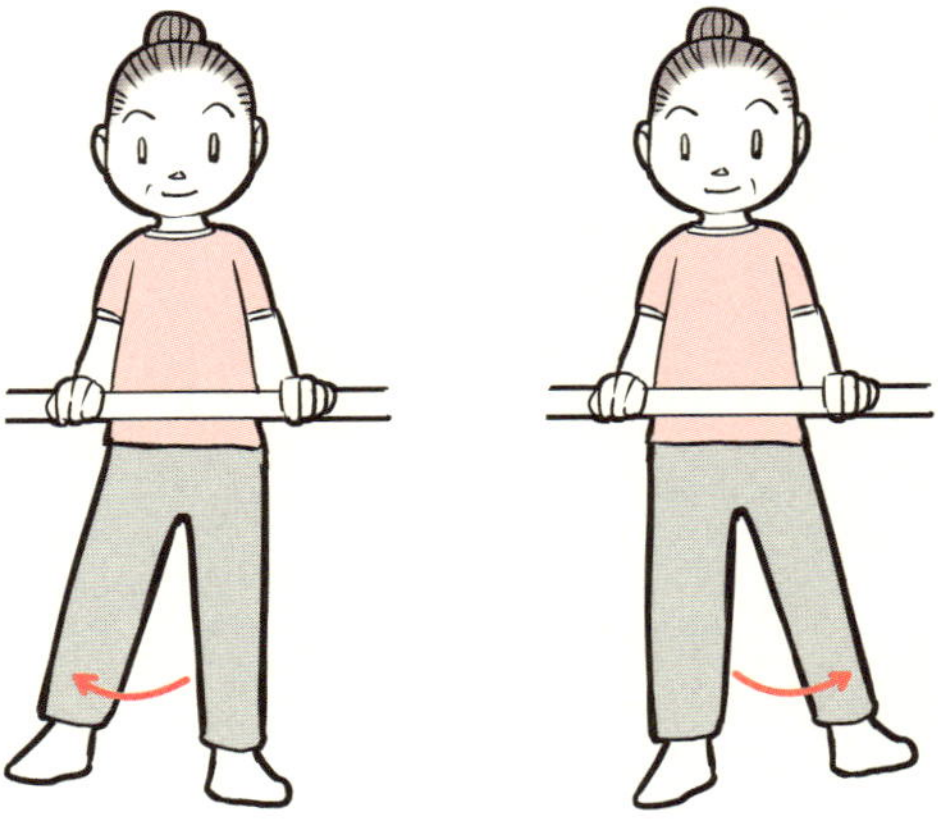

1
足は肩幅に広げ、
両手は手すりを握って立つ。

2
片足を浮かせて、
軸足に重心をのせて5 ～ 10秒
そのままの姿勢を保つ。

3
反対側の足も同じように繰り返す。
左右各5 ～ 10回ずつ行う。

●きほんの回数●	●きほんの動き●	●きほんの動き●
各5～10回 程度 繰り返す	動作はゆっくり 反動をつけない	何かに つかまりながらでも OK

＊＊＊ 前後踏み込み ＊＊＊

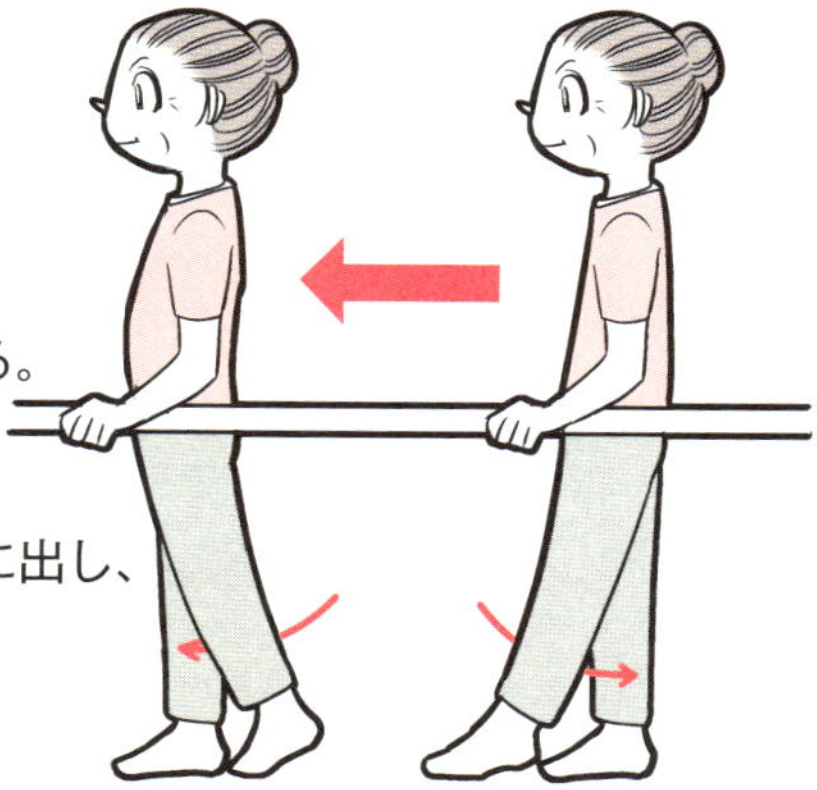

1

足をそろえて手すりに対して
横向きに立つ。片手は手すりを握る。

2

片足をうしろに引いて、重心をのせる。

3

重心を戻しながら、うしろの足を前に出し、
再び重心をのせる。

4

重心を戻しながら、うしろの足を前に出し、再び重心をのせる。

＊＊＊ クロス踏み込み ＊＊＊

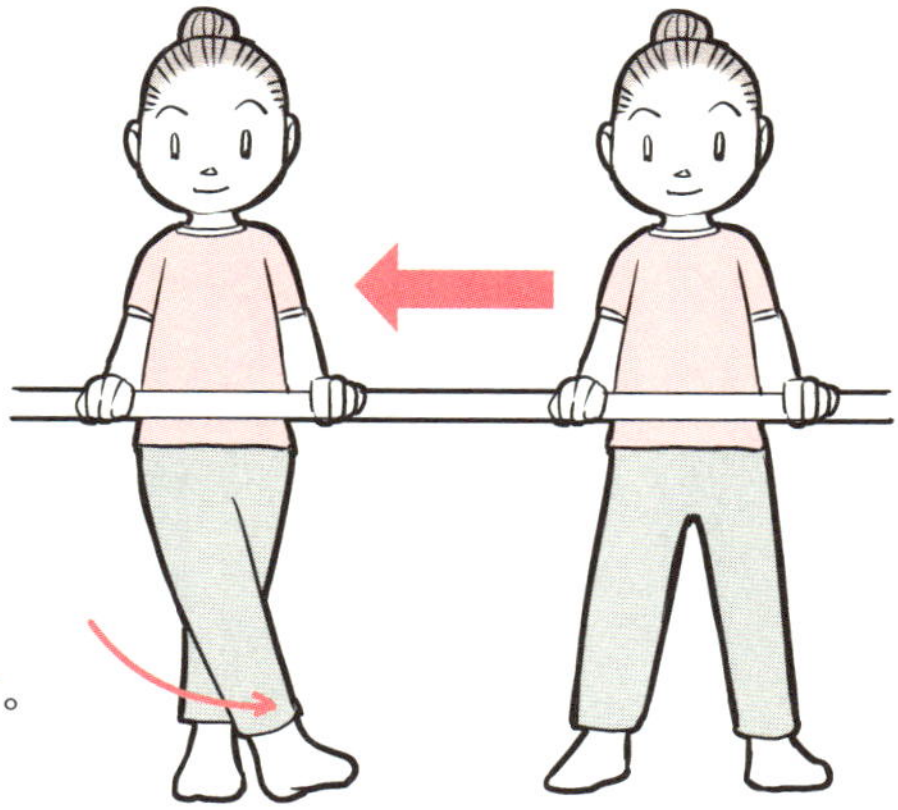

1

足を左右に軽く開き、
両手は手すりを握って立つ。

2

片方の足を、反対側の足の前に
交差させ、ゆっくりと重心を
移動する。

3

反対側の足も同じように繰り返す。
左右各5～10回ずつ行う。

50

全身運動④
背筋伸ばし

パーキンソン病の患者さんには、背筋を伸ばす運動が大切です。
姿勢が悪いと肩や腰がこり、深い呼吸がしにくくなります。

＊＊＊ テーブルで背筋、腕伸ばし ＊＊＊

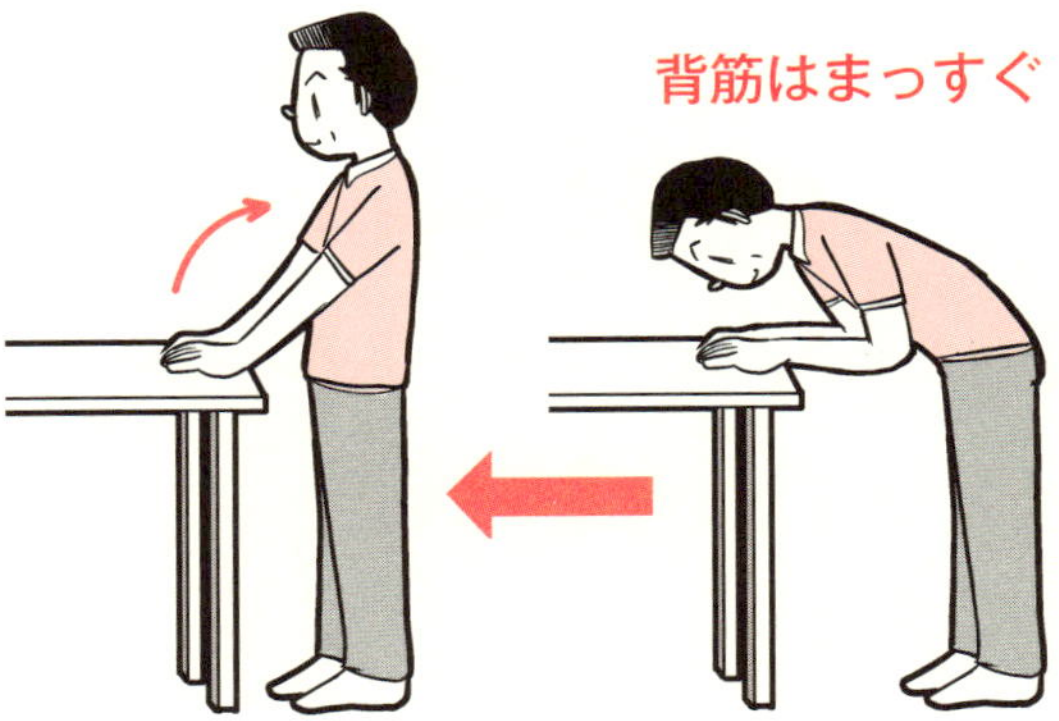

1

机やテーブルの
すぐそばに立ち、
両手をテーブルに置く。
腰から上半身を曲げて、
背筋と腕を伸ばし
5 ～ 10秒保つ。

2

ゆっくりと
上半身を起こして戻す。
背筋はまっすぐ。

＊＊＊ テーブルで背筋、肩、腕伸ばし ＊＊＊

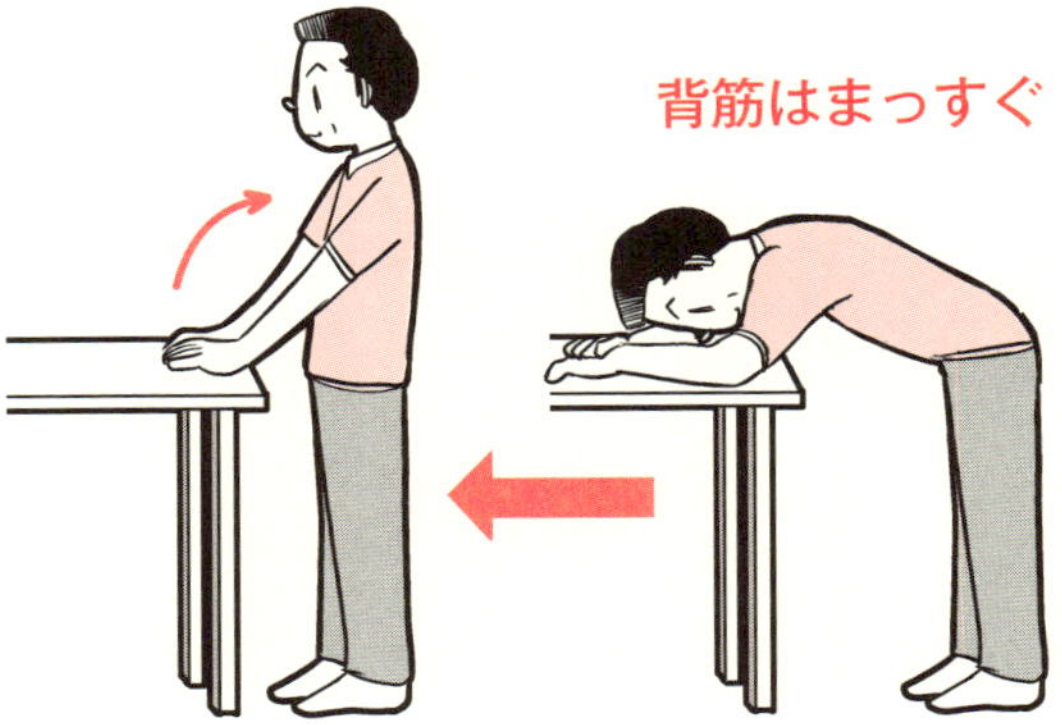

1

ひじまで
テーブルに置く。
腰から上半身を曲げて、
背筋と肩と腕を伸ばし
5 ～ 10秒保つ。

2

ゆっくりと
上半身を起こして戻す。

●きほんの回数●
各5 ～ 10回
程度
繰り返す

●きほんの動き●
動作はゆっくり
反動をつけない

●きほんの動き●
何かに
つかまりながらでも
OK

＊＊＊ 高めの鉄棒で背筋、腕伸ばし ＊＊＊

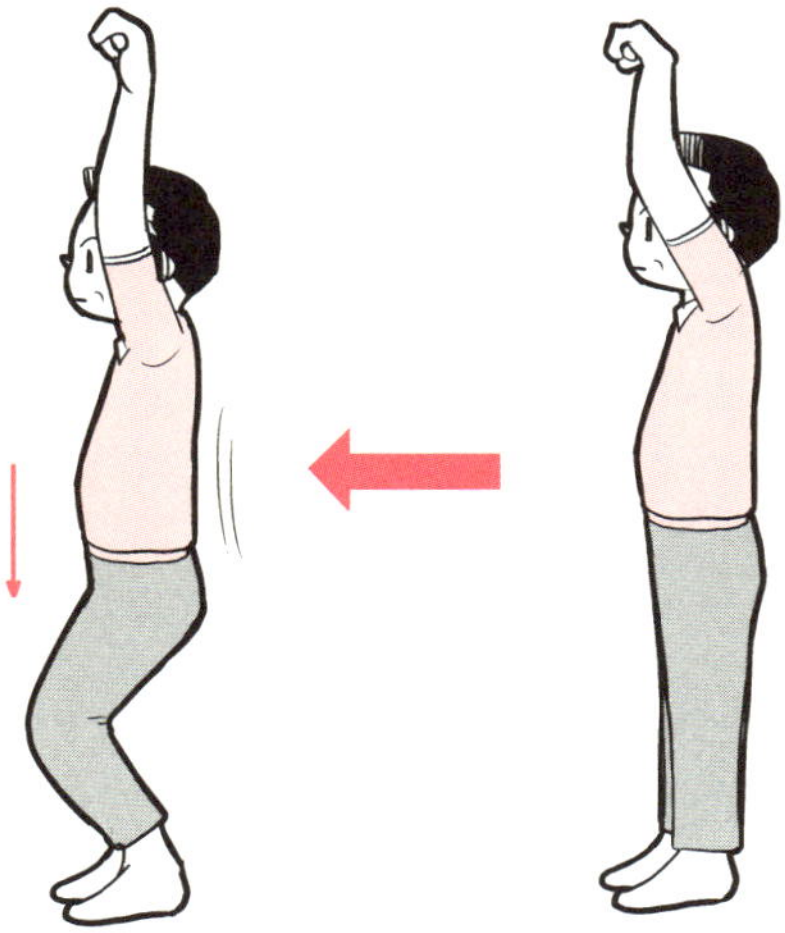

1
高めの鉄棒に
ぶらさがるように立つ。

2
背筋をまっすぐにし、
体重をかけるようにして、
ひざを曲げる。
そのまま5 ～ 10秒保つ。

＊＊＊ 高めの鉄棒で背筋、腕伸ばし ＊＊＊

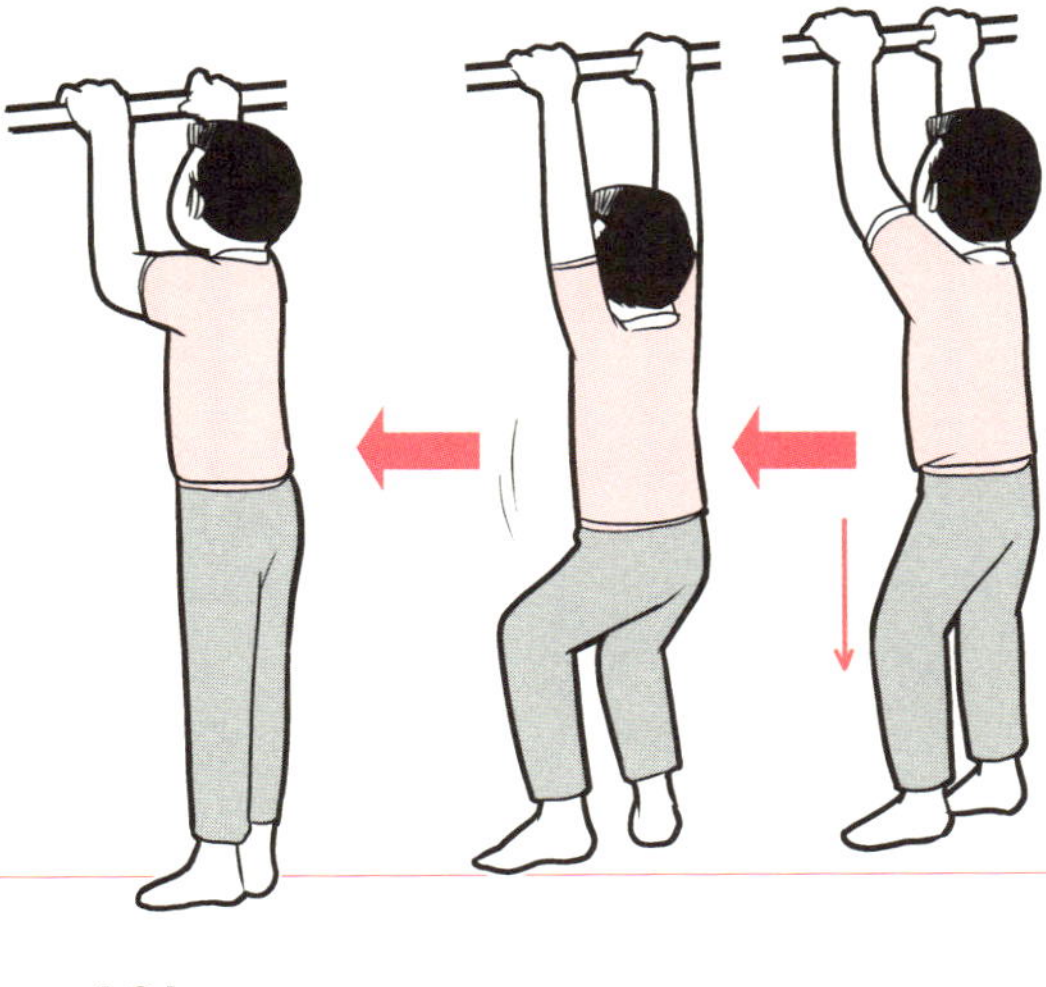

1
鉄棒を両手で握り、
ひざをゆっくり曲げる。

2
ひざを曲げたまま、
背筋を伸ばし、
5 ～ 10秒保つ。

3
ゆっくりと立ち上がって
元の姿勢に戻る。

51

全身運動⑤

歩く姿勢（ウオーキング）

患者さんは、自然と前かがみになってチョコチョコ歩きになりがちですが、ウオーキングのポーズを身につけて、姿勢矯正にも役立てましょう。

歩くときは、以下の４つのポイントをチェックし、全身を使ってしっかり力強く歩きます。

①腕を大きく前後に振る　②背筋を伸ばす
③歩幅を広くとる　④かかとで着地し、つま先で蹴り出す

前かがみの姿勢になっていないかは、こまめにチェックします。毎朝、壁に背中をつけて立ち、頭、背中、お尻、かかとが壁にしっかりくっついた、正しい姿勢かどうか確認します。そのままの姿勢をキープして、４つのポイントに注意しながら室内を少し歩き回ります。

手と足がバラバラに動くことが多いので、最初は右手と左足から動かしはじめるというように、自分のルールを決めておくとよいでしょう。少しオーバーと思われるほど、手足を大きく動かして、のっしのっしという感じで歩きましょう。

ウオーキングのポーズをチェック

背筋がぴんと伸びているか、歩く姿勢を気にしながら、
手足を大きく動かして歩きましょう。
いつも以下の４つのポイントのように歩いているか
確認してみてください。
家の中でも、外でも歩くことは全身運動につながります。

＊手足を大きく動かして、のっしのっしと歩く

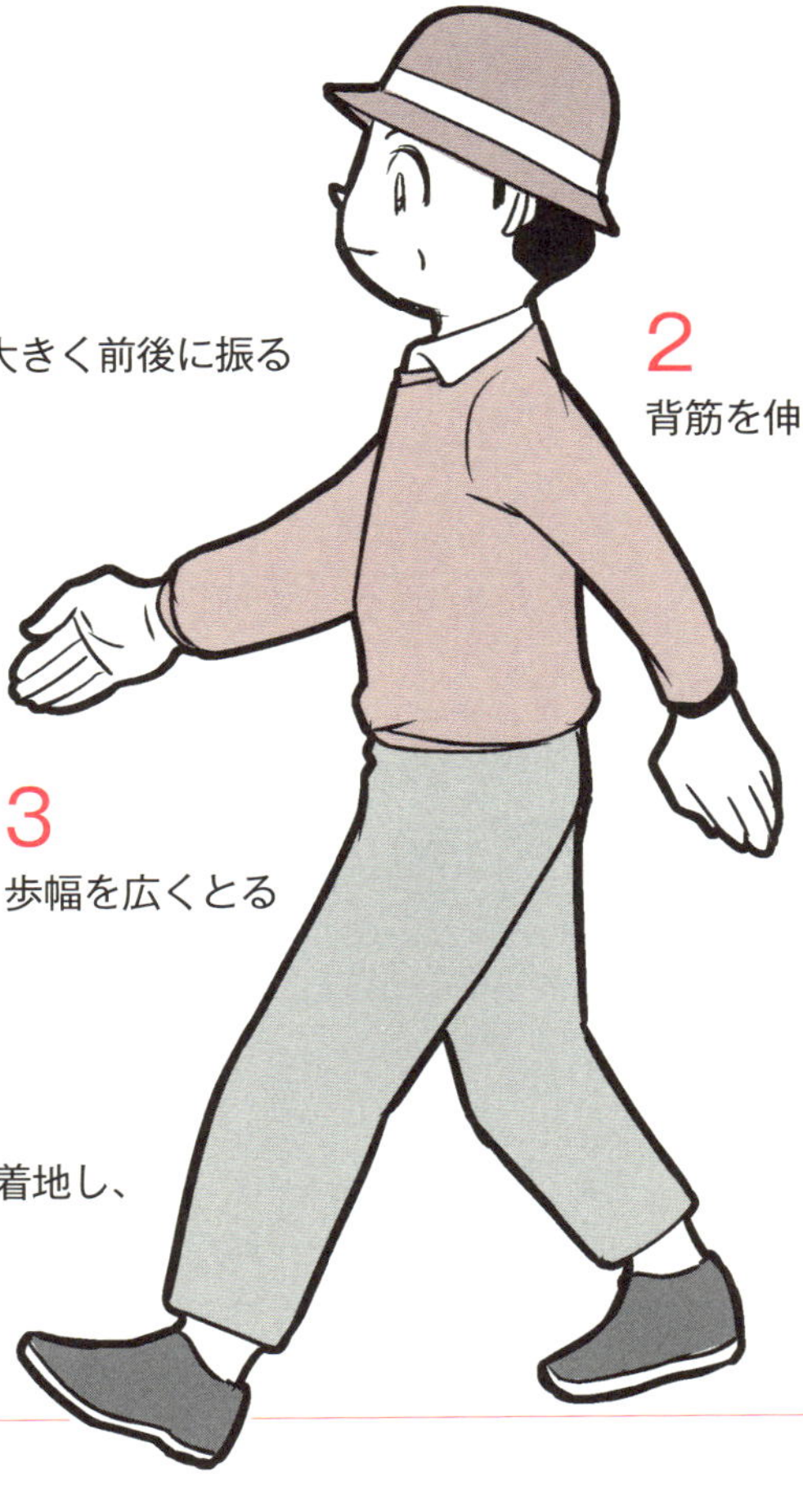
1
腕を大きく前後に振る
2
背筋を伸ばす
3
歩幅を広くとる
4
かかとで着地し、
つま先で
蹴り出す

全身運動⑥

ベッドでできる運動

固《こ》縮《しゅく》が進行するとベッドでの寝返りもつらくなります。
ベッドから起き上がるときに、寝返りや起き上がりの動作を練習して、
ふだんから力の入れ方や動きのコツをマスターしておきましょう。

＊＊＊ 寝返り ＊＊＊

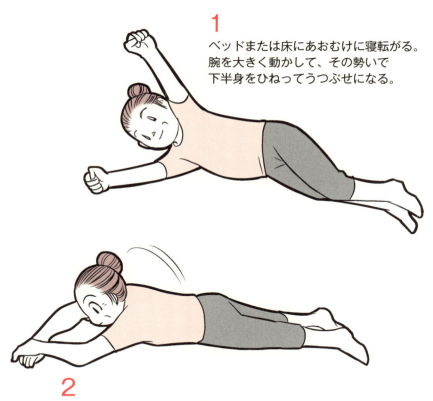

1

ベッドまたは床にあおむけに寝転がる。
腕を大きく動かして、その勢いで
下半身をひねってうつぶせになる。

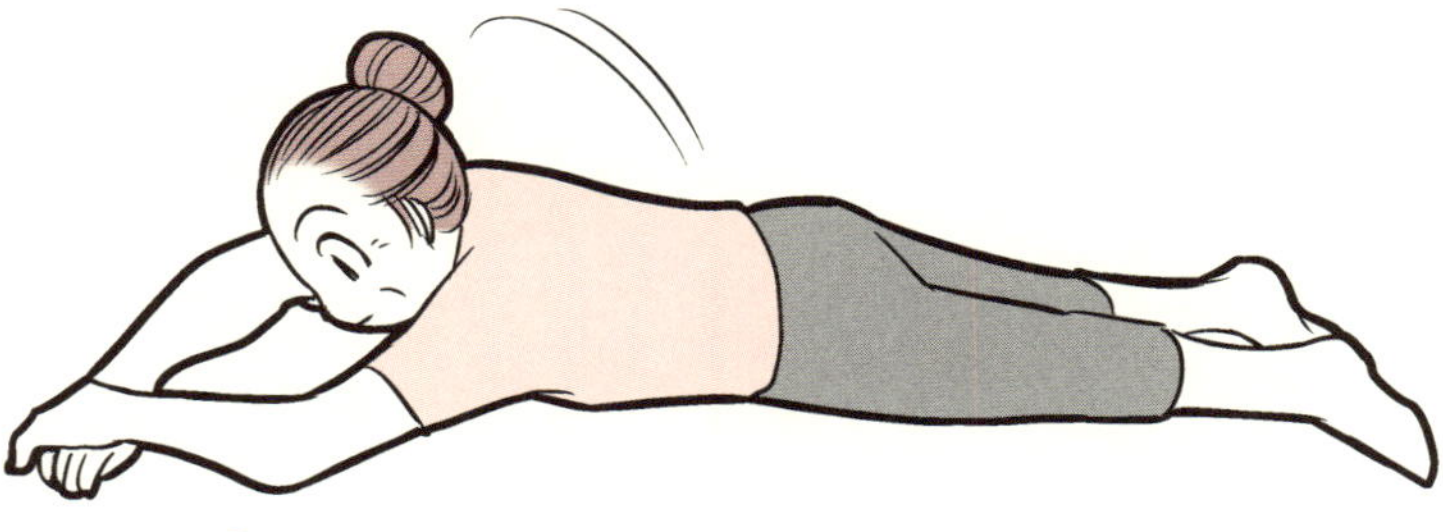

2

うつぶせになったら、勢いをとめないで、
またあおむけの体勢に戻る。寝返りをゴロゴロ繰り返す。
寝返る方向と反対の手を大きく振って勢いをつけると動きやすい。

● きほんの動き ●
手の勢いに
のって動く

● きほんの動き ●
力を入れる
ポイントを
覚える

● きほんの動き ●
寝起き時には
特にゆっくりと

＊＊＊ 起き上がり ＊＊＊

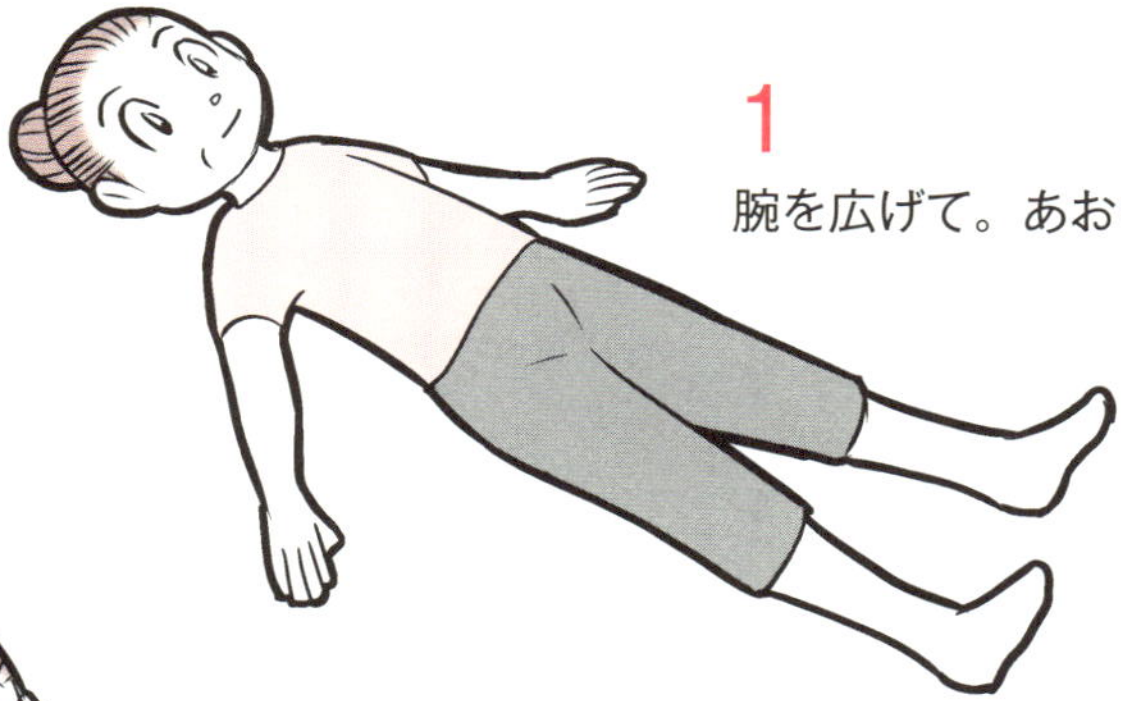

1
腕を広げて。あおむけに寝る。

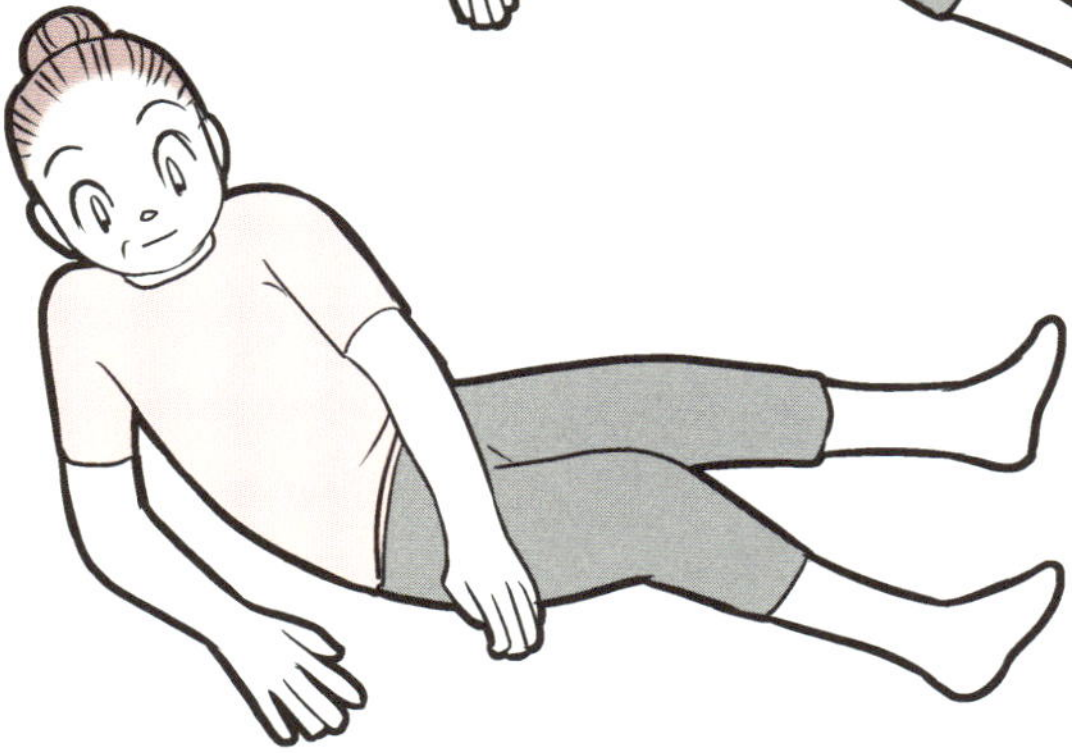

2
起き上がる方向と
逆の手を
大きく振り下ろし、
その勢いで
上半身をねじる。
反対側のひじは、
曲げて床について
体重を支える。

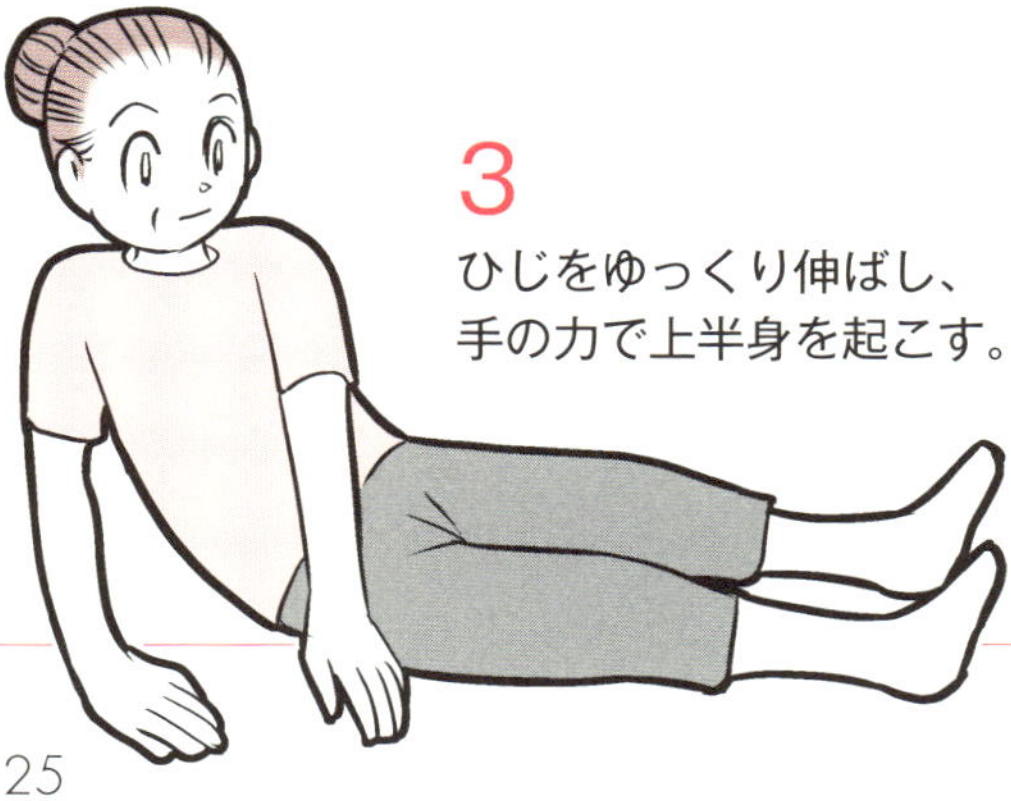

3
ひじをゆっくり伸ばし、
手の力で上半身を起こす。

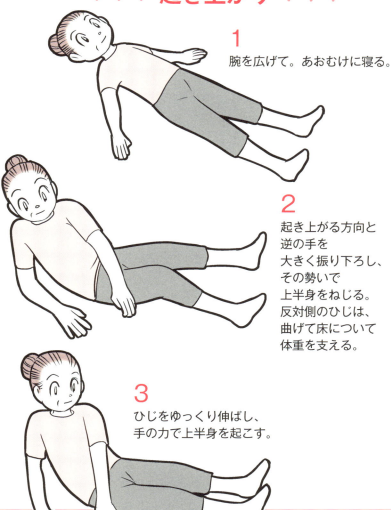

全身運動⑦
イスやベッドでできる運動

イスやベッドから立ち上がる一連の動作を練習します。
日頃の動作がスムーズにできるようになります。

＊＊＊ 立ち上がりの練習 ＊＊＊

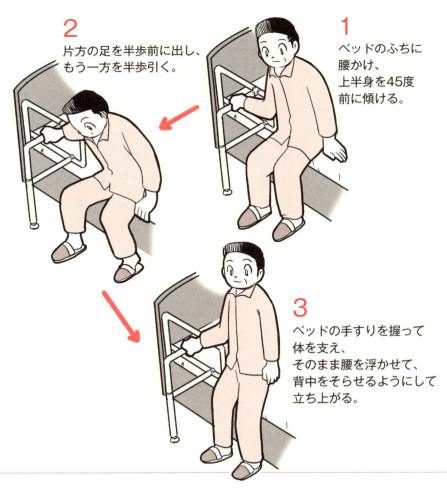

1
ベッドのふちに
腰かけ、
上半身を45度
前に傾ける。

2
片方の足を半歩前に出し、
もう一方を半歩引く。

3
ベッドの手すりを握って
体を支え、
そのまま腰を浮かせて、
背中をそらせるようにして
立ち上がる。

● きほんの動き ●
ひとつひとつ
ていねいに
動く

● きほんの動き ●
力を入れる
ポイントを
覚える

● きほんの動き ●
手でしっかりと
体重を支える

＊＊＊ イスに腰かける ＊＊＊

安定した
ひじかけイスを
使いましょう

1
イスに
できるだけ近づいて、
ひじかけに
手をかける。

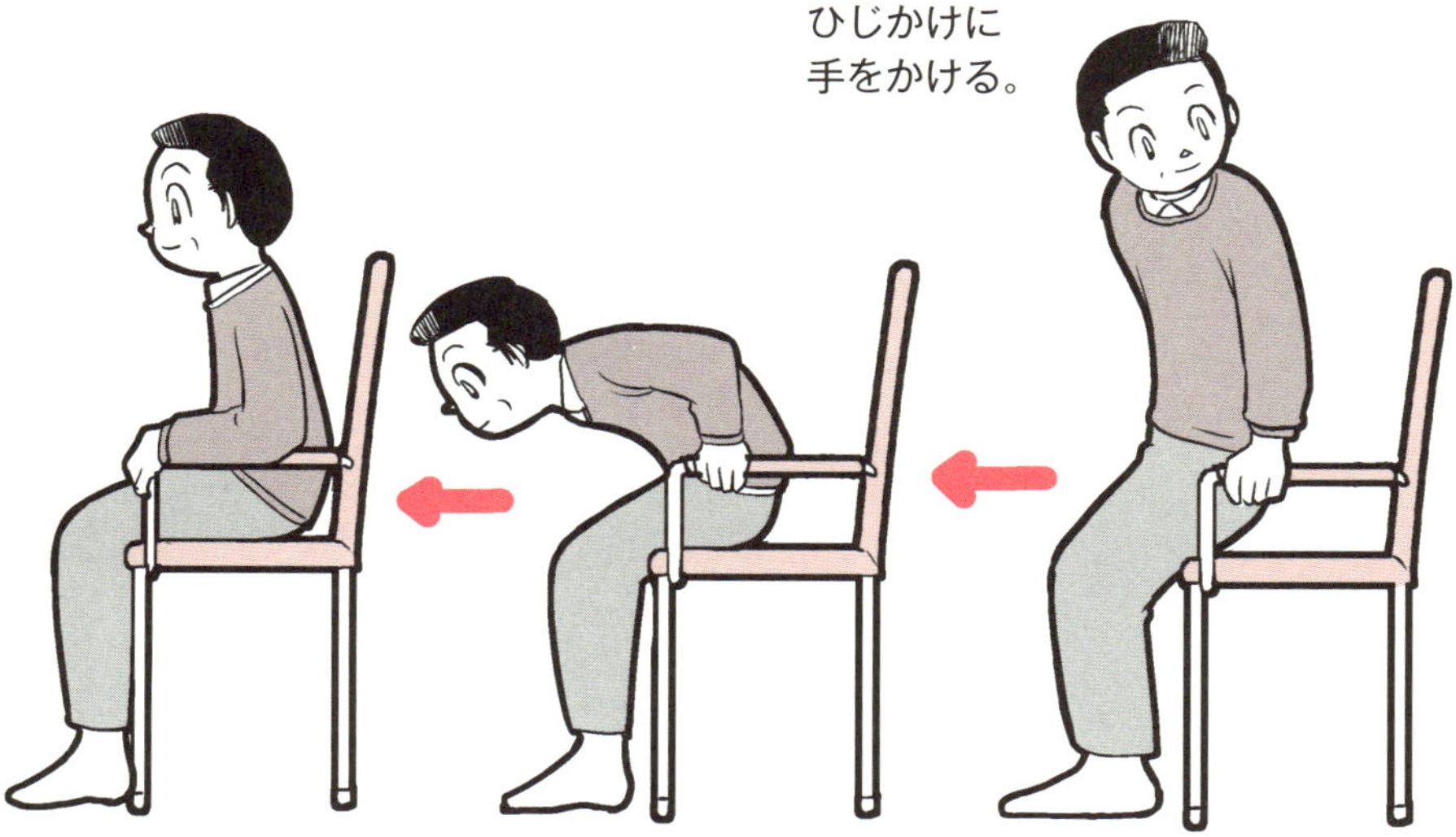

2
上半身をできるだけ
大きく前に曲げて、
ひじかけにかけた両手で
体重を支える。

3
そのままの姿勢で
ゆっくりと
腰を下ろす。

手、指の運動

手や指は、ひまさえあったら動かすようにして、
関節や指先をやわらかくしておきましょう。

＊＊＊ いつでもできる手の体操 ＊＊＊

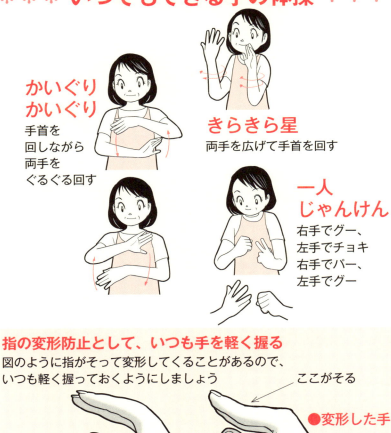

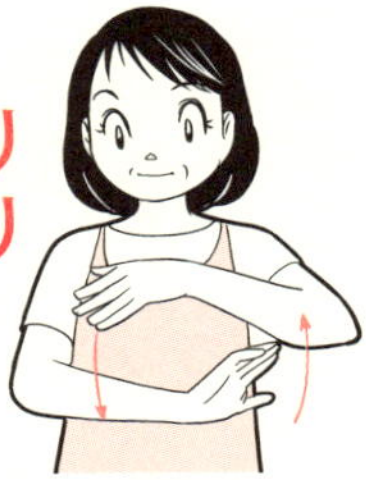

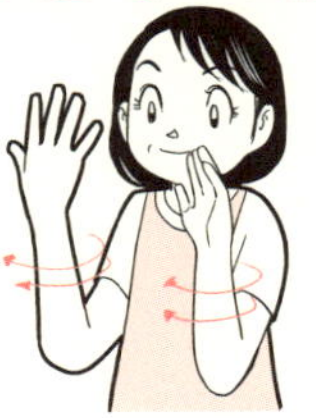

かいぐり かいぐり

手首を
回しながら
両手を
ぐるぐる回す

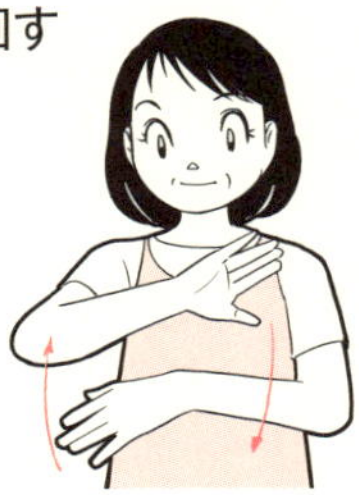

きらきら星

両手を広げて手首を回す

一人 じゃんけん

右手でグー、
左手でチョキ
右手でパー、
左手でグー

指の変形防止として、いつも手を軽く握る

図のように指がそって変形してくることがあるので、
いつも軽く握っておくようにしましょう

ここがそる

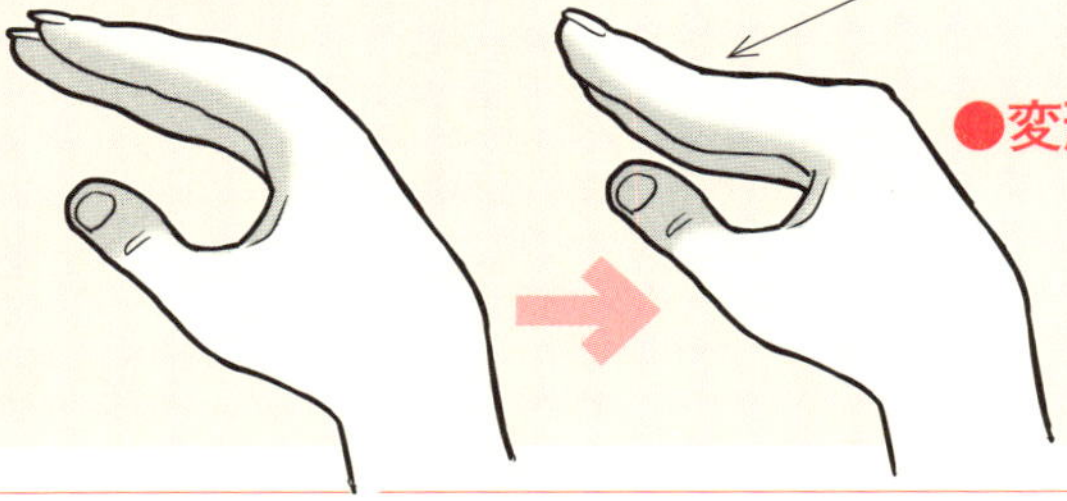

●パーキンソン病初期の手

●変形した手

●きほんの回数●
各5～10回程度
繰り返す

●きほんの動き●
関節を回して
やわらかくする

●きほんの動き●
ひとつひとつ
ゆっくりと

＊＊＊肩、腕、手、指の運動＊＊＊

●手を
背中のうしろで
握ったまま、
上げ下げする

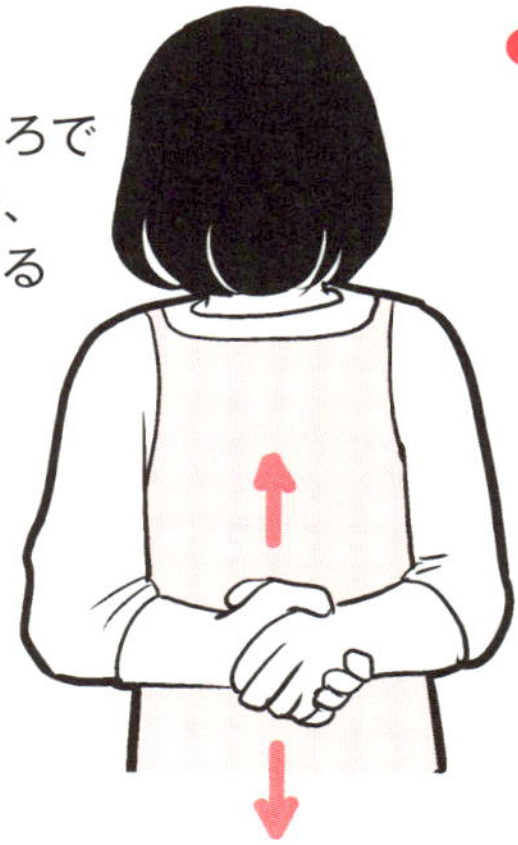

●両手の指を
組んで、
ゆっくりと
頭の上に
あげる

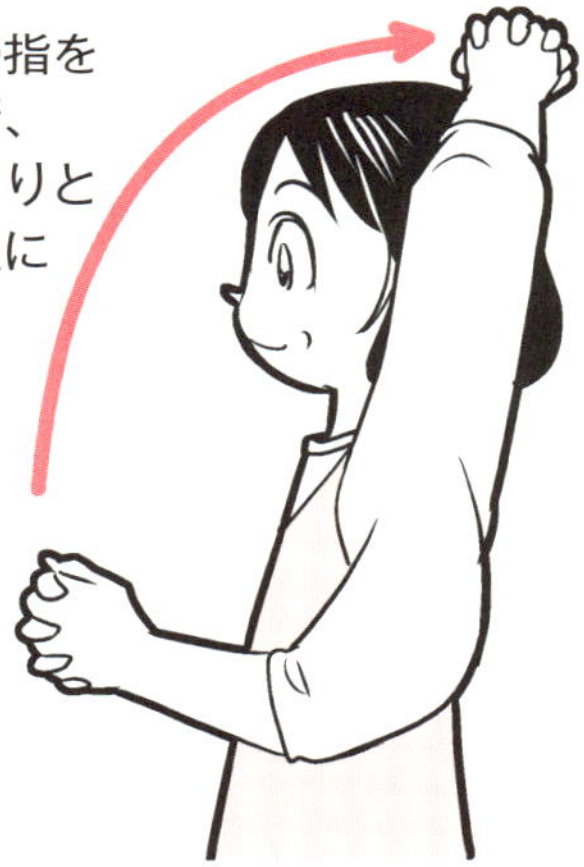

●腕を正面に
まっすぐ伸ばし、
手を握ったり
開いたりする

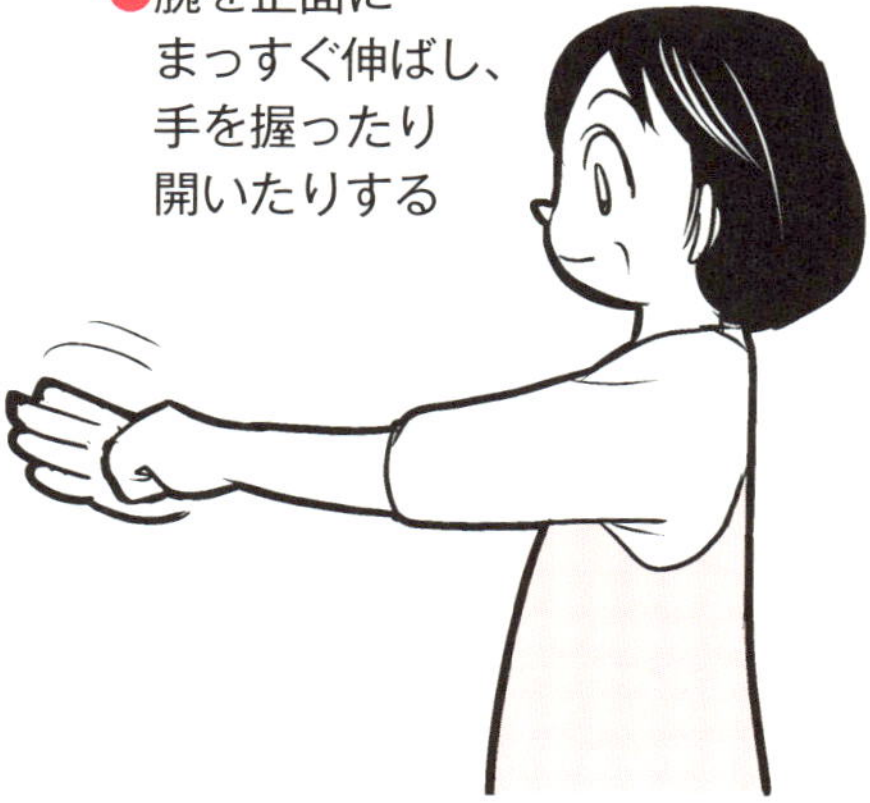

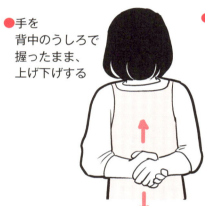

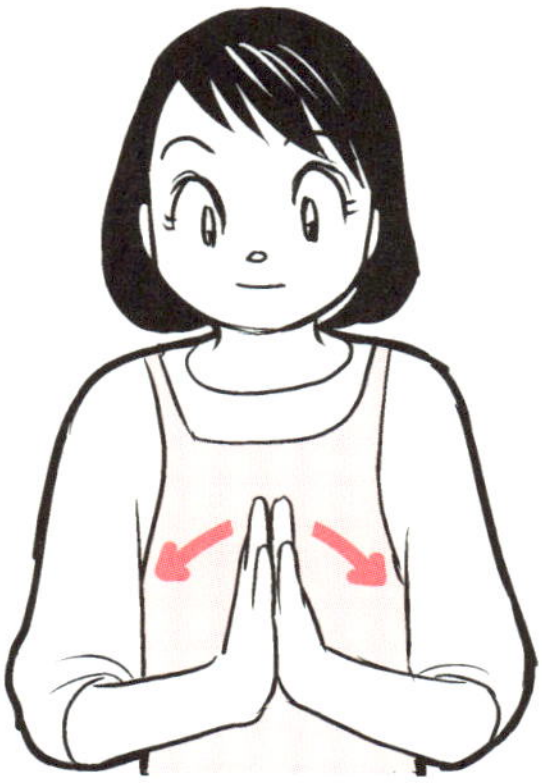

●胸の前で両手の指を組んだまま、
手首を左右に押しあう

下肢の筋力低下を防ぐ体操

自転車こぎやその場足踏みは、両脚の交互運動を行いやすくします。
雨でウオーキングできない日などは、この運動で下肢をきたえてください。

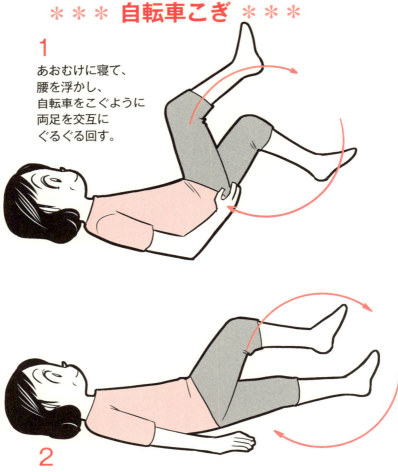

＊＊＊ 自転車こぎ ＊＊＊

1

あおむけに寝て、
腰を浮かし、
自転車をこぐように
両足を交互に
ぐるぐる回す。

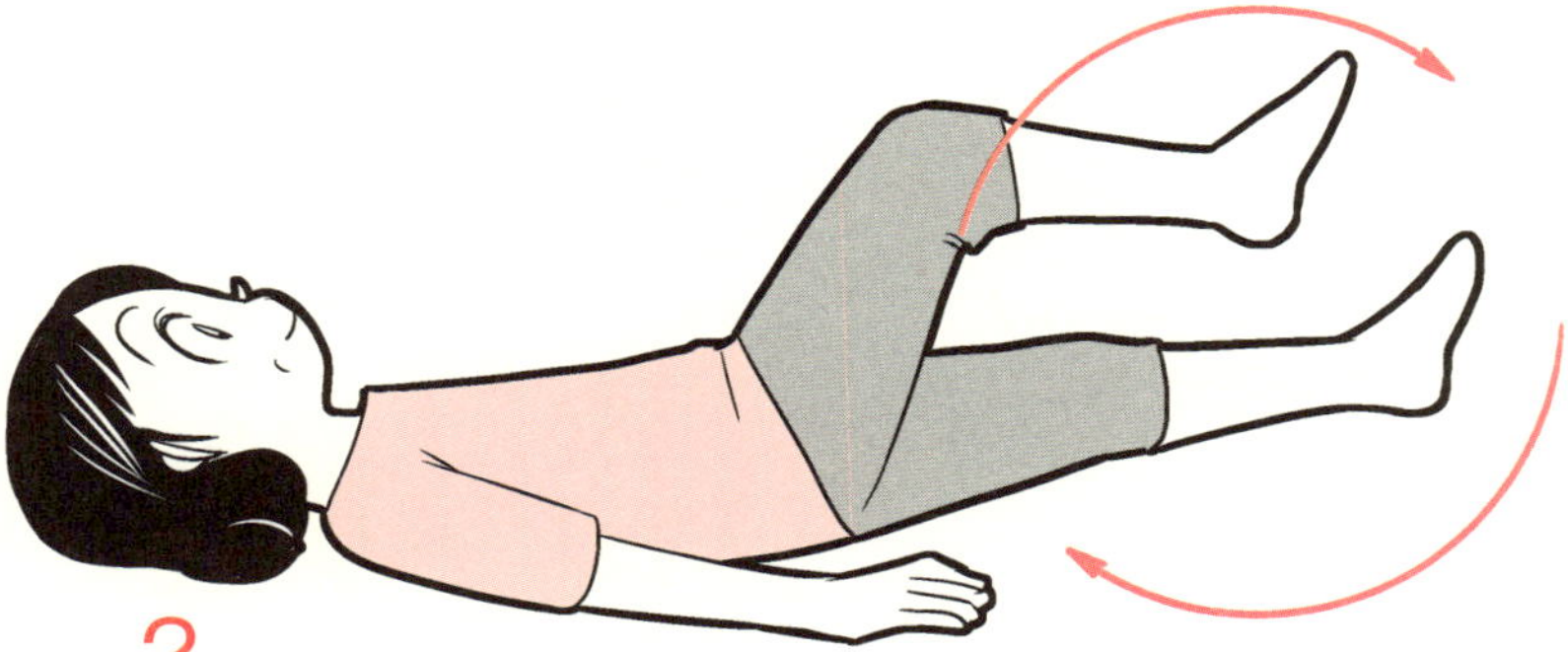

2

今度は腰を床につけて、自転車をこぐように両足を
交互にぐるぐる回す。ぐらつくようなら両手で腰を支える。

●きほんの回数●	●きほんの動き●	●きほんの動き●
各5 ～ 10回程度 繰り返す	**ひとつひとつ ゆっくりと**	**足の筋肉を 大きく動かす**

＊＊＊ しゃがみ立ち ＊＊＊

1

ゆっくりと
腰を落としてしゃがみ、
立ち上がる。

2

テーブルや手すりに
つかまって、立つ。

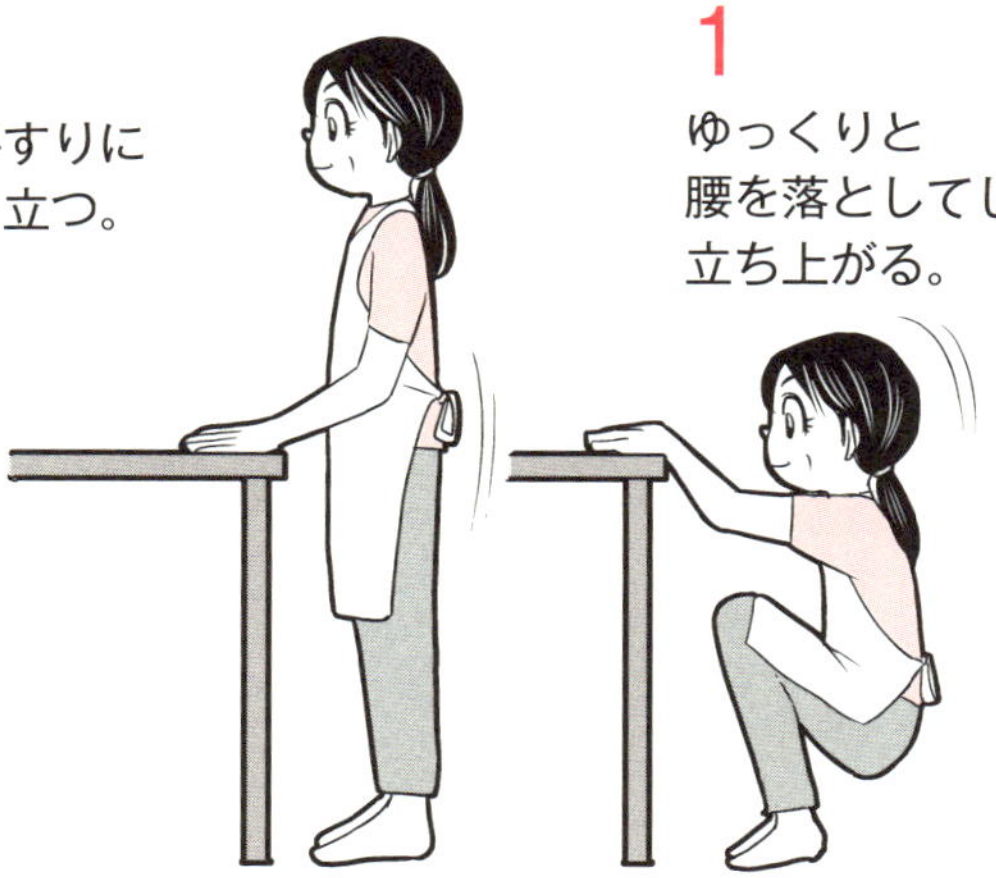

＊＊＊ その場足踏み ＊＊＊

1

イスに座って、
太ももとひざを
高く上げて
足踏みする。

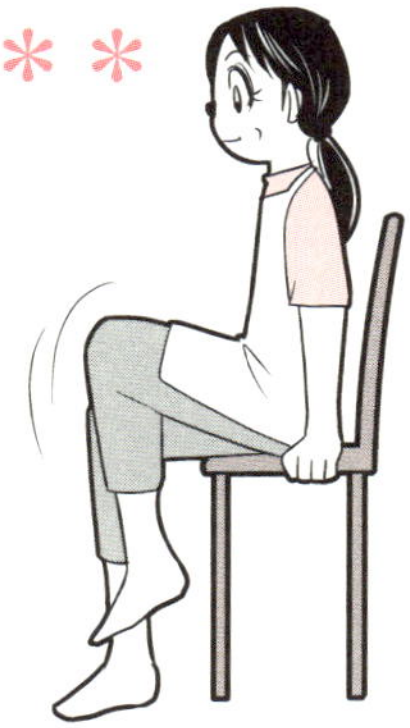

2

手すりにつかまって立ち、
その場で太ももとひざを高く上げて
足踏みする。

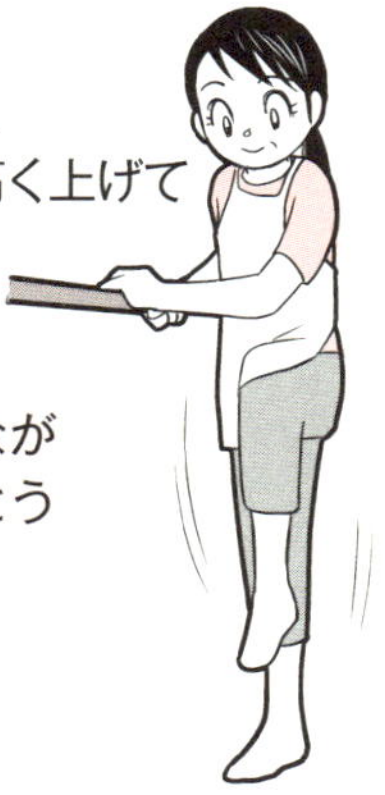

メトロノームのリズムを聞きながら、足踏みなどの運動をするとうまく体が動きます。

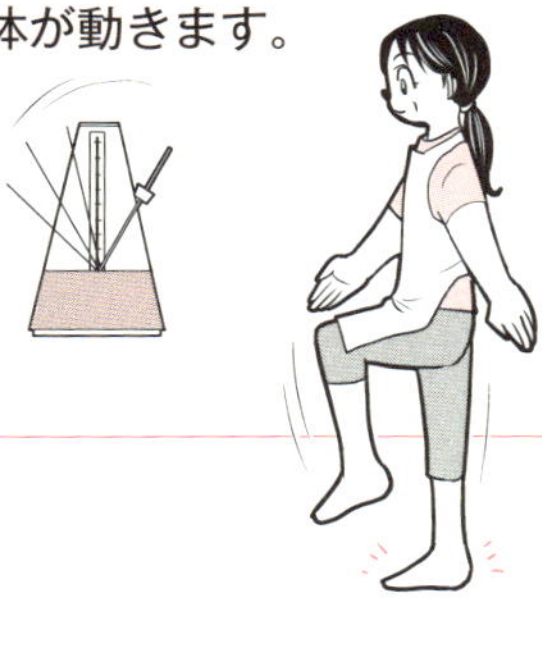

56

転倒防止

患者さんの転倒事故は、自宅で起こることが多く、室内の転倒防止対策を行うのはもちろん、下肢の筋肉強化やバランス体操などを日課としましょう。

転倒事故は、関節のやわらかさも関係しています。

足先を上にするとつまづきの原因になり、足先を下にすると歩行時の蹴り出しやバランスがとりにくくなります。

足首の関節をやわらかくし、筋力を維持するためには、ふだんから、つま先上げとつま先下げの10回×1～3セット繰り返しましょう。

イスやテーブル、手すりにつかまって上下運動をします。

ふらつきが気になる人は、イスに腰かけたまま、足首だけ上下運動を繰り返します。症状の重い患者さんは、転倒には十分注意して運動してください。

不安であれば、だれかがそばで見ているときに行いましょう。

● きほんの回数 ●	● きほんの動き ●	● きほんの動き ●
各5 ～ 10回程度 繰り返す	ゆっくり動かす	関節を やわらかくする

＊＊＊ 足首の上下運動 ＊＊＊

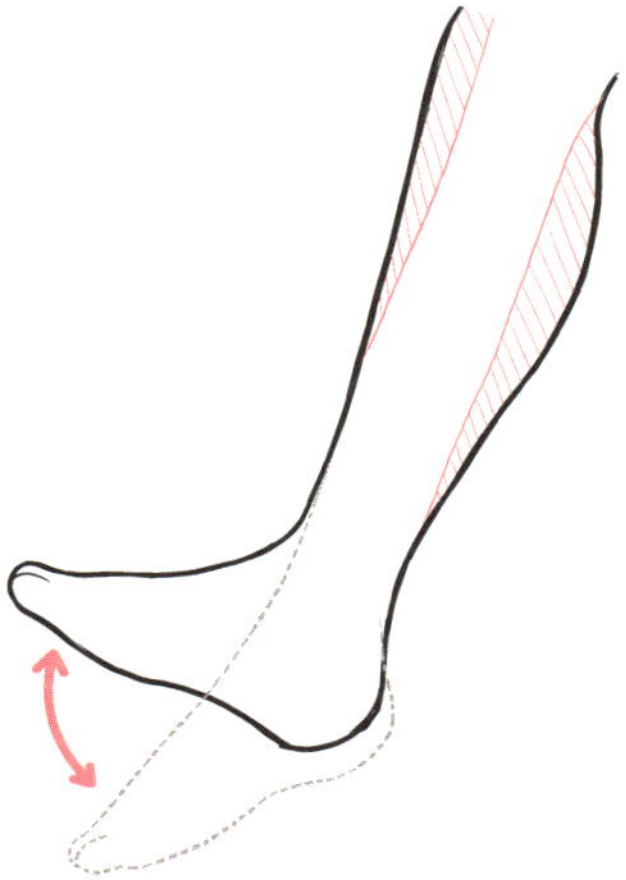

つま先上げと
つま先下げを
繰り返すことで、
足首の関節と
筋肉が
きたえられる。

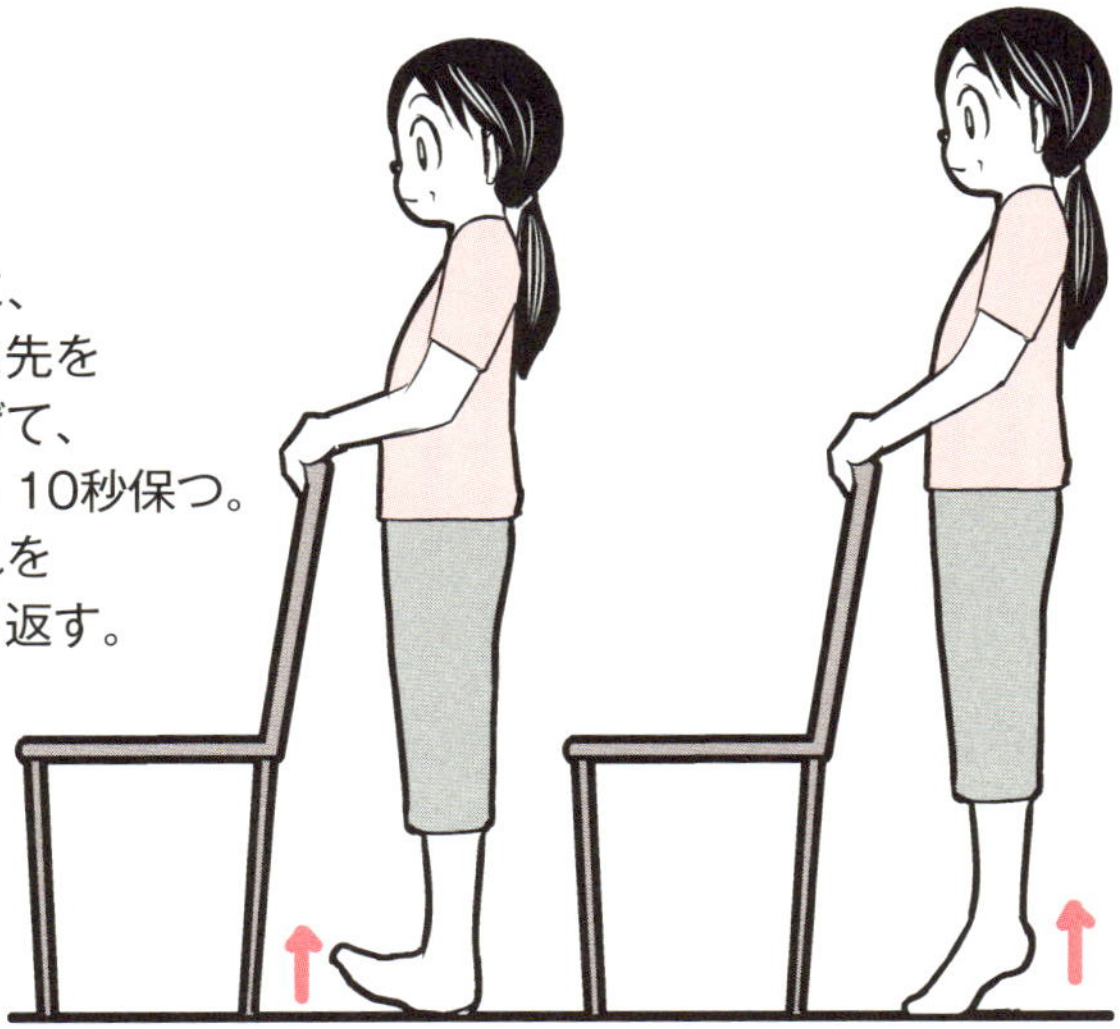

1
イスや手すりに
つかまって立ち、
両足の
つま先を上げて、
5 ～ 10秒保つ。

2
次に、
つま先を
下げて、
5 ～ 10秒保つ。
これを
繰り返す。

イスに
座ったまま
上げ下げ
してもよい

方向転換

とっさにいろいろな行動ができなくなっていくのも歩行障害の特徴です。
方向転換ができなくて、すくみ足になってしまうこともあります。
必要があれば、杖なども使いましょう。

＊＊＊ 歩きながらの方向転換 ＊＊＊

両足を肩幅に開き、
歩きながら、右に方向を変えていく。
足を交差させないように注意する。

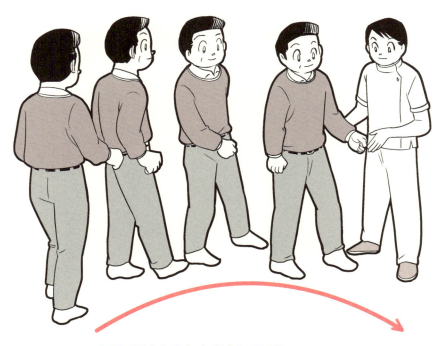

注意 転んだりするとあぶないので、
だれかがそばで見ているときに練習しましょう。

●きほんの回数●
各5～10回程度
繰り返す

●きほんの動き●
慎重に
動くようにする

●きほんの動き●
ひとつひとつ
ゆっくりと

立ち上がりと方向転換の訓練

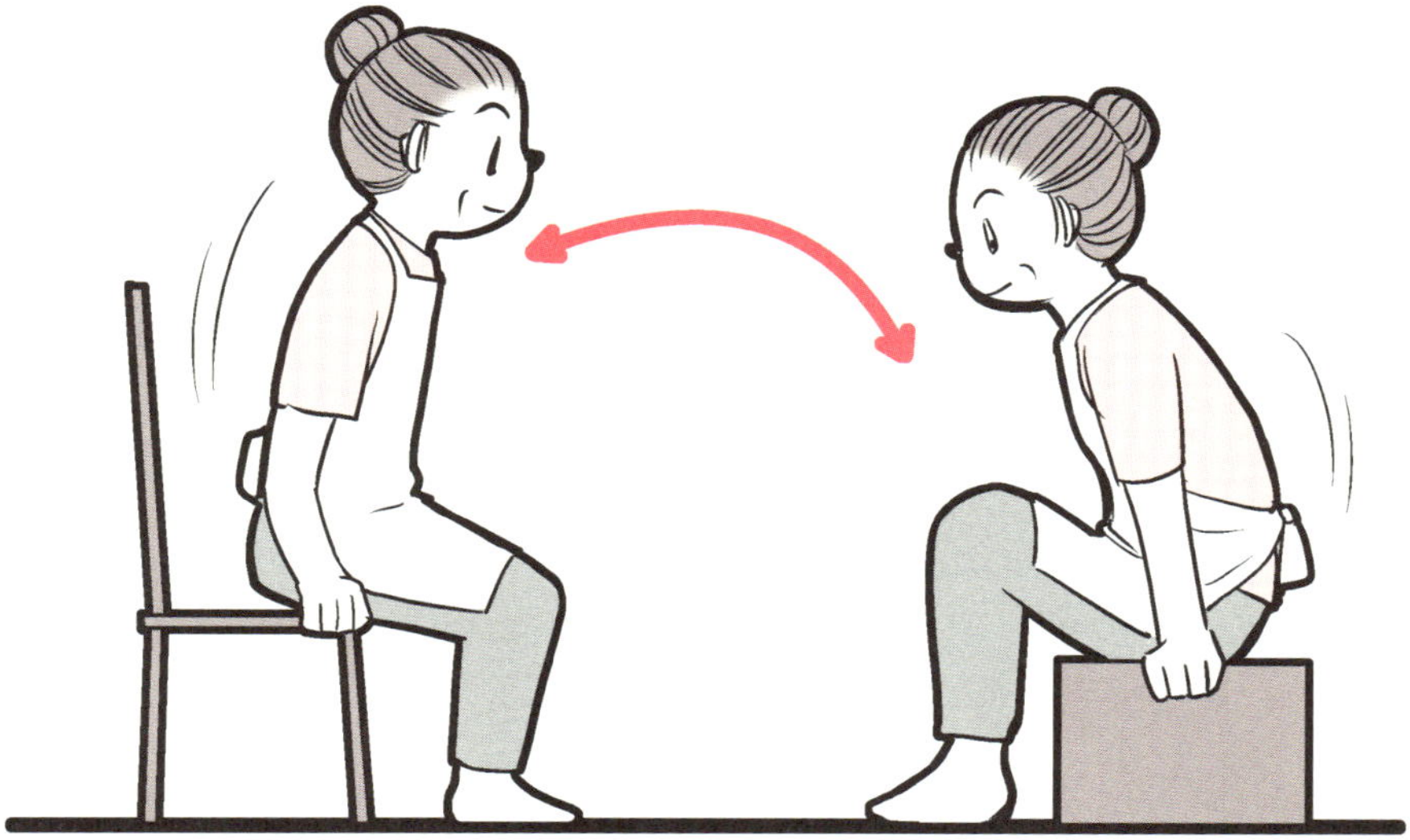

1

イスや腰かけを
ふたつ用意して、
片方のイスに座り、
ゆっくりと
前かがみになって
立ち上がる。

2

立ち上がったら
うしろを向いて、
もうひとつのイスに
ゆっくりと
前かがみになりながら
腰かける。

58

安全な歩き方

腰と足のストレッチングを行い、
歩行練習を行いましょう。

＊＊＊ 股関節とひざ関節の運動 ＊＊＊

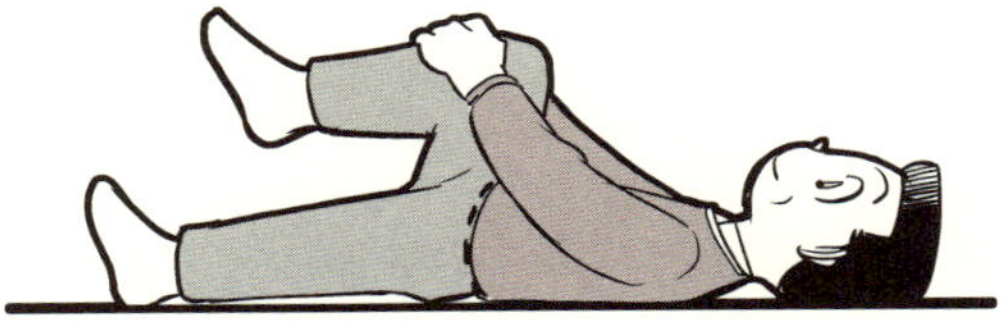

1

あおむけに寝て、
片足のひざを曲げて、
両手で抱えるようにして
体に引き寄せます。
5 ～ 10秒保つ。
左右の足で行う。

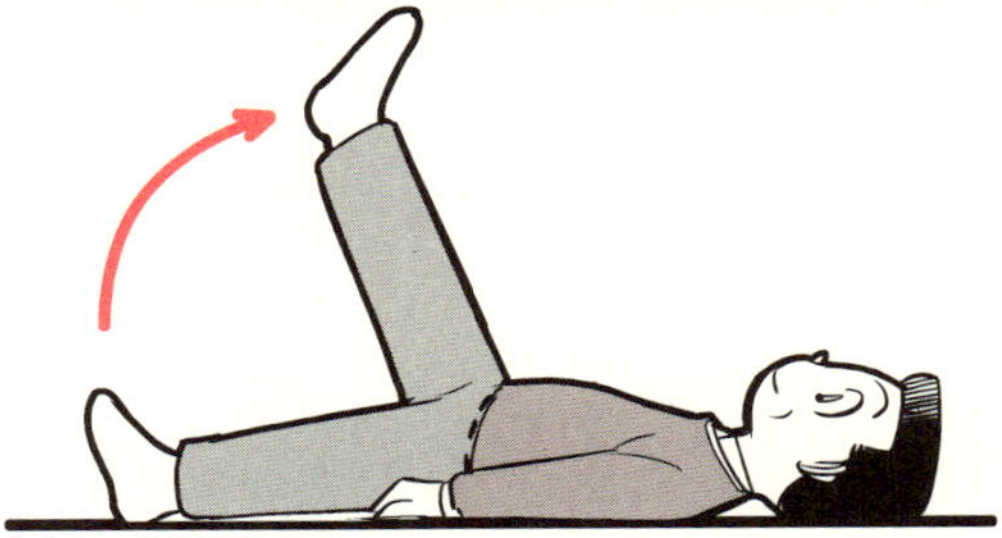

2

片方のひざを
伸ばしたまま、上に上げる。
5 ～ 10秒保つ。
左右の足で行う。

＊＊＊ 前かがみ、うしろそらし ＊＊＊

1

足を肩幅に開いて立ち、
前に上半身を倒す。

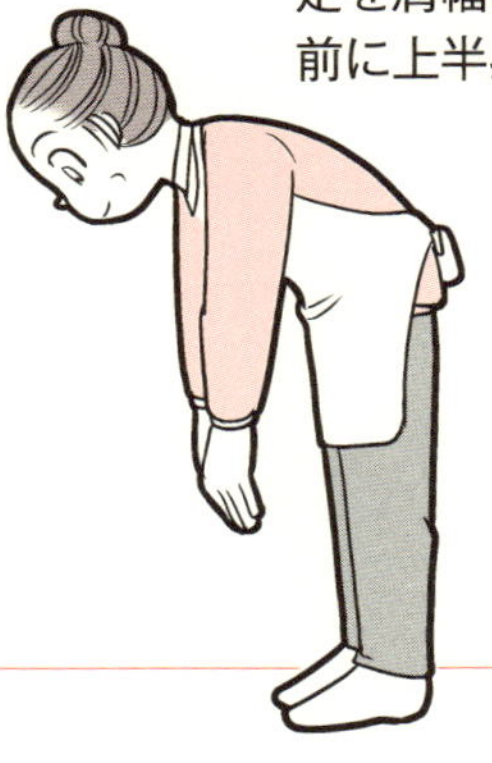

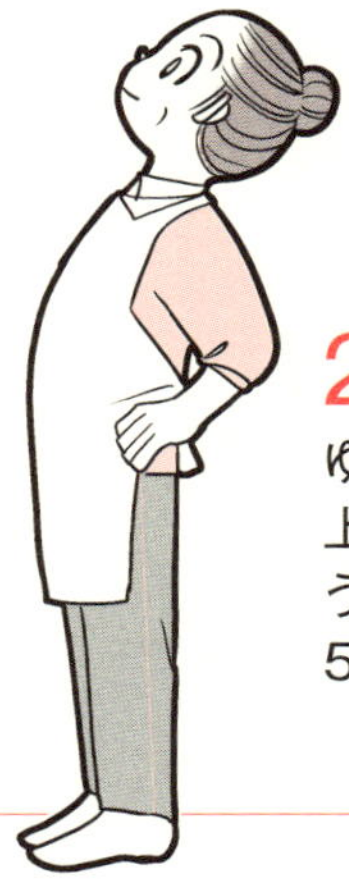

2

ゆっくりと
上半身を元に戻して、
うしろに上半身をそらし、
5 ～ 10秒保つ。

● きほんの回数 ●
各5 ～ 10回程度
繰り返す

● きほんの動き ●
慎重に
動くようにする

● きほんの動き ●
ひとつひとつ
ゆっくりと

＊＊＊ スラローム歩行 ＊＊＊

等間隔に目印を置き、
そのあいだを蛇行するように歩く。
最初は、目印と目印の
間隔を広くとり、
うまく歩けるようになったら
間隔をせまくしていく。

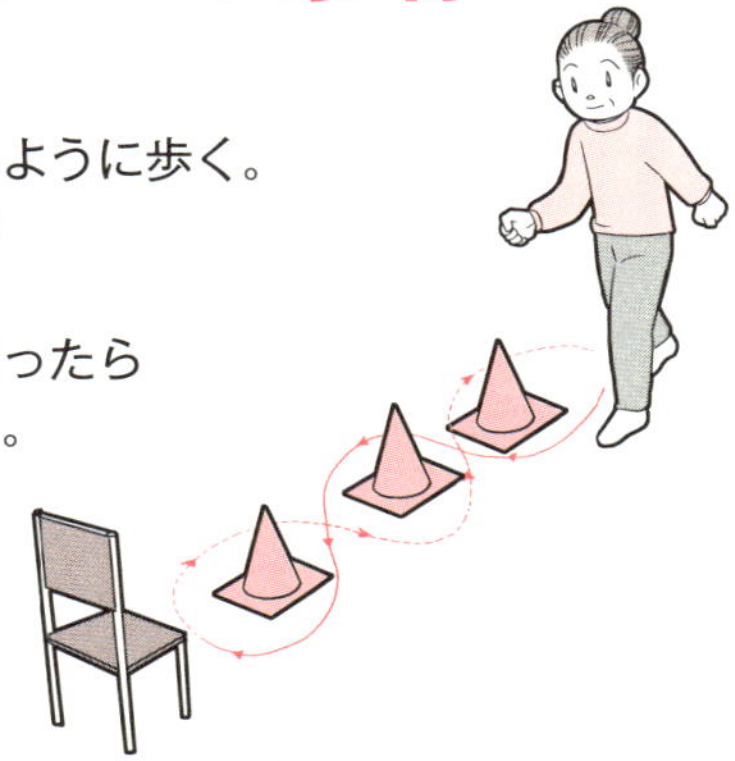

＊＊＊ 坂道を歩く訓練 ＊＊＊

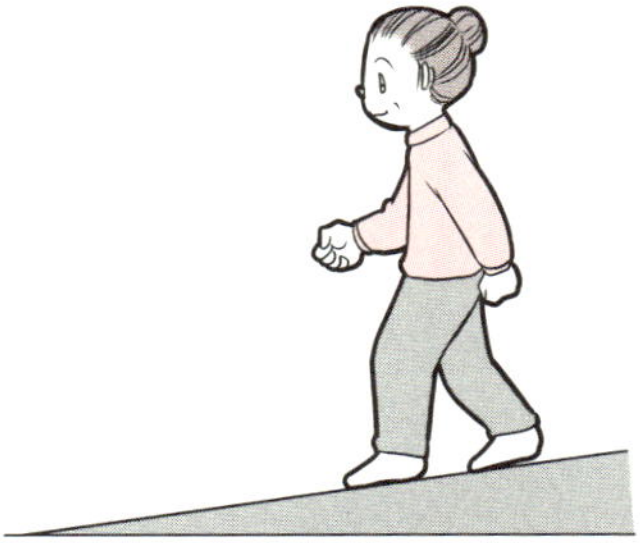

ゆるやかな傾斜をつけた床
またはゆるやかな坂道を歩く。
下り坂は、特に注意して
練習する。

＊＊＊ 階段昇降訓練 ＊＊＊

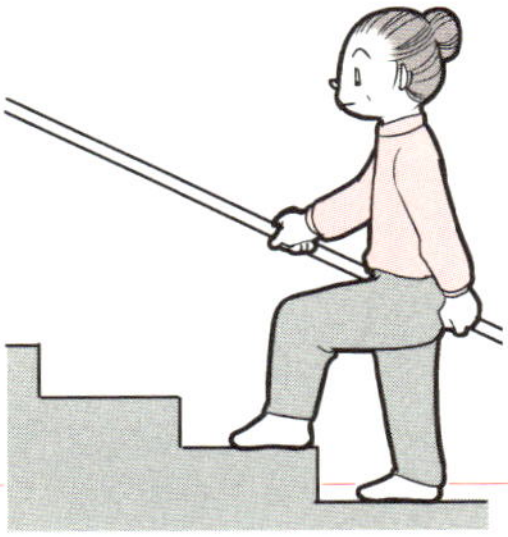

手すりのある階段を
ゆっくりと
昇り降りする。

※これらの練習は、転倒の恐れがあるので、一人では行わないでください。

59 安全に歩く方法 すくみ足の対処方法

転倒しないで安全に歩くことも、患者さんにとっては大切な運動です。
せまい道を歩けなくなるすくみ足には対処策を練習しておくと、
外出したときに便利です。

＊＊＊ 安全に歩く練習 ＊＊＊

姿勢をまっすぐにして
立ったまま、
号令をかけながら
その場で足踏みをする。

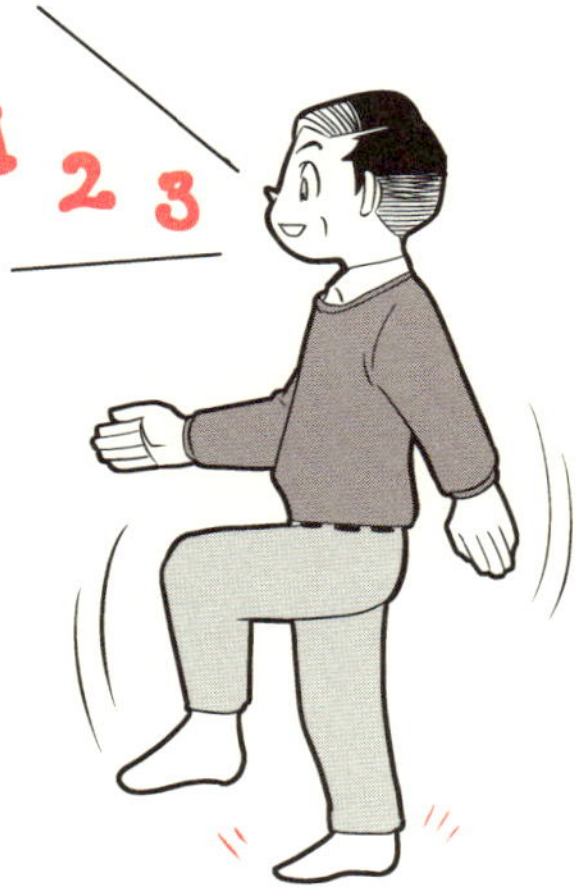

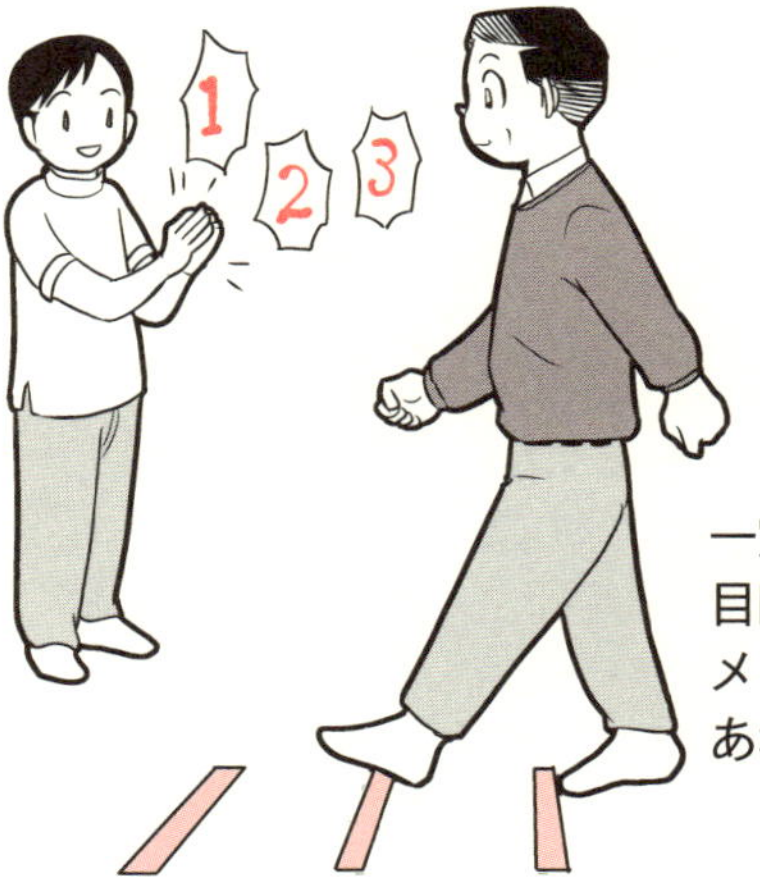

一定の間隔の
目印を床に置き、またいで歩く。
メトロノームの音や号令に
あわせて歩くと足を出しやすくなる。

台やイスを使って、
せまいところをつくりだし、
そのあいだを歩く。

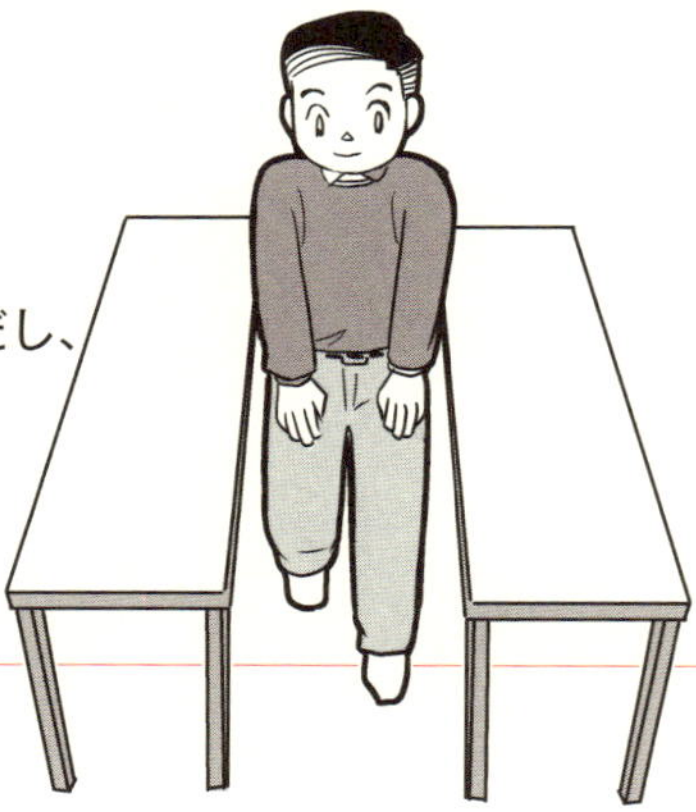

● きほんの回数 ●	● きほんの動き ●	● きほんの動き ●
姿勢をまっすぐに保つ	かかとをしっかりつけて歩く	号令や合図にあわせて歩く

＊＊＊ すくみ足になったときの対処方法 ＊＊＊

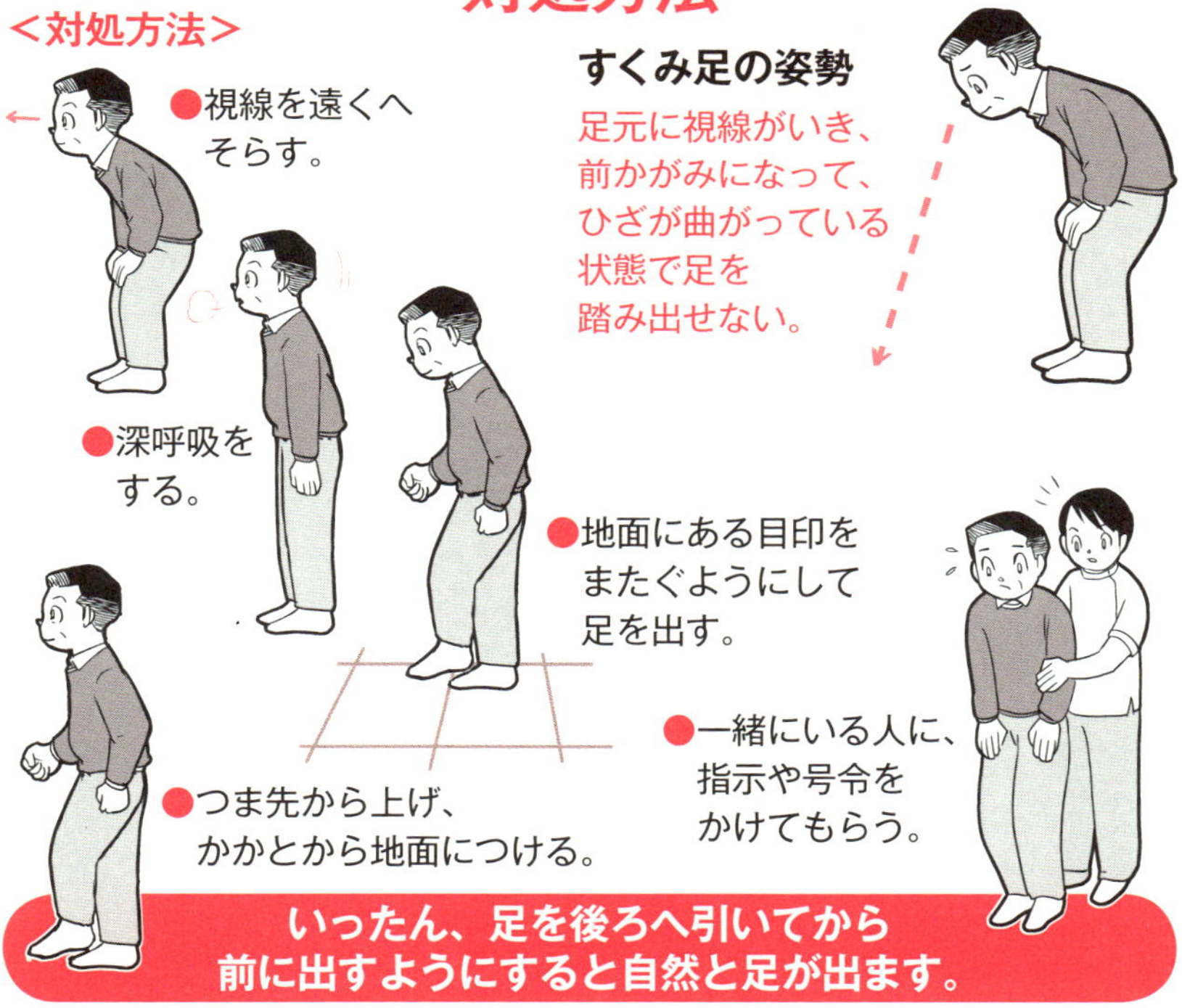
＜対処方法＞
●視線を遠くへそらす。
●深呼吸をする。
●地面にある目印をまたぐようにして足を出す。
●つま先から上げ、かかとから地面につける。
●一緒にいる人に、指示や号令をかけてもらう。
すくみ足の姿勢
足元に視線がいき、前かがみになって、ひざが曲がっている状態で足を踏み出せない。

いったん、足を後ろへ引いてから前に出すようにすると自然と足が出ます。

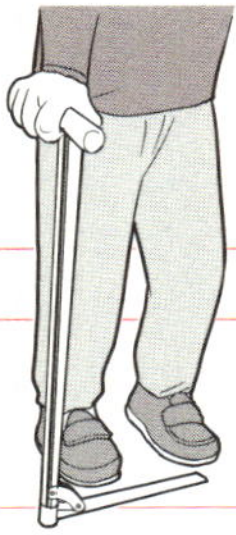

●パーキンソン病用ステッキ

握り手を操作すると、杖の足元からハードルバーが出てくるステッキも市販されています。ハードルバーをまたぐようにして歩き出せます。

60

嚥下《えんげ》障害《しょうがい》、摂食障害《せっしょくしょうがい》とリハビリテーション

パーキンソン病は、嚥下障害が起こりやすい病気です。

口や舌の筋肉がうまく動かなくなり、食べものや飲みものをうまく飲みこめなくなります。

口から摂取したものも、うまく胃に送りこめないで、食べるという行為がスムーズにいかなくなります。

まず、口腔《こうくう》体操として、「パ」「タ」「カ」「ラ」と一語一語ゆっくりとはっきり発音して繰り返します。パタカラ体操は、口のまわりの筋肉を使いますので、嚥下障害の訓練に効果的です。

さらに口に空気をためて両頬を左右に動かしたり、唇のまわりをゆっくり舌でそって３６０度回すのも効果的です。舌を噛まないように注意して練習してください。

一連の体操を、食事前に行うと嚥下体操になり、顔や舌の筋肉がほぐれて食事がしやすくなるはずです。食物は小さく切り、片栗粉や介護用食品トロミアップなどでとろみをつけて食べましょう。

嚥下障害、摂食障害を防ぐリハビリテーション

パタカラ体操は、高齢者の口腔ケアの
一環として生まれた口の体操です。
「パ」は唇を閉じてこぼさない動き。
「タ」は食べものを押しつぶして飲みこむ動き。
「カ」は食べものを食道へ運ぶ動き。
「ラ」は、食べものを口のなかに運んで飲みこみやすくする動き。
これら一連の口の動きや筋肉のトレーニングができます。

パタカラ体操

「パ・タ・カ・ラ」と
はっきり
大きく発音する。
5～10回繰り返す

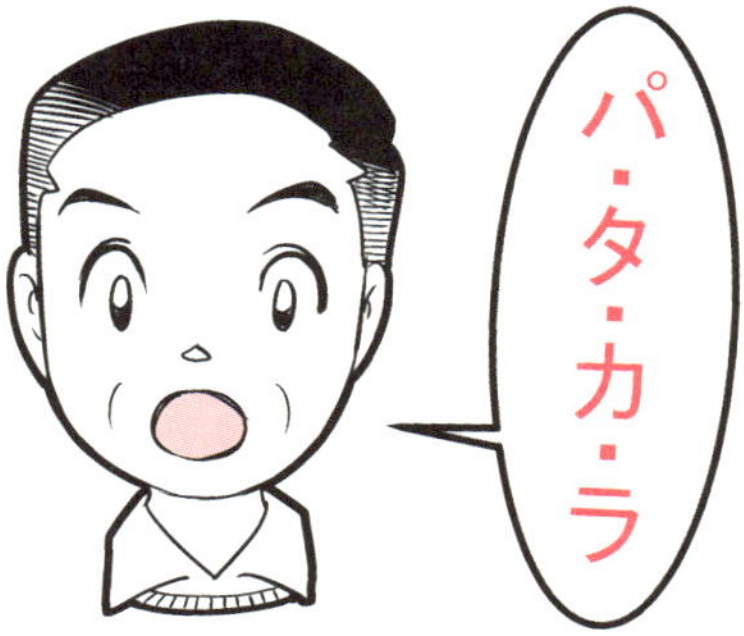

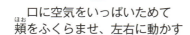

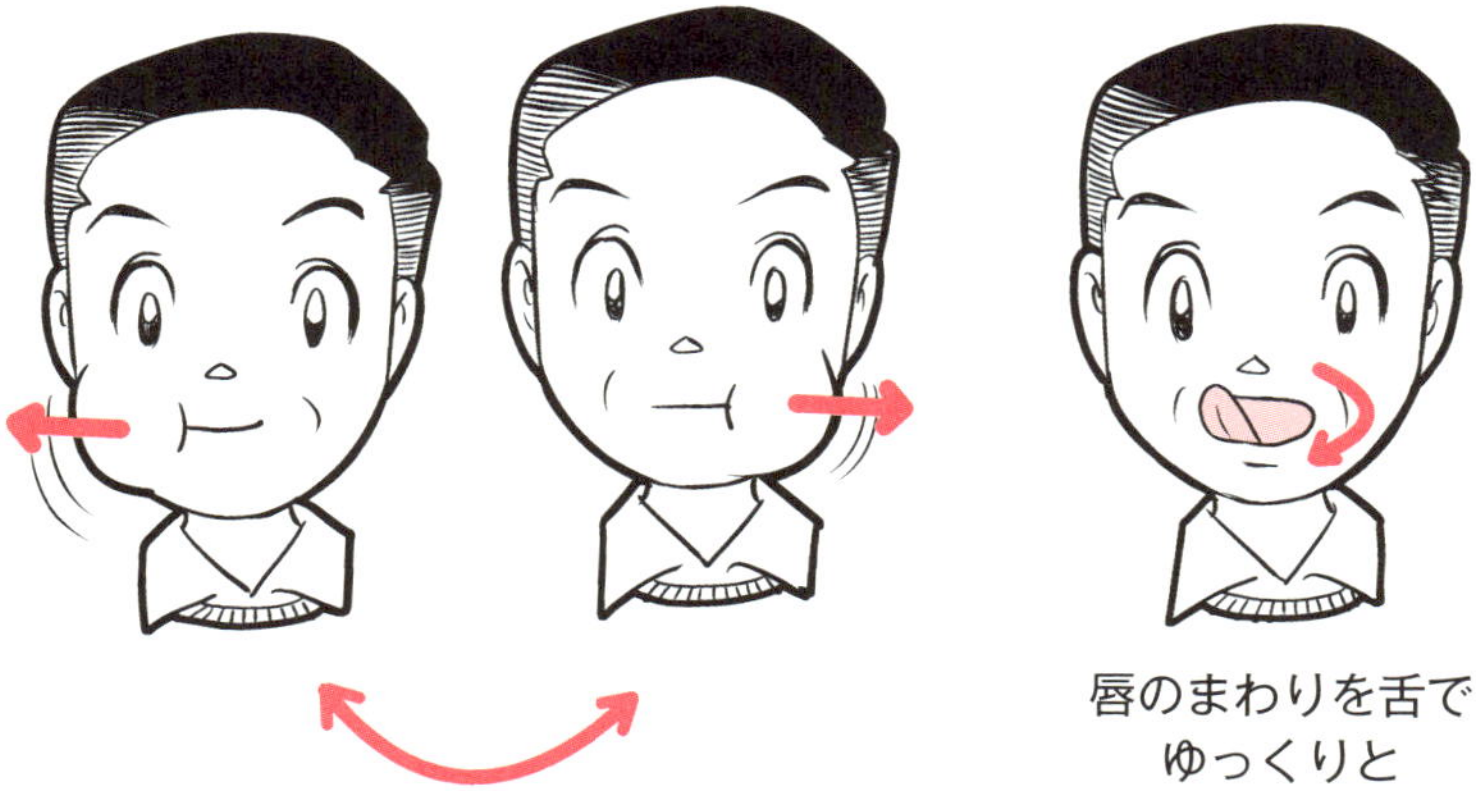

口に空気をいっぱいためて
頬《ほお》をふくらませ、左右に動かす

唇のまわりを舌で
ゆっくりと
なぞって一周する

61 呼吸方法と発声練習

症状が進むと次第に、声が小さくなる、早口になる、抑揚《よくよう》がなくなる、発音が不明瞭になるといった発《はつ》話《わ》障害《しょうがい》が起こってくる場合があります。

発話障害は病状の進行と共に進んでいきます。声が小さくなってきたと感じたら、積極的に発声のリハビリテーションを行いましょう。

深呼吸をゆっくり行う、腹式呼吸の練習を行う、といった準備運動をして、まず呼吸を整えるのも効果的です。

発声のリハビリテーションとして、鏡を見ながら、一音一音「アイウエオ」の音を大きな声ではっきりと発音します。発音するときに、口をゆっくり大きく開けて、腹の底から声を出しましょう。あごがしっかり動いていることも、意識しながら口を動かします。

発声練習として、好きな歌をうたうのも効果的です。楽しみながら、声を出す練習をしてください。

呼吸方法その１

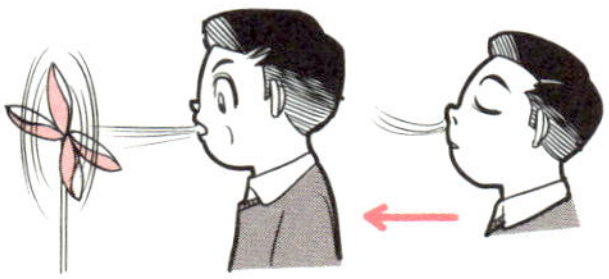

鼻から深く息を吸いこみ、
口から息を思いきり吐き出す。
繰り返す。
風ぐるまなどを顔の前に置いて行うと、
息の出入りがわかりやすい。

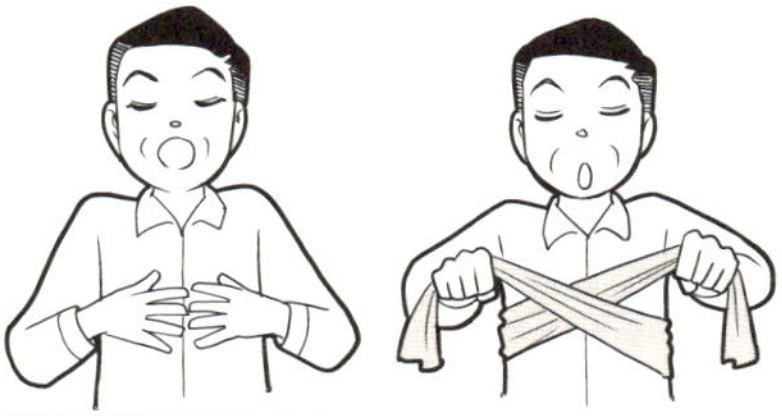

お腹に手をあてて深呼吸する。

長いタオルやさらしを
胸にクロスして巻き、息を吐くときに
両手でタオルを引いて、深呼吸する。

腹式呼吸

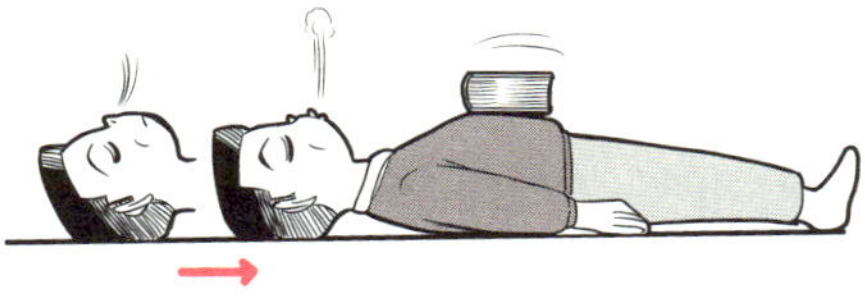

一人で行う場合

あおむけに寝て、
枕や本をお腹にのせる。
ゆっくりと、鼻から息を吸って、
口から息を吐く。
お腹にのせたものが、上下に動くのが
わかるように深呼吸する。

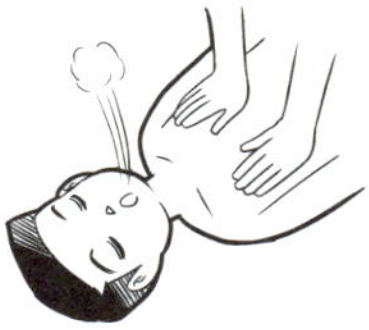

二人で行う場合

あおむけに寝る。
胸に手をあててもらって深呼吸する。
深呼吸するたびに、胸が風船のように
ふくらんだりしぼんだりしているか
確認してもらう。

発声練習
「アイウエオ体操」

アイウエオの言葉を
大きな声で
ゆっくりと発音する。
５～１０回繰り返す。

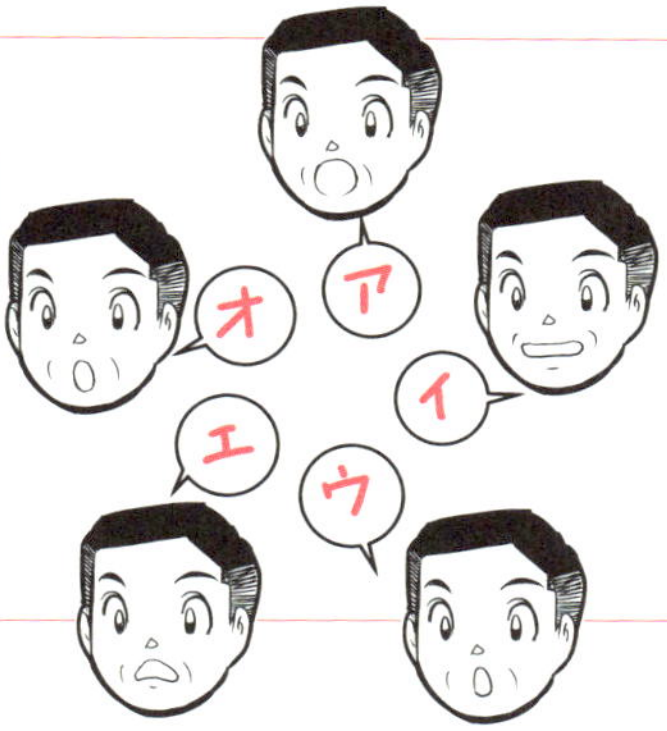

COLUMN
4

大きな声で！　大きな動きで！
リー・シルバーマン療法

世界40カ国以上で実施されているリー・シルバーマン療法※(LSVT)は、パーキンソン病患者向けの発話障害と運動障害のふたつの治療プログラムを用意しています。発話障害改善プログラム「LSVT　LOUD」は、大きく声を出す練習を通じて声量を取り戻し、顔の表情や嚥下《えんげ》機能《きのう》の改善をはかります。運動障害改善プログラム「LSVT　BIG」は、体の部位を大きく動かすことで運動障害の改善をはかるものです。マンツーマンの訓練で4週間連続のハードな訓練ですが、日本でもこのプログラムを取り入れた施設や大学が少しずつ増えてきたようです。

パーキンソン病の患者さんは、声が弱く、発音が不明瞭になっていく発話障害から、いつか声が出なくなるのではないかという漠然とした不安があります。顔や身体のリハビリテーションによって機能回復をはかるのが効果的です。よいメソッドは積極的に取り入れて、自分にあったリハビリテーションを見つけましょう。

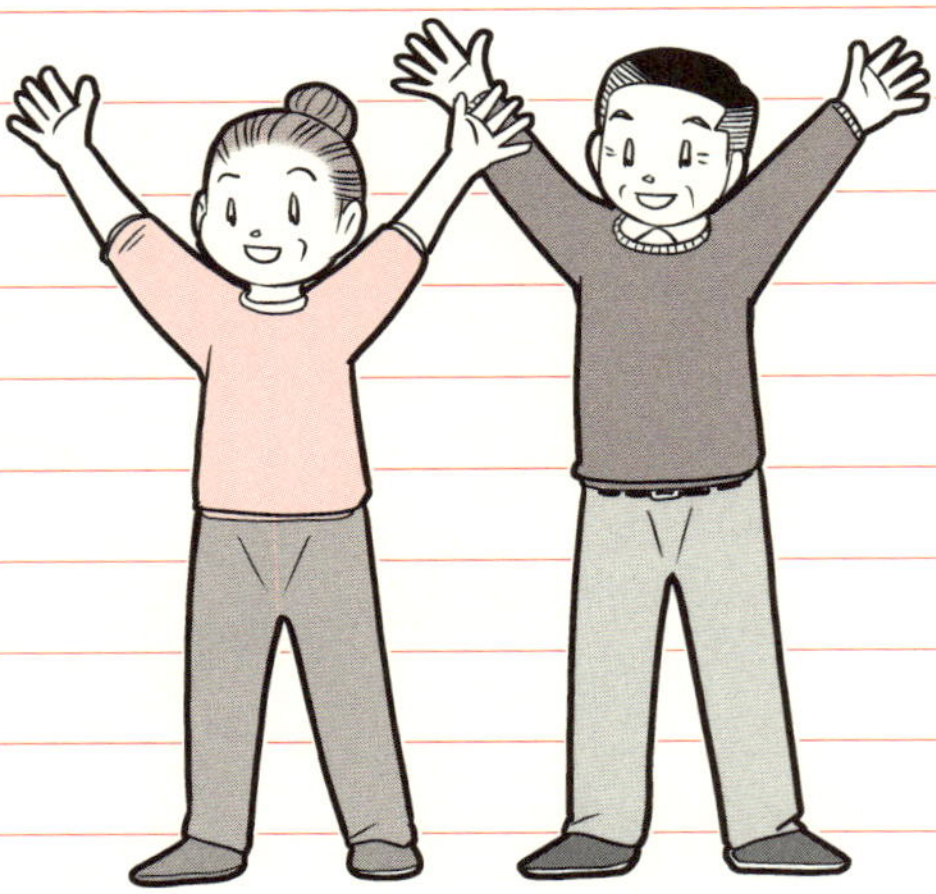

※LSVT Global　http://www.lsvtglobal.com

第5章

症状別対処方法

主治医の処方に従って、
薬を飲んでいても
つらい症状が出てきて
不安になることがあります。
ここでは代表的な症状と
その対策について
説明します。

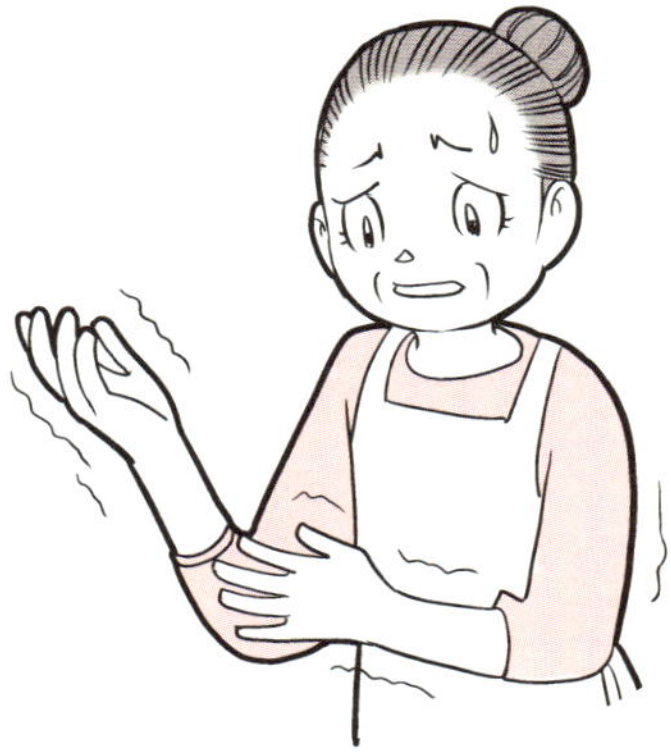

62

さまざまな症状別対処方法は主治医と相談することから

パーキンソン病は、運動、自律神経、幻視や筋肉のこわばりなど、多彩な症状があらわれる病気です。薬を服用していてもこうした症状があらわれて、自分の体を自分でコントロールしているとはいいがたい状況に陥ります。患者さんはそのことで不安を感じ、人目を気にしてつらい思いをすることも多くあります。また、薬をたくさん飲んでいることに対して、病気の正しい理解が不足しているご家族や友人などから無責任な助言を受けると、患者さんご自身も不安を感じてしまいます。不安を感じて、薬の服用を独断でやめ、民間療法に手を出す人もいるかもしれませんが、さらに症状を悪化させてしまいます。

つらい症状については、そのつど主治医に報告して、対処策を考えましょう。治療法に疑問があったり、主治医との相性が悪かったりする場合は、ほかの専門医のセカンド・オピニオンを聞くのもひとつの方法です。しかしまず納得がいくまで話し合って治療の信頼関係を構築するのが重要です。

自覚症状、薬の副作用的な症状は、主治医としっかり相談しましょう

主治医と良好な信頼関係を構築するためにも、
患者側から積極的に治療に関わっていく姿勢が必要です。

▶病状をわかりやすく報告する

次の診察までのあいだに起こった自覚症状を、
時系列でメモしてまとめておき、主治医に報告しましょう。

▶不安に思っていることを伝える

日頃から抱えている不安についてしっかりと伝えましょう。
自覚症状から漠然と感じていた不安が、
実は薬の副作用のせいかもしれません。説明を受けて、
薬を変えることで不安に感じている症状が
取りのぞかれることもあります。

▶勝手な判断や遠慮はしない

自分で勝手に症状の原因を判断せず、
どんな小さいことも質問しましょう。
忙しそうだから質問して時間をとると
悪いという遠慮も無用です。

▶信頼関係を構築する

わからないことは質問して、
納得のいく治療方法を模索しましょう。
ご家族にも診察に同行してもらい、
治療方針や副作用について
理解を深めましょう。
互いにコミュニケーションなしには、
信頼関係は構築できません。

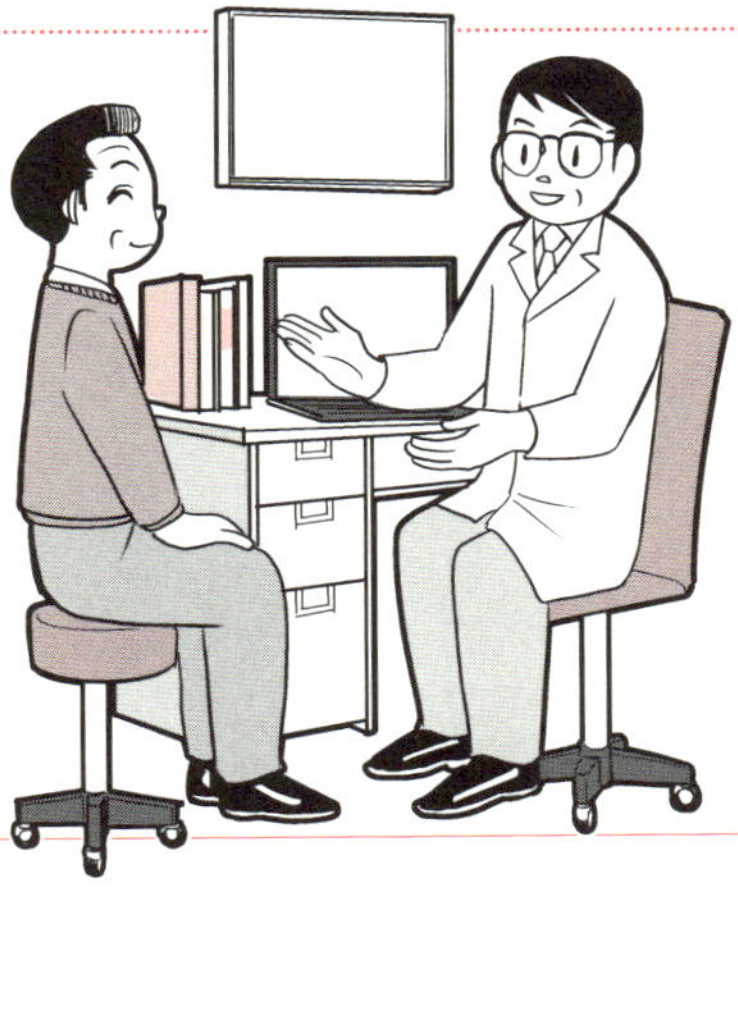

63

①ふるえ
ふるえとうまくつきあう

薬を飲みはじめた頃にはよく効いて、ふるえがとまったのに、しばらくすると、薬を飲んでいても、ふるえがすっきりとまらなくなってしまいます。これは、ずっと使用しているうちに、病状が進行しているせいだと考えられます。薬の量を増やすと、ふるえが治まる場合もありますが、将来的に考えると薬の効き目が悪くなっていくので、適切な対処法とはいえません。基本的な治療薬であるＬ－ドパ合薬を長く使っていくためには、ある程度のふるえはがまんしながら、薬の量を抑えていくというのが現在のパーキンソン病の治療方針です。また、ふるえが強いタイプの患者さんは、ほかの症状の患者さんに比べると、歩行障害になる確率が少ないといわれています。よい面と悪い面を両方考慮してときにはがまんすることも必要です。

一方、手足をねじるような運動は、薬の副作用による可能性が高いです。これは、多量のＬ－ドパ合薬を長期間使用したことによるもので、ジスキネジアと呼ばれます。

副作用としてのジスキネジア（舞《ぶ》踏《とう》病《びょう》様《よう》不《ふ》随《ずい》意《い》運動《うんどう》）

●ジスキネジアは、L-ドパ合薬を400㎎以上、
長期間にわたって使っていると起こる副作用です。

ジスキネジアの動き方

- 足首がぐるぐる回るように動く
- 足やひざがくねくね動いてじっとしていられない
- 手足、頭、首が不規則に動く
- 座っていてもイスやテーブルを蹴ってしまう

自分ではコントロールできない、
ねじれた動き方で、千《ち》鳥《どり》足《あし》のような歩き方になるので、
酔っ払いに間違えられてしまうこともあります。

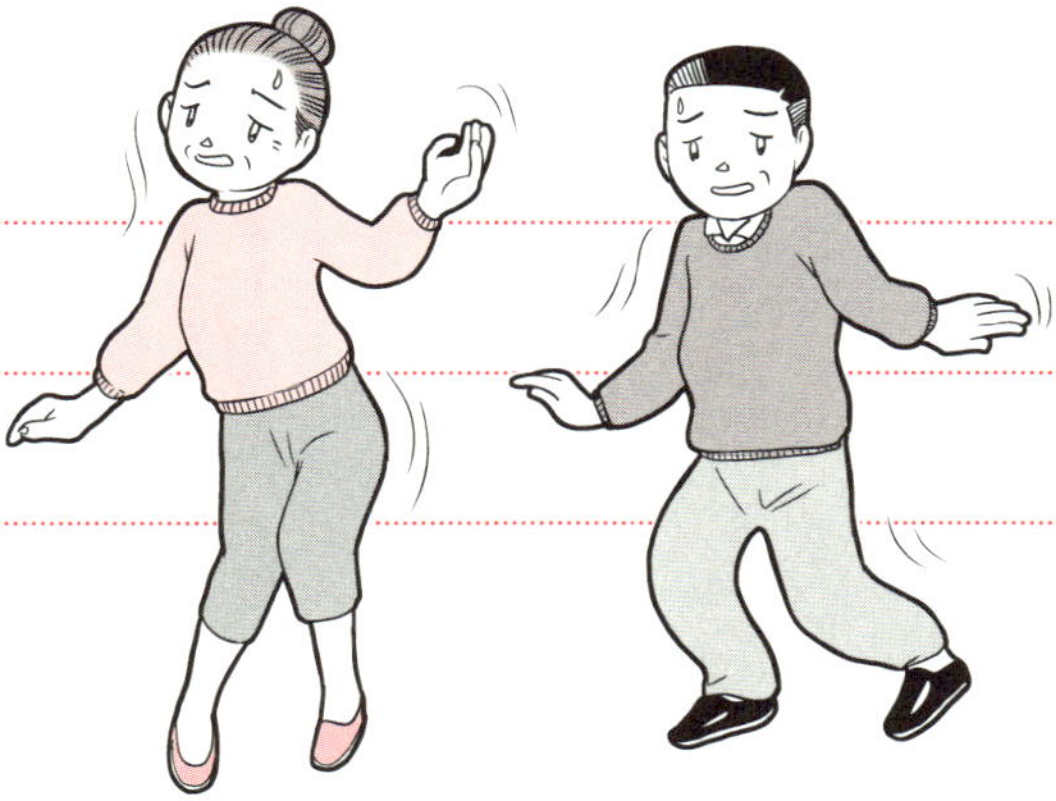

ジスキネジアの対処方法

- 薬を減らすと治まりますが、
減らし過ぎるとパーキンソン病の症状を
悪化させる場合があります。
ふるえと同様に、ある程度はがまんして過ごす
必要があるため、家族や周囲の人には、
その旨を説明して理解してもらいましょう。

64

②幻視や妄想、うつ病
症状か副作用か見きわめる

見えないものや死んだはずの人が見えるといった幻視や妄想は、パーキンソン病の精神症状のひとつです。病気の進行によって発症するほか、抗パーキンソン病薬の副作用として出てくることもあります。症状が出はじめたら、主治医に相談し、精神症状のひとつか、薬の副作用か見きわめてもらいましょう。抗コリン薬のアーテン、ドパミン放出促進薬のアマンタジンを使っていると、副作用としてこれら精神症状や不眠が起こりやすくなります。

薬の副作用でなく、日常生活に支障がないようであれば、そのまま経過観察することも多いため、周囲のご家族の理解が必要です。幻視には、ときに女優さんがあらわれてお茶を入れてくれるというものもあります。患者さんから幻視の話を聞いても、「にぎやかでいいじゃない」といって軽く受け流してください。頭ごなしに怒ったりせず、話題を変えます。うつ病は、精神症状として出ることは少ないのですが、無動によって表情が乏しくなると、まわりがうつ病だと思いがちです。これも抗うつ薬などを使わず、無動の対処方法を行います。

幻視や妄想への対処方法は、否定しない、関心をそらす

パーキンソン病の患者さんの場合、
幻視や妄想によって錯乱が起こることはまれです。
ご本人もさほど苦痛ではないため、経過観察を行うのですが、
まわりのご家族が認知症になったのではないかと思って
不安がられることが多いのです。
幻視を否定せず、関心をそらすようにして、
患者さんを見守ってあげてください。

ご家族の対処方法

- 頭ごなしに否定しない
- 幻視や妄想に対する理解を示す
- 会話を変えて、関心をそらす
- 状態が治まるまで見守る

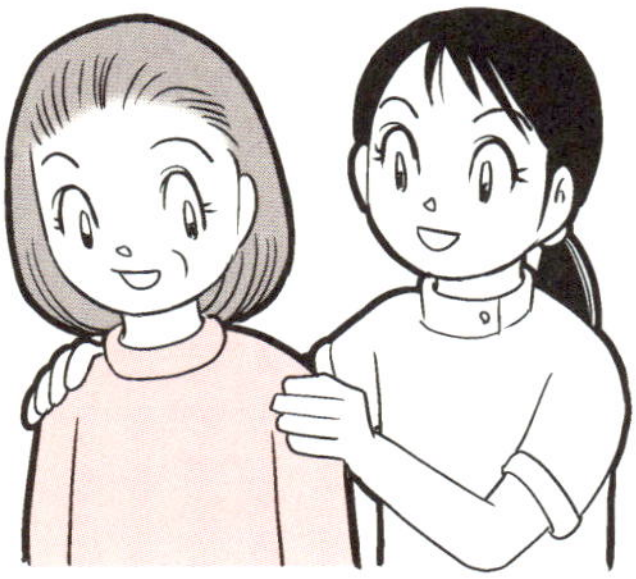

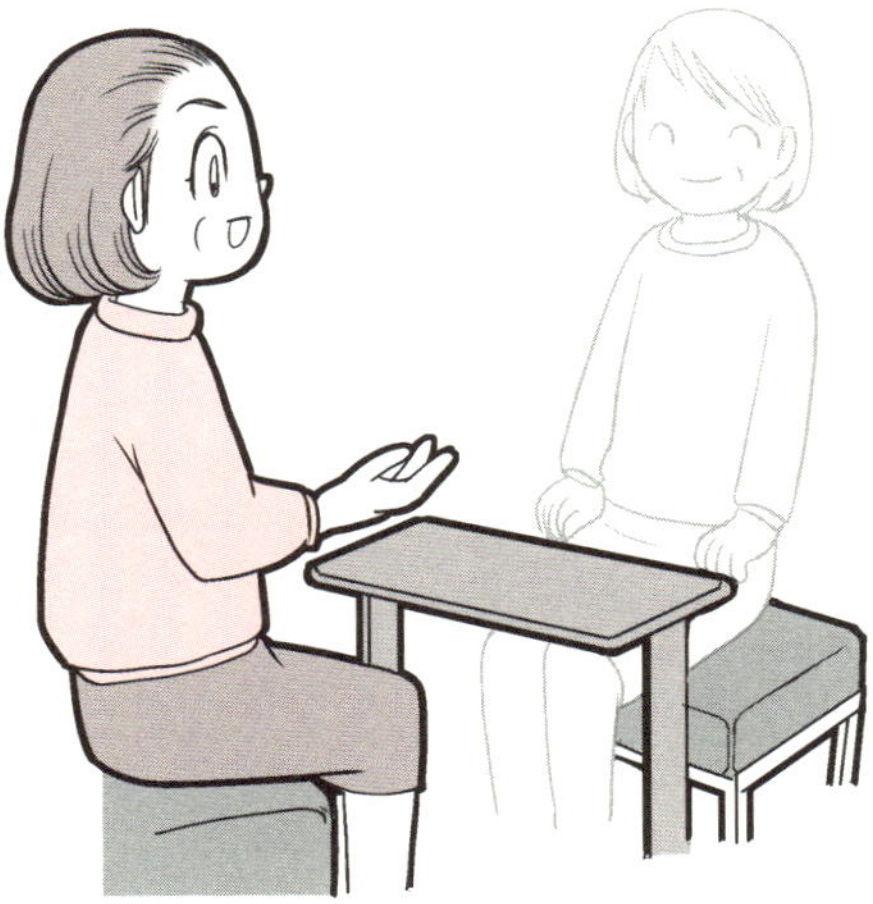

65

③認知機能の低下
アルツハイマー病のような認知症はまれ

パーキンソン病が原因による認知症は、病気が進んだ末期にならないと起こりません。またアルツハイマー病のような、強い記憶障害ではなく、物事を考えることがまとまらなくなるような症状が主です。ただし、手術をした患者さんにあらわれる認知障害は治りません。

抗パーキンソン病薬の副作用により、認知症のような症状があらわれることはあります。これは、抗コリン薬を飲んでいるうちに、脳の神経伝達物質であるアセチルコリンが不足し、物忘れや計算ができなくなるものです。医師に相談して、抗コリン薬をやめると、2週間ほどで症状はなくなります。

しかし加齢による記憶力の低下は、だれにでも起こりうることです。政府の調査では、65歳以上の高齢者では7人に1人が認知症とその予備軍になるといわれています。認知症予防には、積極的に外出し、友人や親戚と会い、趣味の活動に専念するようにしましょう。家に閉じこもっていてはいけません。

もしかすると薬のせい!?
抗パーキンソン薬の副作用による認知機能障害

物忘れや計算ができなくなる症状が出てきたら、
薬の副作用の可能性も考えられます。
加齢のせいにしないで、気になることは主治医に相談しましょう。

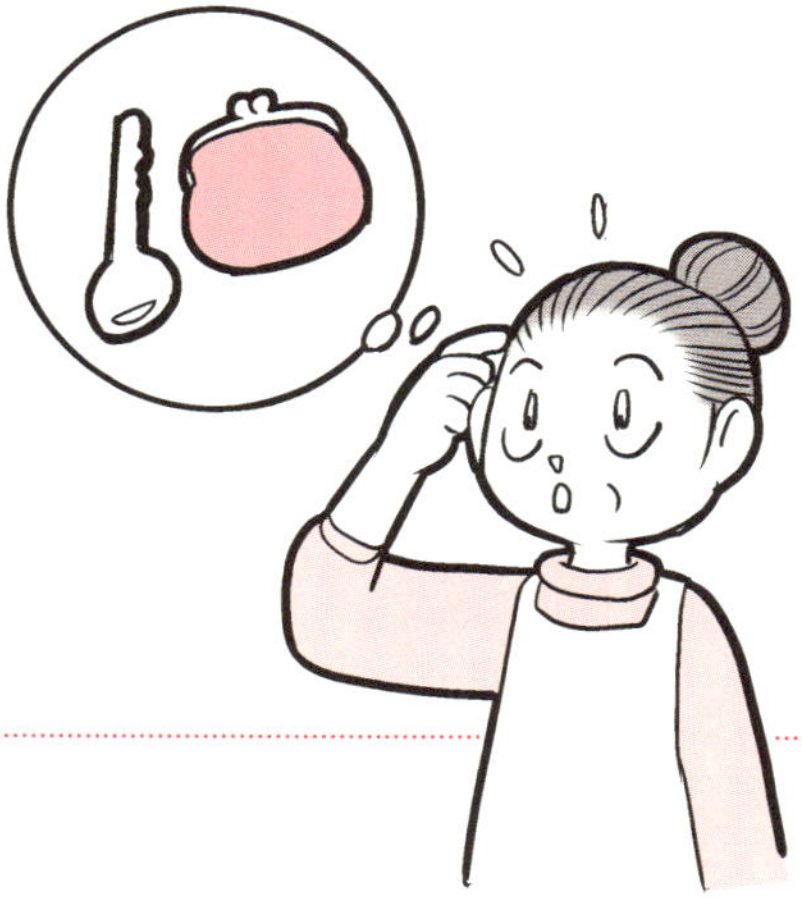

パーキンソン病が原因による
認知症は、
病気がかなり進んだ
末期にならないと
起こらない

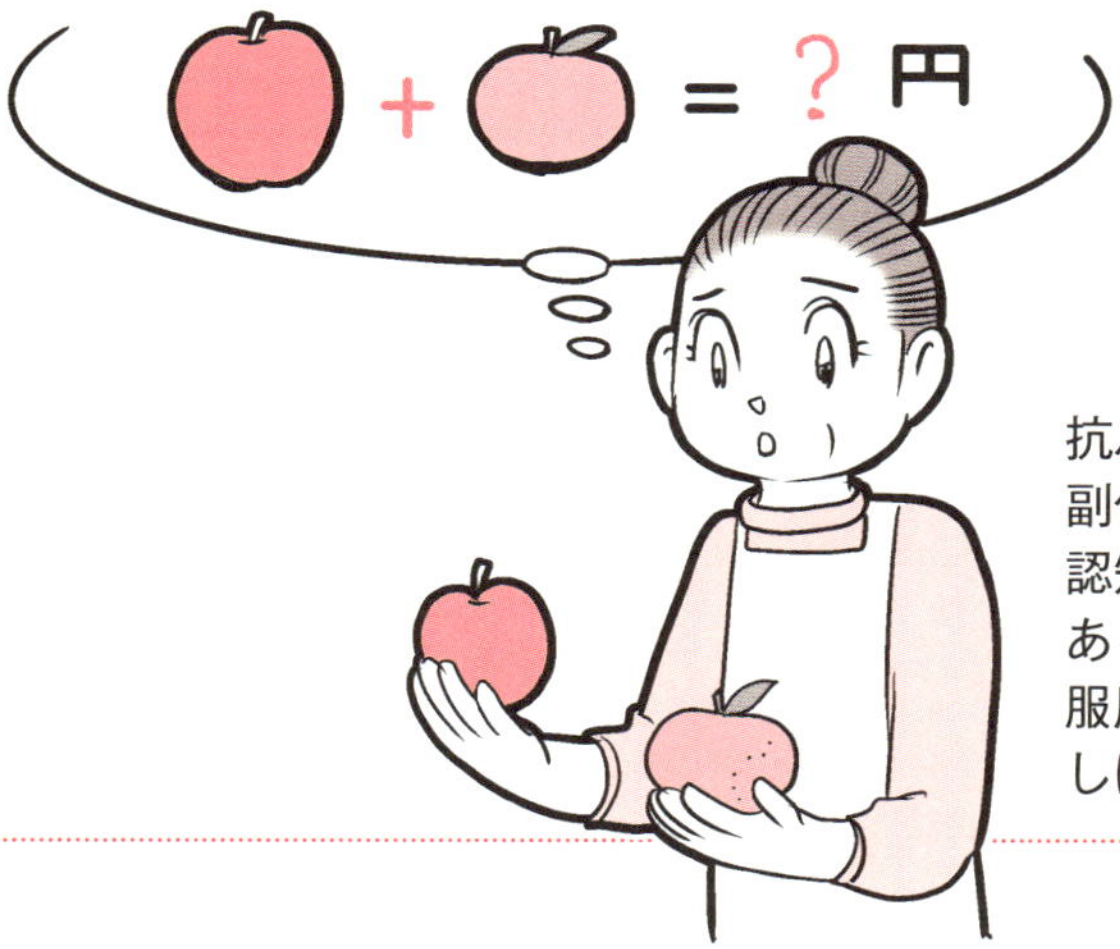

抗パーキンソン病薬の
副作用により、
認知症のような症状が
あらわれることもあるが、
服用をやめて
しばらくすればなくなる

66

④排尿障害
夜間の頻尿を抑える

全身の筋肉の動きが鈍くなるため、尿道の括約筋《かつやくきん》のはたらきが弱まり、ひんぱんに尿意を感じ、トイレが近くなることがあります。尿意を感じるのに、尿が出にくく、残尿感を常に感じているような状態です。ひどい場合には、1時間に1回の割合でトイレに行かなければならず、夜中も眠れず睡眠不足になる患者さんもいます。

頻尿の症状が出たら、まずパーキンソン病の主治医に相談してください。抗コリン薬を使っている場合、尿が出にくくなる副作用があります。主治医の指示により薬を中止してみても、頻尿が治まらなければ、泌尿器科へ紹介してもらいましょう。泌尿器科で処方される排尿間隔をあける薬には、パーキンソン病の薬の作用を抑えてしまうものがありますので、必ず主治医から泌尿器科に連絡してもらう必要があります。排尿障害は、パーキンソン病にともなう症状のひとつです。睡眠不足を解消するためにも、夕食後の水分を控えて、夜間にトイレに行く回数を減らす方法もあります。

夜間の頻尿を抑えるためにできること

睡眠不足は、パーキンソン病の症状が悪化する原因です。
夜間の頻尿対策には、
寝室にポータブルトイレや尿器を用意しましょう。

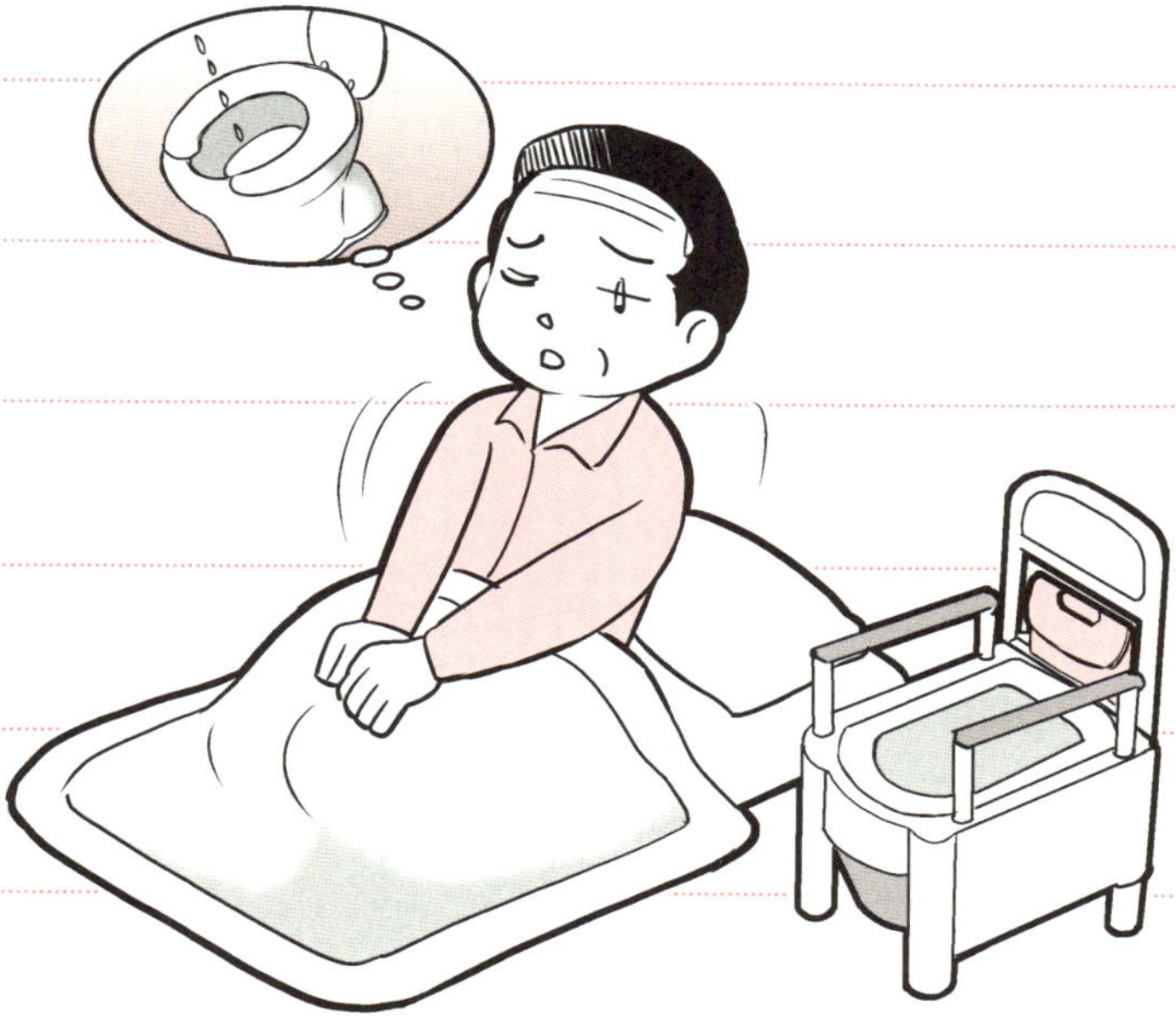

夜間の頻尿は、睡眠リズムの障害による可能性もあります。睡眠リズムの障害で眠れないため、トイレに行きたいように感じてしまうことがあります。これも主治医と相談しましょう。

67

⑤睡眠障害
タイプごとに対処方法が異なる

睡眠障害も、パーキンソン病の患者さんに多く見られる症状です。睡眠障害にはさまざまなタイプがあります。日中うとうとする、突発的に眠ってすぐ目覚める、ベッドに入っても寝つかれない、眠りが浅くてすぐに目が覚める、ふとんに入ると足がむずむずする、睡眠中に大声を上げたり手足を動かしたりする、夢遊病者のように歩き回るなどの症状があります。

日中うとうとする日中過眠や、とつぜん眠くなってすぐに目覚める突発的睡眠は、ドパミン・アゴニスト(ドパミン受容体刺激薬)の副作用なども考えられます。その場合は、主治医に相談して、薬の減量、中止、変更を判断してもらいます。

そのほかの睡眠障害には、主治医に適切な睡眠薬を処方してもらいましょう。最近の睡眠薬は、短時間だけ作用する精神安定薬などがあり、依存症の心配もありません。

ほかにも、日中は太陽を浴びて十分に運動し、眠る前の部屋の環境を整えるなど、健やかな睡眠環境を心がけましょう。

さまざまな睡眠障害のタイプ

一言で眠れないといっても、
睡眠障害にはさまざまなタイプがあり、
対処する薬もそれによって異なります。
睡眠障害の内容を詳しくメモして、
主治医に相談するようにしましょう。

日中過眠 ▶ 日中うとうとする

突発性睡眠 ▶ 突発的に眠ってすぐ目覚める

入眠障害 ▶ ベッドに入っても寝つかれない

中途覚醒 ▶ 眠りが浅くてすぐに目が覚める

レストレス・レッグズ症候群 ▶
ふとんに入ると足がむずむずする

レム睡眠行動異常 ▶
睡眠中に大声を上げたり
手足を動かしたりする

ノンレム睡眠行動異常 ▶
夢遊病者のように
歩き回るなど

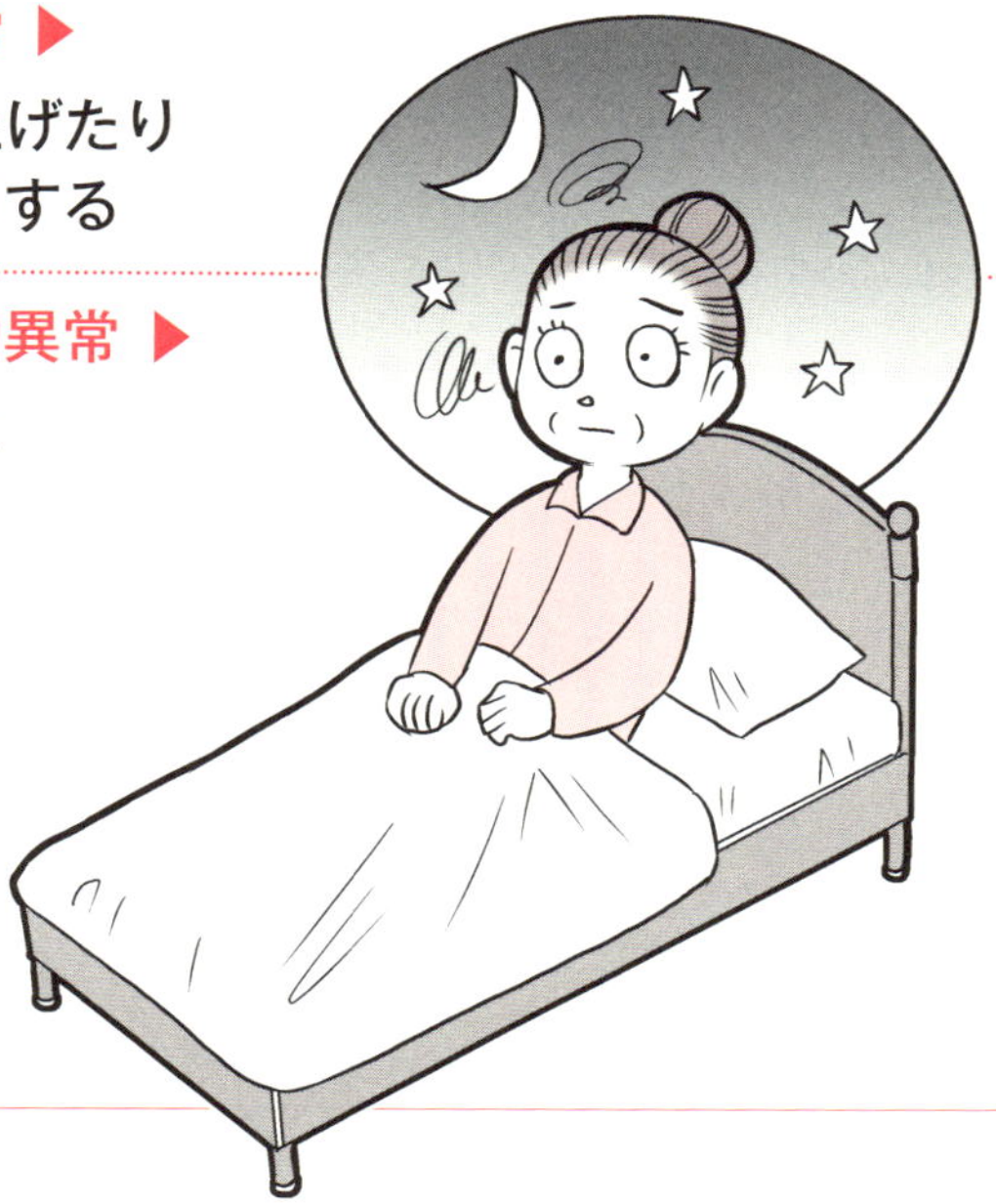

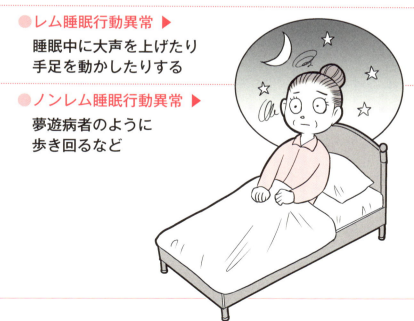

⑥痛み
痛みの原因を取りのぞく

手足や関節の痛みによって、外出もままならずに苦しめられる患者さんもいます。

なかでもいちばん多いのは、いろいろな原因によって関節や筋肉が痛むものです。痛いから動かさないでいると、どんどん動けなくなっていきますので、必要に応じて痛みどめを使いながら、リハビリテーションを行いましょう。長いあいだ薬を飲んでいる患者さんのなかには、薬の切れ目に痛みを感じる人もいます。これは、パーキンソン病によって、自律神経や感覚神経に影響を及ぼしているためだと考えられます。

早朝または夕方に足の指がひきつって痛むのは、有痛性ジストニア(不《ふ》随《ずい》意《い》運動《うんどう》)だと考えられます。L-ドパの効果が切れてくると起こることがわかっています。ジストニアの原因は、線条体でのドパミン不足が原因だと考えられていますが、まだ詳しい相関関係はわかりません。足指のひきつり痛みは、数時間で自然に消えますが、ひんぱんに発生するようなら主治医に相談してください。

● 痛みの原因はひとつではない 主治医の判断と指示にまかせる

パーキンソン病の痛みの原因

▶ 筋肉、関節の痛み

無動の症状のために、
筋肉や関節が痛む。

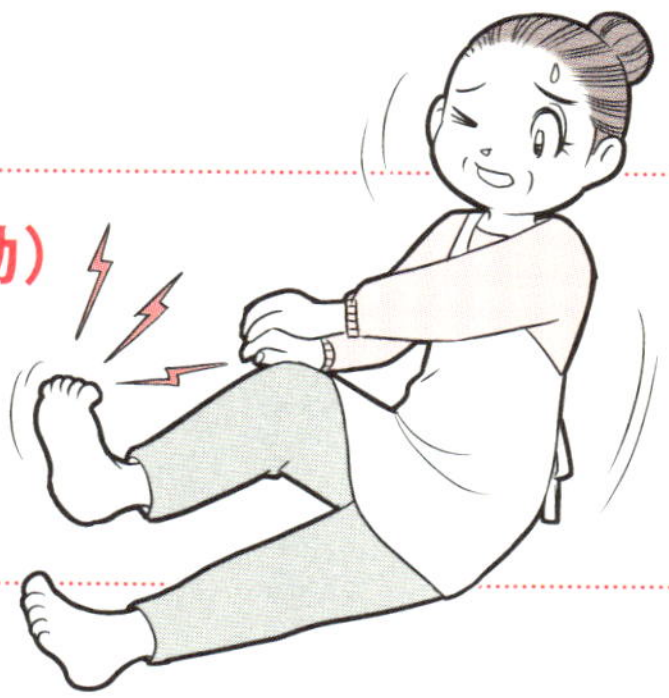

▶ 有痛性ジストニア（不随意運動）

筋肉が異常に収縮して、
下肢が不自然に
ゆがんで痛む。

▶ 中枢神経の異常

薬が切れたウェアリング・オフのときに
手足や下肢が痛む。

▶ 坐骨神経痛

不自然な姿勢により
脊柱のゆがみが生じ、
脊髄や末梢神経が
圧迫されて痛む。

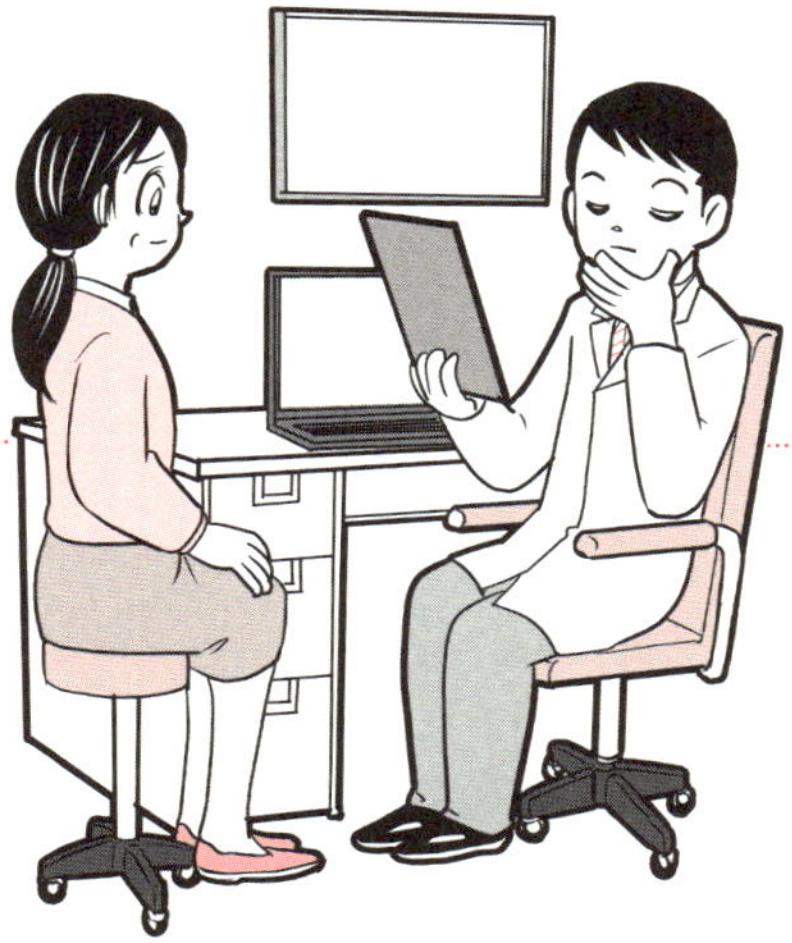

▶ 足のむくみによる痛み

自律神経症状により
毛細血管のはたらきが
悪くなっている。

69

⑦便秘

生活習慣を工夫して便通改善する

パーキンソン病の特徴である、ふるえなどの症状があらわれる数年前から、病気に先立って便秘になっている患者さんは少なくありません。

パーキンソン病は、脳の線条体で、体を動かすために神経へ命令をおくる役割を果たす物質ドパミンが不足することにより発症する病気です。腸のぜん動運動を支配している腸管の神経細胞にも、同じような神経細胞の集まりがあり、ドパミンが不足して機能しなくなることがわかっています。しかし抗パーキンソン病薬は、飲んでも腸管には作用しないため、パーキンソン病の便秘に関しては一般的な便秘と同じ対策を行います。

繊維質の豊富な食事と水分摂取、適切な運動、規則正しい排便習慣を身につけるなど、生活習慣の工夫で便秘対策を行うほか、おなかのマッサージも効果的です。

しかしどうしてもうまくいかず、便秘の症状がひどいときは、最終手段として、便通改善薬、下剤、浣腸などを使って対処します。

便秘を改善するための生活習慣

パーキンソン病の便秘症状に関しては、
一般的な便秘と同じ対策を行いましょう。

● **食物繊維（ふすま、穀類、野菜、きのこ、くだもの、海藻類、豆など）の多い食品をとる**

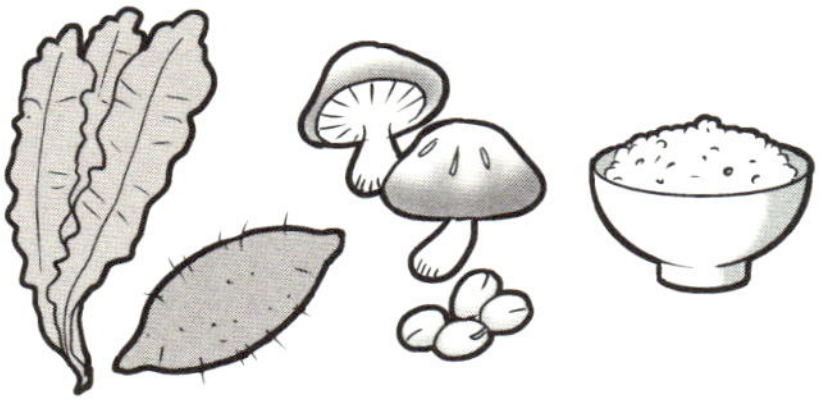

● **水分をたっぷりとる**

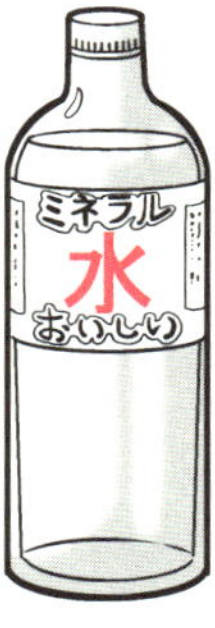

● **時計回りにおなかのマッサージを行う**

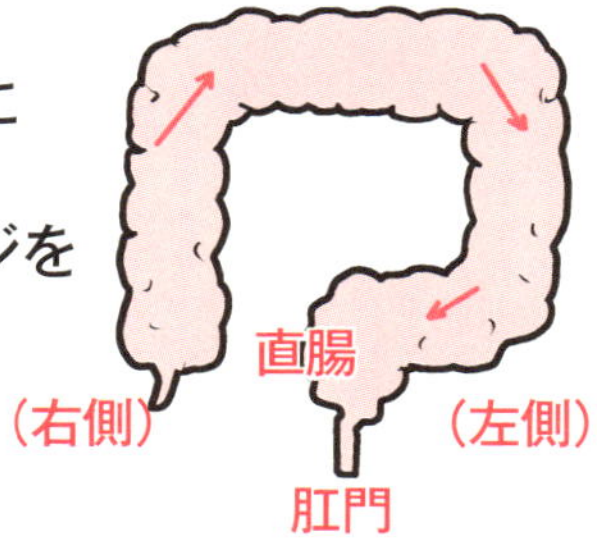

[大腸の消化の流れ]

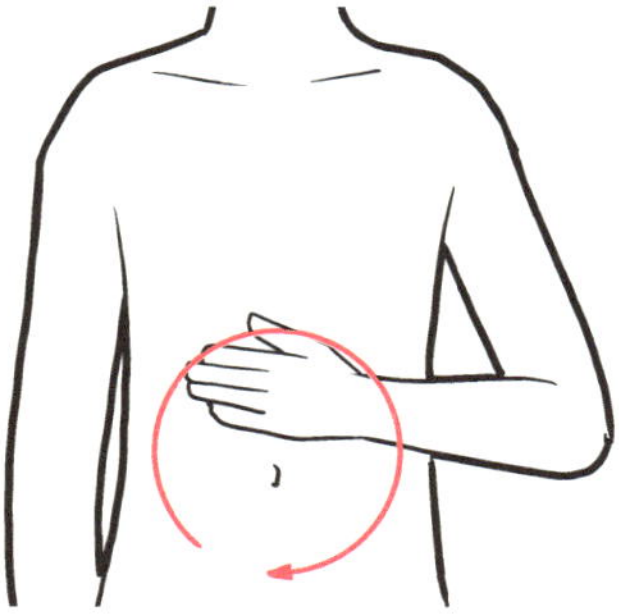

● **毎朝決まった時間にトイレに行く**

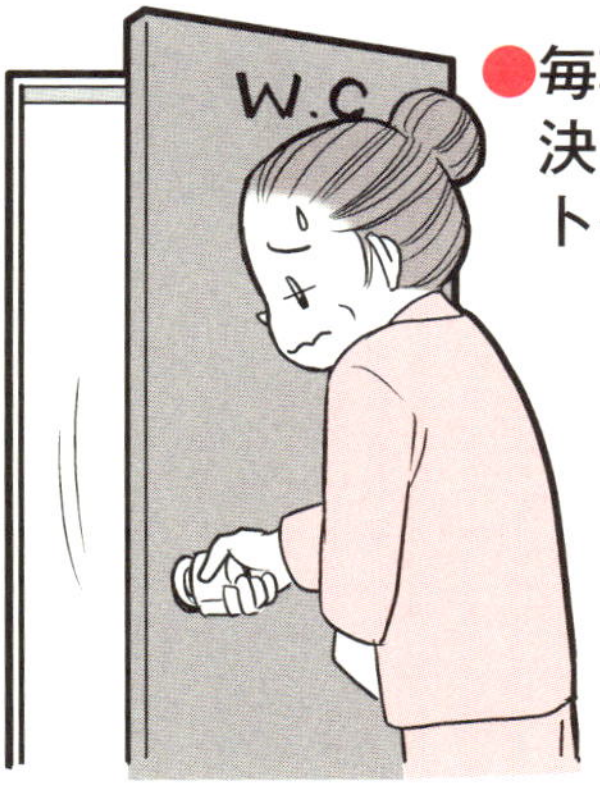

● **便通改善薬を飲む**

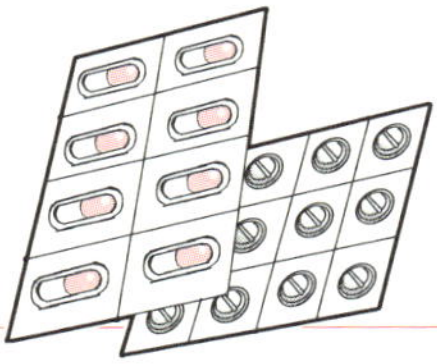

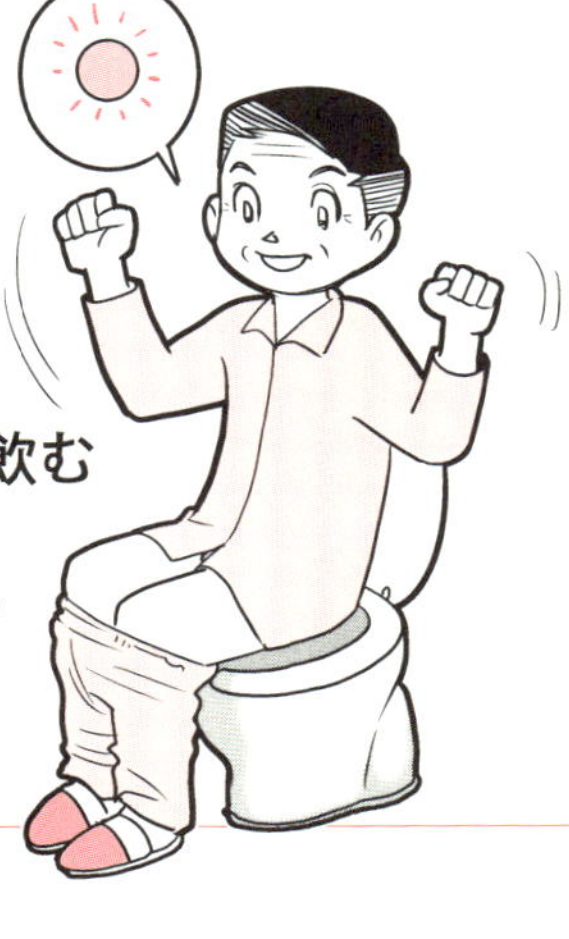

70

⑧立ちくらみ、失神
動作を分割してゆっくり行動する

立ちくらみは、自律神経症状のひとつです。イスから立ち上がったときにくらっとする、意識が遠のくといった症状は、起立性《きりつせい》低血圧によって起こります。パーキンソン病の初期にあらわれることはなく、歩行障害が出てくるような時期に同時に起こります。

ふつうの動作では、イスや床から立ち上がるときに、足の血管が収縮して自然と脳へ血液を送りこみますが、パーキンソン病では、脳に血液が行きわたらないために、立ちくらみや失神を引き起こします。立ちくらみや失神は、転倒事故にもつながりかねません。

ふだんから血圧を定期的に測って、低血圧にかたむいていないかチェックしましょう。また、立ち上がるときには、一気に動くのではなく、ゆっくりとひとつひとつの動作を分けて立ち上がるようにします。その場で、何回か足踏みをして立ち上がる前の準備体操を行い、足の血流の循環を促すのも効果的です。立ちくらみが起こりそうな感覚があるときは、無理に立ち上がろうとせず、しばらく横になって様子を見ましょう。

動作を小さく分けて安全に立ち上がる習慣をつけましょう！

1

床から立ち上がるときは、
近くのイスやテーブルに
つかまって
立てひざになる

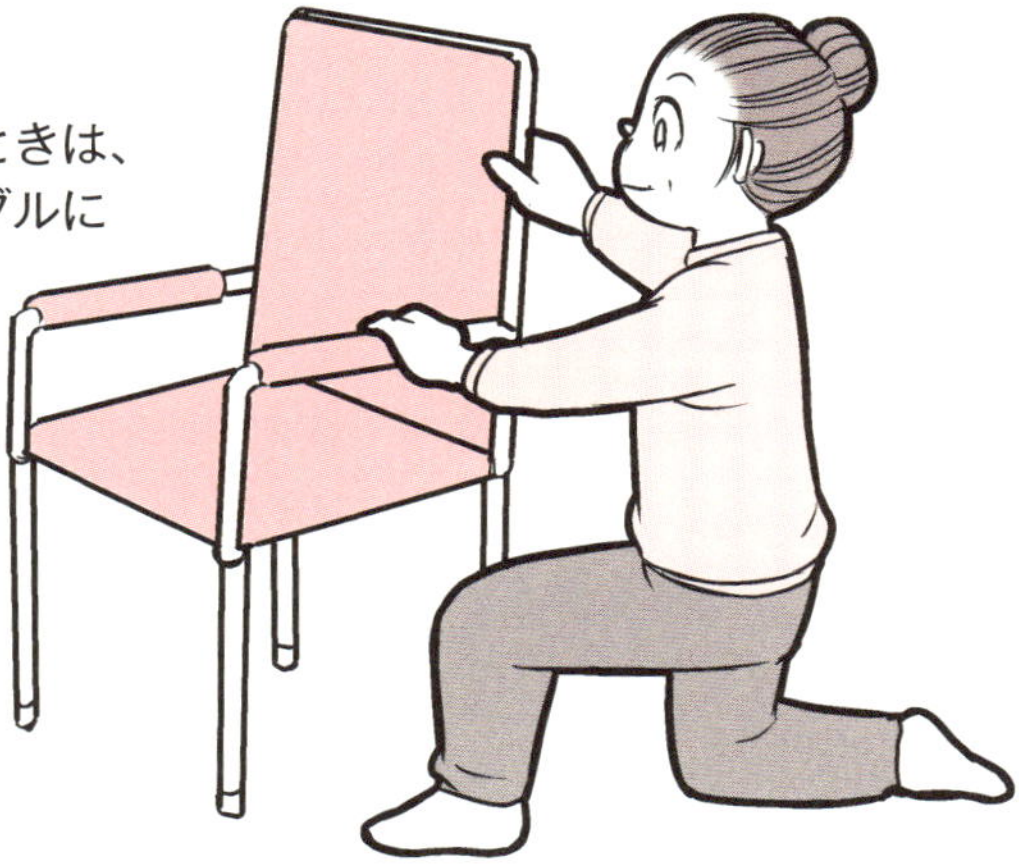

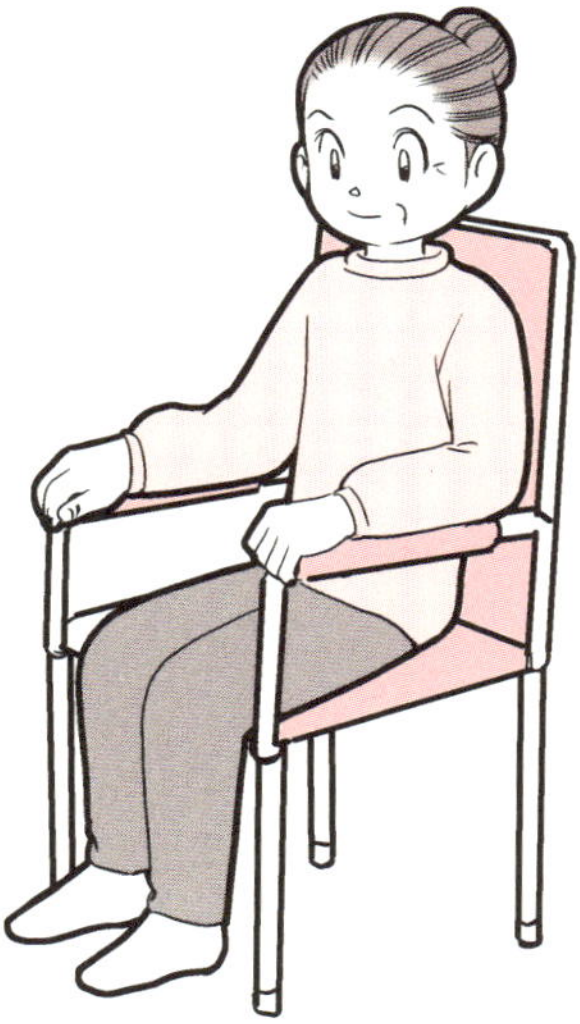

2

ゆっくりとイスに腰かける
（座ったまま何度か
足踏みをする）

3

一呼吸おいてから、
イスから
立ち上がる

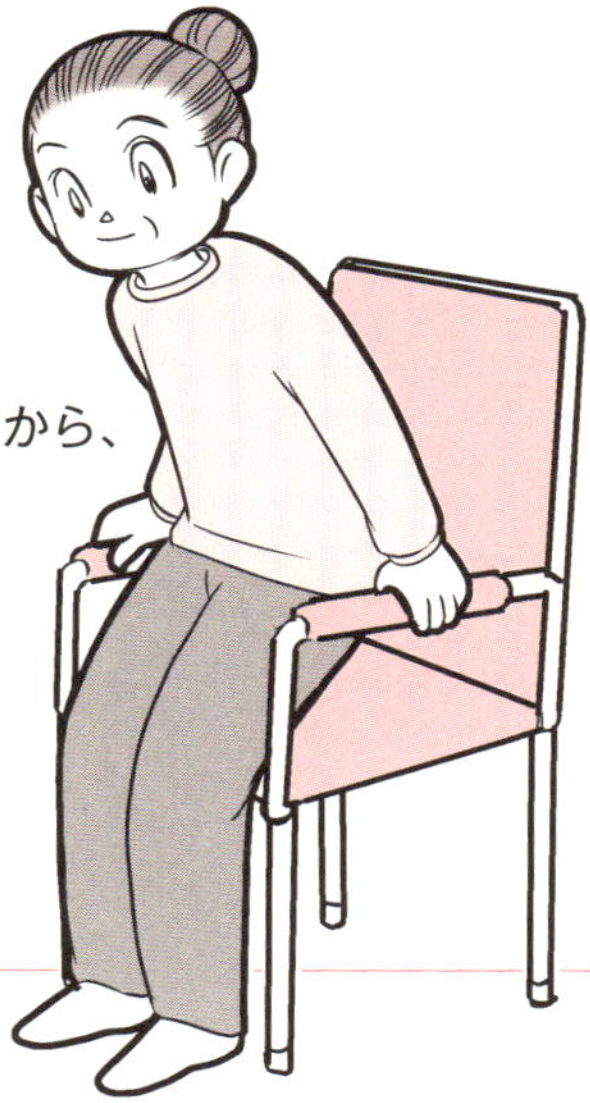

※弾性ストッキングを着用すると、
血流がよどまず、
立ちくらみ予防になる

COLUMN
5

作家 三浦綾子の『闘病日記』を支えた夫の存在

ベストセラーとなった『氷点』で有名な小説家 三浦綾子さんは、パーキンソン病と診断された日から『闘病日記』という日記形式のエッセイを綴りはじめました。この作品は、パーキンソン病患者のリアルな闘病日記として、同じ病気に悩む患者さんにとっては大いに共感を覚えるものでしょう。診断されたときには、病気についての知識は一切なかった三浦夫妻でしたが、仕事への熱情を持って日々の症状と闘います。夫である三浦光世さんが、痛み、幻視、頻尿などの症状に苦しむ妻・綾子さんを、ときに激励し、ときに厳しく叱咤《しった》する姿は、感動を呼びます。綾子さんは、連載半ばからパーキンソン病を発症しながらも、『銃口』という長編小説を完成させました。その影には、口述筆記から介護、食事づくりまでのすべてを取りしきって、妻の創作活動を支えた夫・光世さんの存在がありました。「治らないかも」と弱音を吐く綾子さんに、「必ずや待ち望め、必ず治る」と励ます光世さんの姿は、強い信頼と愛情のもと、夫婦一丸となって病気に立ち向かう大切さを教えてくれます。

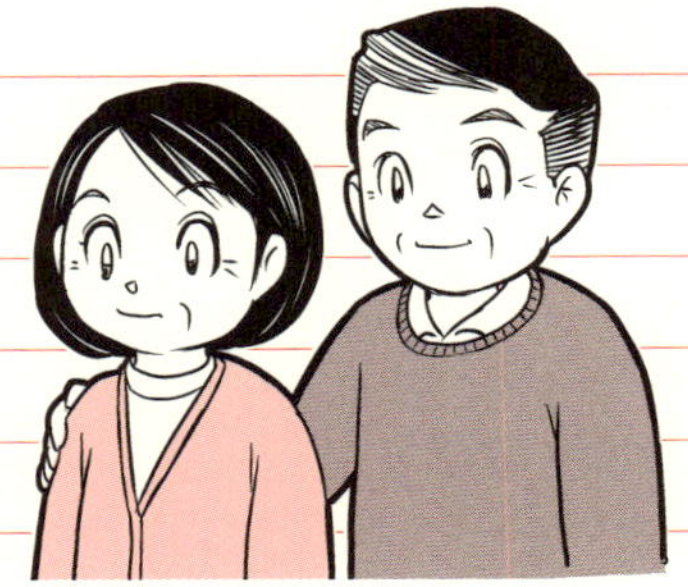

三浦綾子『闘病日記』（1995年、主婦の友社）

第6章

日常の生活方法

パーキンソン病だからといって
家に閉じこもる
必要はありません。
むしろ積極的に
行動することが療養です。
家族のサポートのもと、
快適で安全な家づくりを行い、
自分から積極的に日常生活を
過ごすようにしましょう。

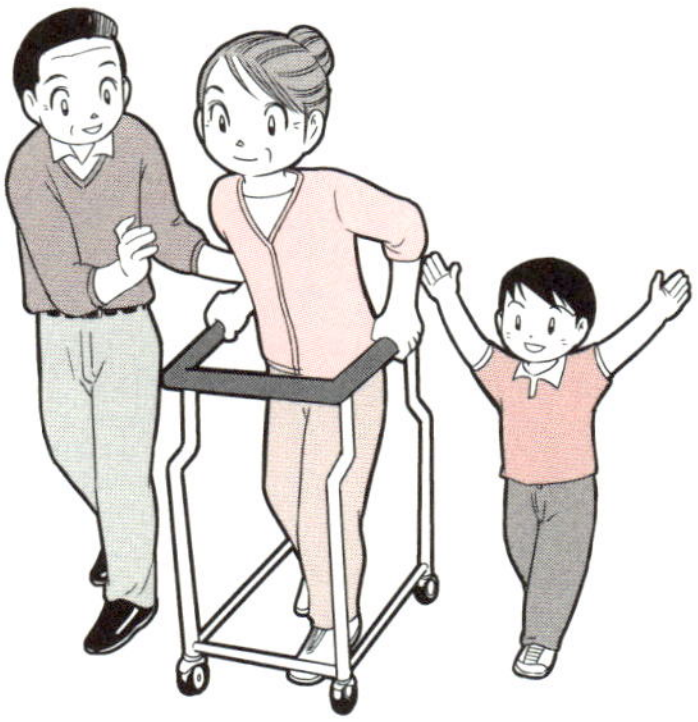

71

病気とのつきあい方は前向きに、活動的に過ごすこと

パーキンソン病は、長い時間をかけてゆっくりと進行していく病気ですが、ほかの病気のように「してはいけないこと」はありません。病気とうまく折りあいをつけて、上手につきあっていく方法を身につけましょう。病気について正しく理解し、薬物療法とリハビリテーションを続けていくことが、毎日の生活の質を高めてくれます。

パーキンソン病の療養生活でいちばん大切なのは、安静にしないこと。家の中を安全に快適に整えて、過ごしやすい環境づくりを行うとともに、家に閉じこもらず、積極的に社会と関わる努力をしてください。趣味の活動、旅行、スポーツも、安全面にだけ注意すれば大丈夫です。好きなことに熱中するのは、よい効果をもたらします。笑いも、心身をほぐして、脳や体のはたらきを活性化します。

できれば身近な友人や職場の人には、病気について説明して理解を深めてもらいましょう。病気をオープンにし、気持ちを明るく保ちながら、自分らしい生き方を見つけてください。

パーキンソン病とのつきあい方

病気への理解を深め、前向きに楽しく暮らすことが、最高の治療です。
いま「できること」に目を向けて、マイペースで暮らしましょう。

- 安静にしない
- 病気を正しく理解する
- リハビリテーションを続ける
- 前向きに考える
- できれば身近な人に病気をオープンにする
- 仕事や趣味の活動を続ける
- ボランティアなどの社会的活動にも積極的に参加する
- 同じ病気を持つ患者さんと交流する

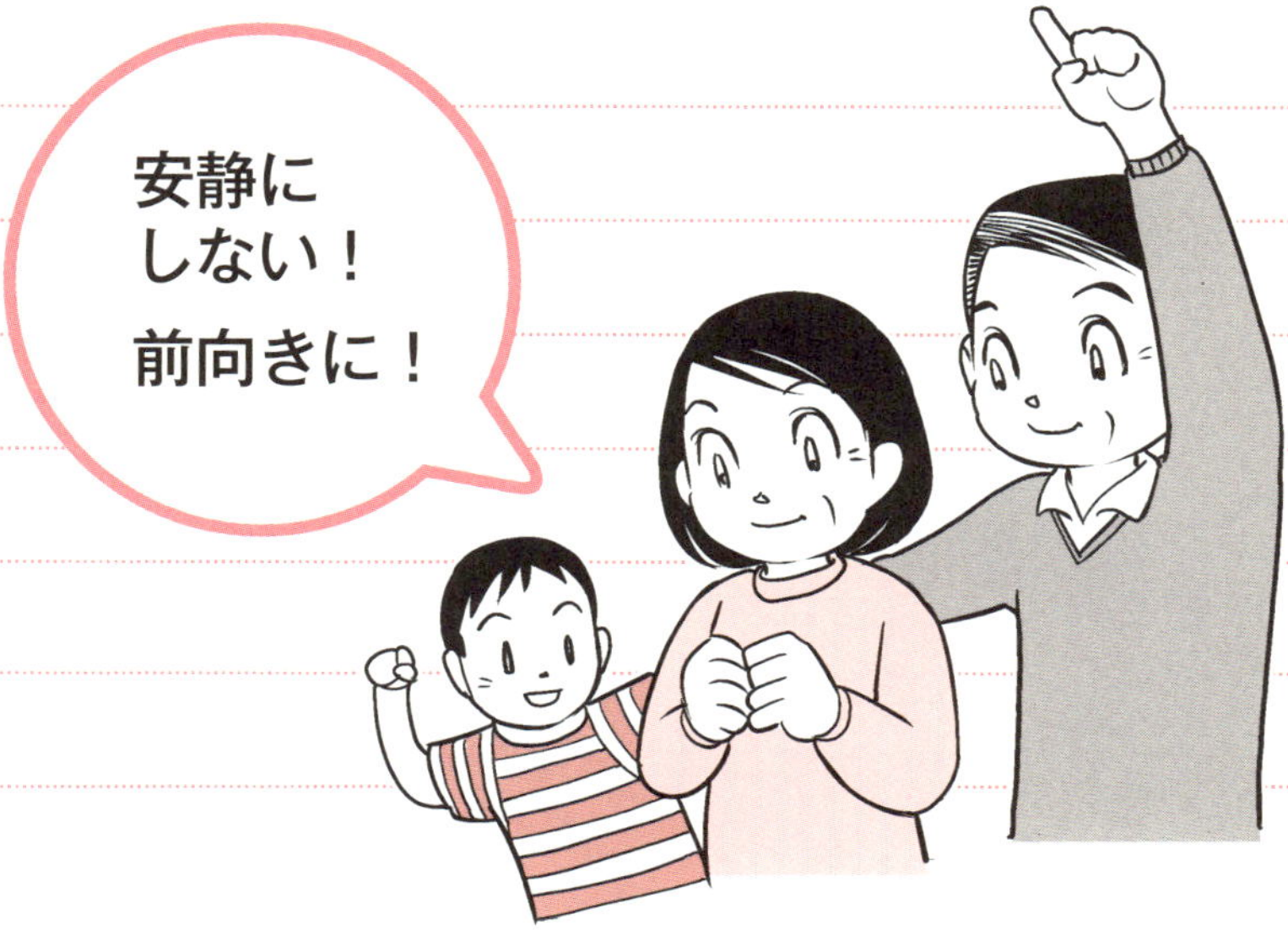

72

家族の理解と支え　薬の管理や精神的サポートを

患者さんにとっては、同居している家族のサポートが大きな精神的支えになります。患者さんの不安や悩みをわかるためにも、ご家族も一緒に病気について学んでください。できれば、受診につきそって、薬の説明を聞くほか、ふだんの様子を主治医に伝えるなどして、治療に積極的に参加していただけるとよいでしょう。

治療で大切なのは、処方された多種類の薬を定められた量と方法できちんと飲むことです。ふつうの人は、処方される薬の多さに驚かれるかもしれませんが、素人判断で薬の服用を中断したり量を加減したりすることは危険です。定められた通り、きちんと薬を服用しているかチェックしてあげてください。日常生活は、主治医の目が届きません。体調管理や生活する上でのサポートはもちろん、日々の励ましや見守りが心の支えとなります。患者さんは症状のもどかしさに、ときにいらだち、やる気を失うこともあるかもしれません。しかし、手や口を出し過ぎず、あたたかく見守るようにしてあげてください。

患者さんに、しない、いわない　NG言動

家族だから、ついいってしまう、
つい手伝ってしまうことは多いはず。
しかしそれは患者さんのためになりません。
以下のようなことを、
いわない、しないように注意しましょう。

手助けし過ぎない

患者さんができることは、なるべく手伝わないで
自分でしてもらうようにしましょう。
いつも手助けをしていると、
患者さんも人に頼る気持ちが強くなって、
できることもしなくなります。
つかず離れず、
見守るようにしてください。

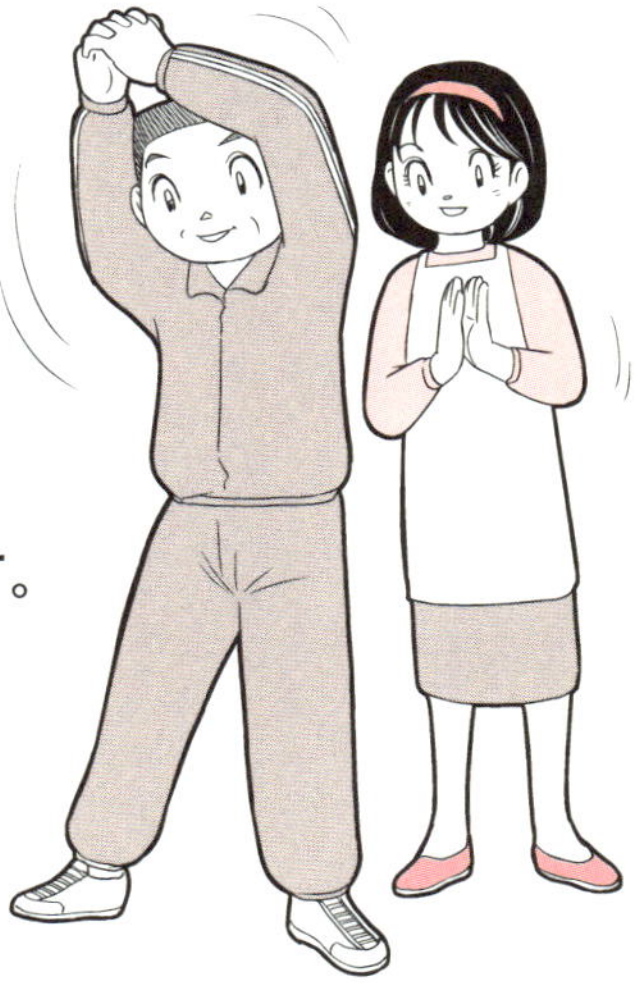

急がせない

何かをする際には、
患者さんのペースで、
ゆっくりとやらせてあげてください。
命令口調で急かしたりするのは禁物です。
いつも何かをするたびに、
いちいち口出しや手出しをすると、
患者さんのプライドが傷つきます。

忘れさせない

薬は治療の基本です。
患者さんが、定められた量の薬を正しく服用しているか
手助けしてあげてください。
ときに薬を飲むことをいやがる場合もあるかもしれませんが、
薬の重要性を話して、服用を促しましょう。

73

介助のポイント①
口出し、手助けし過ぎない

パーキンソン病は、症状の個人差が激しい病気です。患者さんの状態にあわせて、どんなことができて、どんなことができないのか、介助する家族もしっかり把握しておく必要があります。どのような症状のときでも、できる限り患者さん自身の手でできることはしてもらいます。

介助する家族の側も、過剰な口出しや手助けをし過ぎないように、自制する必要がありま す。あらかじめ患者さんと、介助のポイントについてよく話しあっておきましょう。お互いに、介助のポイントを理解しておくことで、相手への気遣いや行きちがいもなくなります。

患者さんの好きなことや趣味をあきらめずに、いままで通りの生活を続けることが、効果的なリハビリテーションになります。

大切なのは、患者さんを特別扱いしないことです。手助けを最小限に抑え、患者さんが自分自身で日々の生活を行っているという実感が、明日への意欲につながります。

●進行度にあわせて必要な手助けを

患者さんの症状は人さまざまですが、
ホーン・ヤールの重症度分類にあわせた介助ポイントをまとめました。
患者さんができることを知った上で、
そのつど適切な介助を行いましょう。

ホーン・ヤールの重症度分類 Ⅰ～Ⅱ度

▶症状

- 体の片側または両側に、ふるえ、こわばりがある
- 仕事など、いままで通りの生活ができる

▶介助のポイント

- 自分のことは自分でするように見守る
- 手を出さず見守りが基本

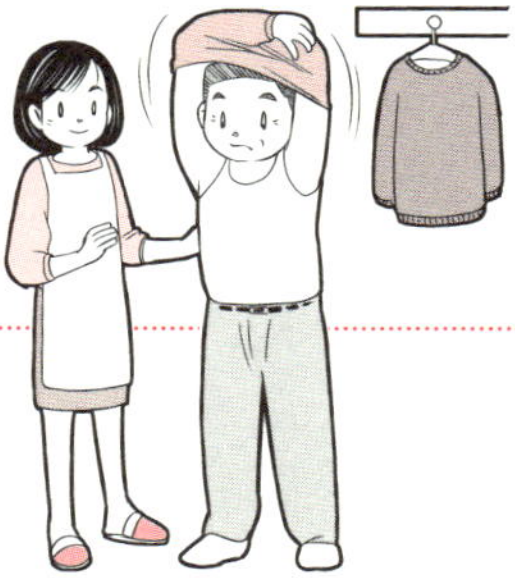

ホーン・ヤールの重症度分類 Ⅲ度

▶症状

- 姿勢反射障害、歩行障害が起こりやすい
- １日のうちに症状が変化する（ウェアリング・オフ）

▶介助のポイント

- 転倒に注意する
- 調子のいい時間帯にリハビリテーションや外出をスケジューリングする

ホーン・ヤールの重症度分類 Ⅳ～Ⅴ度

▶症状

- 一人で生活することが困難な状態
- 嚥《えん》下《げ》障害《しょうがい》、誤嚥性肺炎、感染症、転倒骨折を起こしやすい

▶介助のポイント

- 流動食など飲みこみやすい食事づくり
- 必要があれば、車イスなどを使う
- 公的制度を利用してサポートを受ける

74

介助のポイント②
100%完璧をめざさない

パーキンソン病の患者さんの介助や介護を行っているのは、主に配偶者の場合が多く、老老介護になっているケースもよく見かけます。配偶者だけで、何から何まで面倒を見るには無理があります。無理をしないで、ほかの家族の手を借りたり、公的なサービスを活用したりしましょう。症状によっては、難病の患者さんが対象となる訪問看護や、ホームヘルパーによる訪問介護のサービスも利用できます。また、デイケアやショートステイを利用して、患者さんや家族にとっての気分転換をはかることもおすすめです。

パーキンソン病は、20〜30年といった長いつきあいになる病気です。配偶者や家族だけで100%完璧なケアをめざすことなく、ときには公的サービスの手を借りながら、患者さんをサポートする家族側の精神的ストレス軽減や健康維持をはかるようにしてください。

パーキンソン病の患者さんはまじめな性格の方が多いですが、ご家族も介助に真剣になり過ぎて行きづまることがないよう、少し手を抜く方法も学んでみてもいいかもしれません。

●一人でかかえこまない！
外部の助けを活用しましょう

配偶者や家族が、介助を一人でかかえこまないために、
介護保険のサービスを利用する、保健所などの相談窓口に相談する、
家族どうしの情報交換も行える患者の会へ参加するなど、
外部の方法も活用しましょう。

介護保険サービス

- ●介助用品レンタル
- ●ホームヘルパー　●デイケア

保健所などの相談窓口
（ケアマネージャー、ケースワーカー）

患者の会への参加
（患者を介助する家族どうしの情報交換）

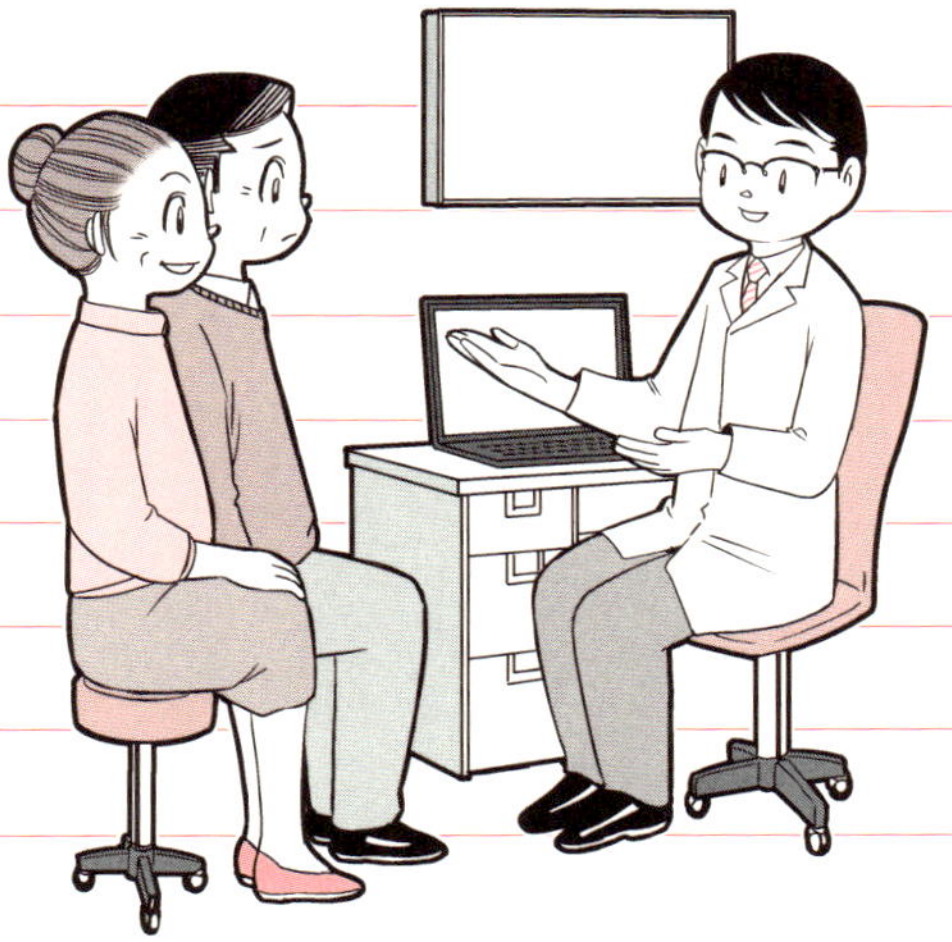

75

転びにくい住まいの工夫①

室内の危険ポイントチェック

患者さんの転倒事故は、外ではなく、実は室内でよく起こっています。家のなかで過ごす時間も多く、家にいるからつい安心して注意を怠る場合もあります。ホーン・ヤール重症度Ⅱ〜Ⅲ度では、つるつるしたフローリングの床で滑ったり、1〜2㎝の段差につまづいたりして転ぶことがあります。また患者さんは、ベッドサイドで転ぶ事故が多く、ベッドまわりには特に注意が必要です。家全体の安全を見直して、リフォームまでできればもちろんよいですが、少しの工夫や造作でも安全な家づくりは可能です。患者の視点にたって、室内の危険ポイントをチェックして改善しましょう。

基本は、つまずく段差の解消、通路や階段にまたぐ目安をつける、立ち上がるための手すりを設置する、足元の明かりをつけるなどです。患者さんは、「またぐことはできる」ので、階段の段ごとや、細い廊下に一定間隔の目立つテープを貼ると、テープをまたぐように歩き進められます。テープは、キッチンや洗面所に立つ位置を示すことにも使えます。

パーキンソン病患者のための住まいチェック

室内を見回して、以下のような点に注意しましょう。
ちょっとした工夫で、患者さんが過ごしやすくなります。

①スロープで段差を埋める（敷居《しきい》、カーペットや畳のへり）

敷居の段差はスロープで埋めます。
カーペットや畳のへりは、テープで固定します。

②引き戸（扉）

ドアは引き戸、ノブはレバーや取っ手に替えると便利です。

③L字型手すり（玄関、寝室、浴室、トイレ）

患者さんが立ち上がる動作をする場所には、
L字型の手すりを取りつけます。
身長にあわせて使いやすい位置に設置します。

④フットライト（廊下、階段）

手すりや足元に、人の動きで点灯する
センサー式のフットライトをつけます。

⑤またぐためのテープガイド（廊下、階段、洗面所、キッチン）

階段の段ごとや、廊下に30 ～ 40㎝の一定間隔ごとに、
患者さんがまたぐ目安となる目立つテープを貼ります。

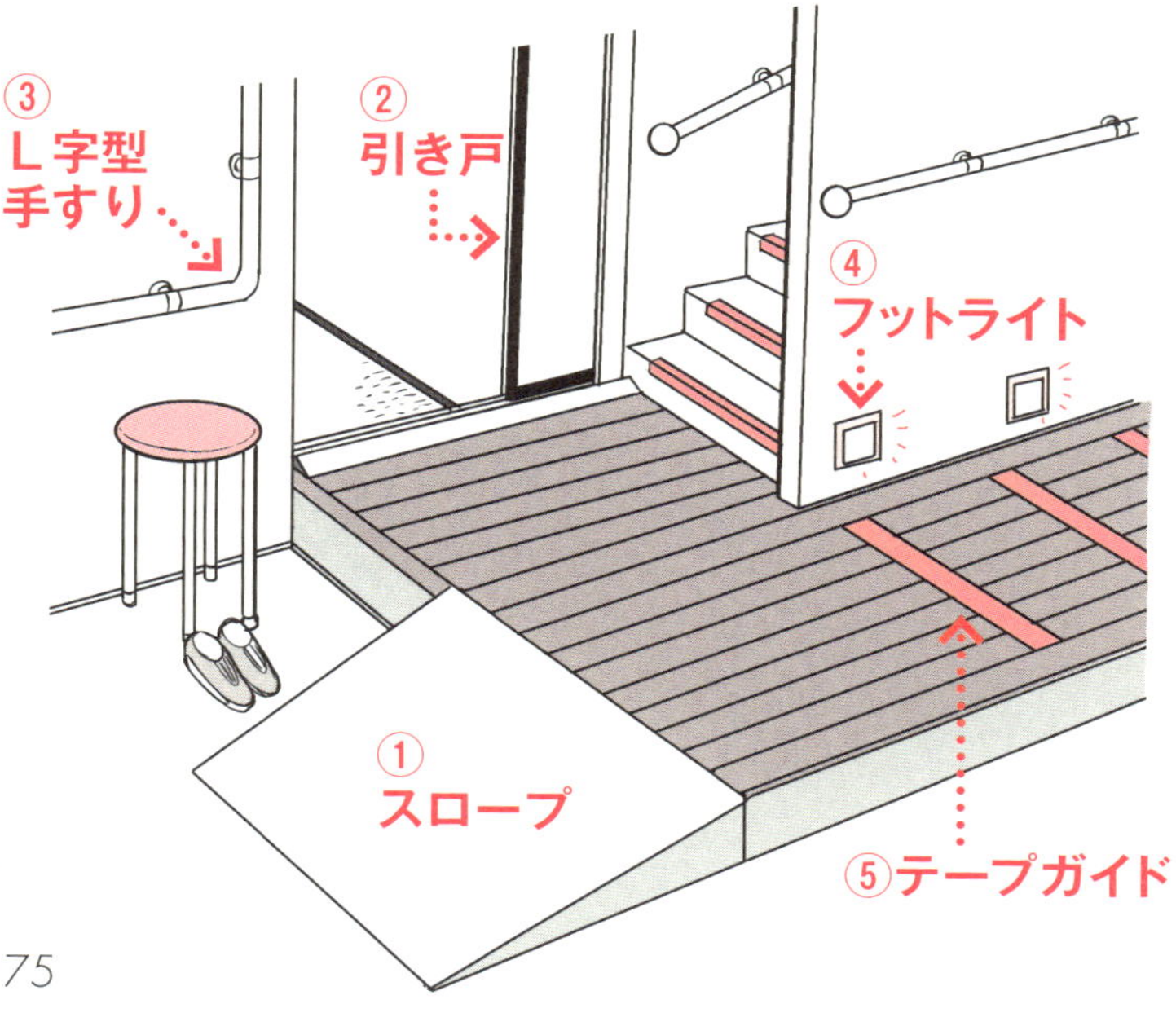

76

転びにくい住まいの工夫②
ベッドやイスの選び方

ベッドやイスは、患者さんが長時間休むために必要な家具です。使い心地や安全性に配慮して選んでください。患者さんが実際に試してみてから購入するといいでしょう。

ベッド、イス選びのポイントは、次の３つです。

①やわらか過ぎない　②手すりやひじかけがある　③ちょうどいい高さである

ベッドもイスも、ある程度のクッション性は必要ですが、やわらか過ぎると、体が沈みこんで立ち上がるときによけいな力が必要になることもありますので注意してください。ベッドはマットレスのフチがしっかりしているもの、イスは座面の両端が少し高くなっているものを選ぶと、立ち上がりの動作がしやすくなります。身長や体型にあわせて、高さやサイズを選ぶのも大切ですが、小さなクッションなどを使って微調整もできます。

パーキンソン病では、無動の症状が出ている場合、イスに腰かけていても床ずれができることがあります。座っていても、2～3時間ごとに向きを変えるなどの配慮をしましょう。

ベッドやイスの選び方

ベッド

- ベッドの下に空きがあると足に力を入れやすい
- 転落防止用の手すり柵がある
- マットのヘリがしっかりしている
- できれば上半分が上下できる（ギャッジベッド）介護用の電動ベッド

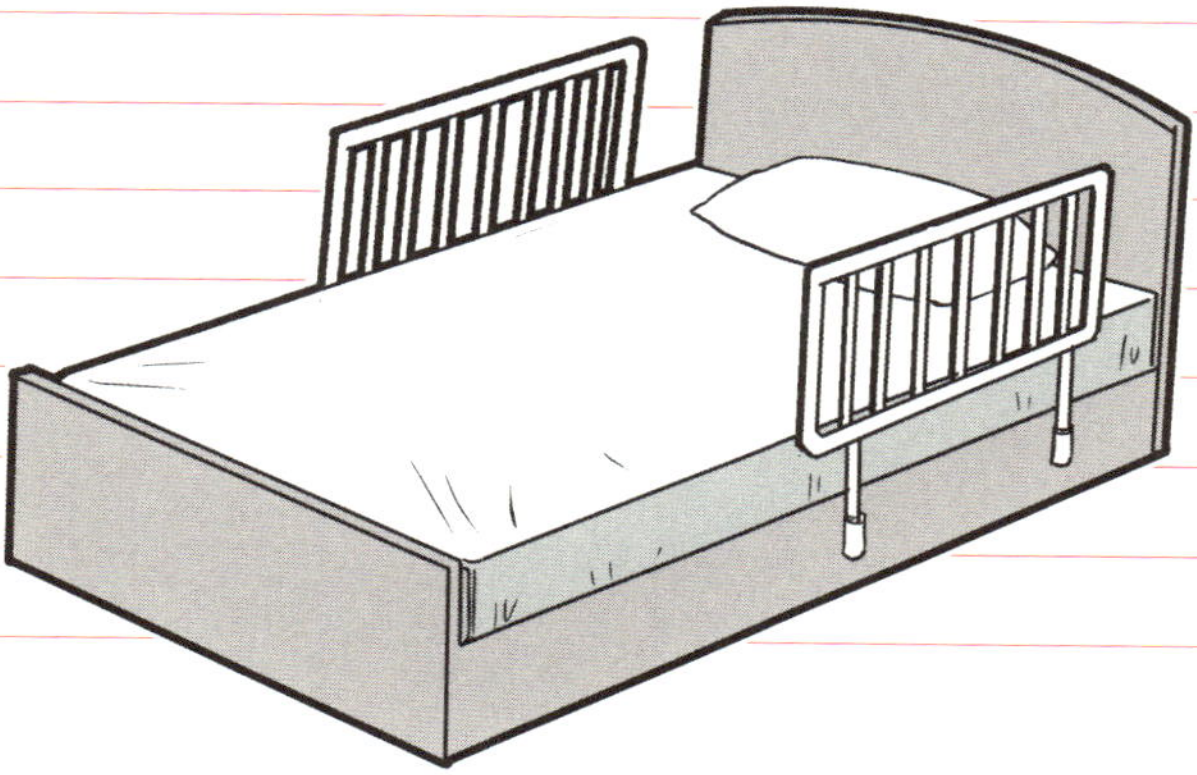

イス

- 座面の左右に握りこぶし１個分の余裕がある
- 座面の両端が少し高くなっていると体を支えやすい
- イスの脚には滑りどめをつける
- 背もたれは前後の角度が適正なものを選ぶ

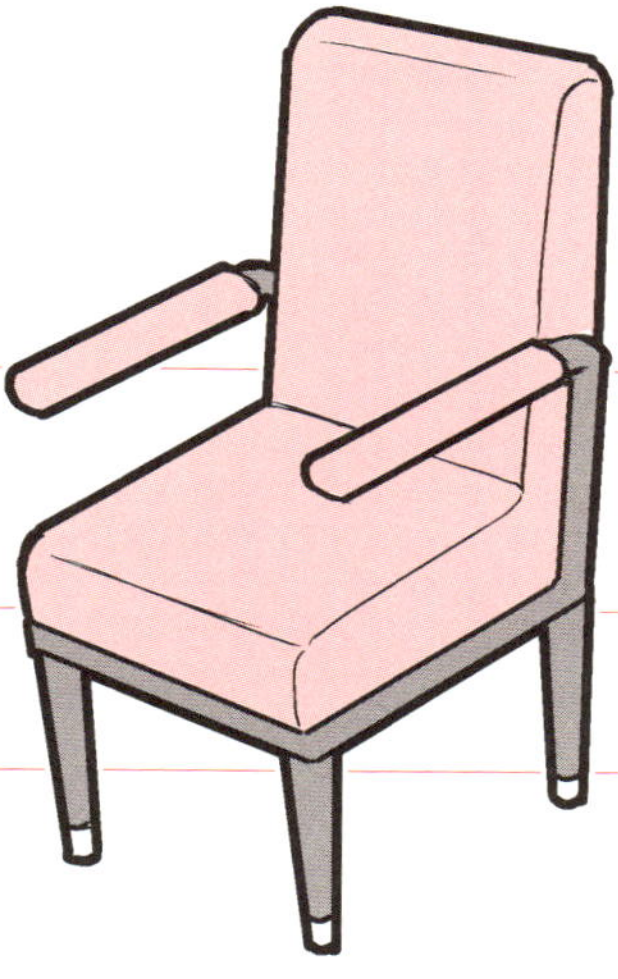

77 便秘と頻尿 トイレトラブルの改善

パーキンソン病患者さんのトイレトラブルは、便秘と頻尿のふたつです。どちらも予防するためには、水分をたくさんとり、トイレに規則正しく行く習慣をつけましょう。

便秘の方は、朝起きたらまず水分をとるようにすると、腸を刺激して腸内運動が活発になります。便意があろうとなかろうと、毎朝朝食後にトイレに行くようにして、自然なリズムが身につくまで規則正しい習慣を身につけましょう。

頻尿の方は、水分をとらないようにされますが、水分不足は便秘をさらにひどくし、脱水症を起こす危険性があります。トイレ自体もがまんせずに、早めに規則正しくトイレに行く習慣をつければ、頻尿対策にもなります。頻尿のせいで外出を控えたりすることもよくありません。気になるなら、外出時は大人用のパンツ型紙おむつを着用するなど、予防策をとっておけば問題ありません。最近の大人用紙おむつは、使い心地もよく機能的になっています。

便秘も頻尿も、あまり神経質になり過ぎず、おおらかな気持ちで対処しましょう。

快適なトイレ環境づくり

最近ではほとんどのご家庭が
自動洗浄機能付き洋式トイレを使用されていると思います。
手すりや暖房器具を設置して、
快適なトイレ環境づくりに配慮しましょう。
夜間の頻尿対策には、寝室にポータブルトイレを用意すると
安心できます。

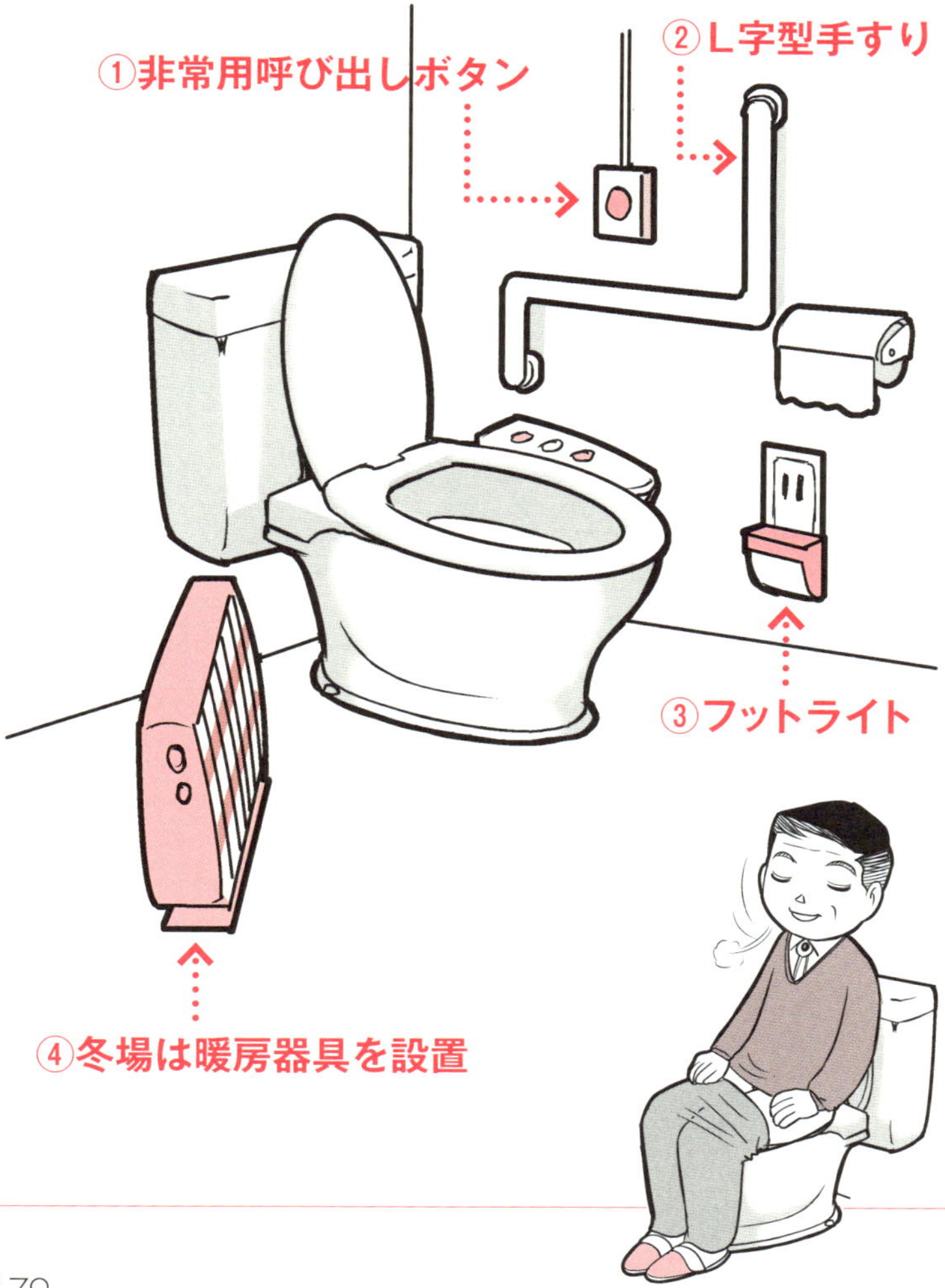
①非常用呼び出しボタン
②L字型手すり
③フットライト
④冬場は暖房器具を設置

78

食生活を楽しく
一人で食べられる工夫

手のふるえがあると、箸《はし》を握るのがむずかしくなり、食べものをこぼしやすくなります。しかし一人でできることはなるべく自分でするようにしましょう。

食事前に手のリハビリテーション（128〜129ページ）を行うと、手が動きやすくなることもあります。食事前のウオーミングアップに取り入れてみてください。

最近では、機能面に配慮した柄《え》の太い介護スプーンやフォークがあります。茶碗やお皿は軽くて割れない素材のものを選ぶと持ち上げやすくなります。カラフルな防水エプロンやランチョンマットを用意するなど、ちょっとした工夫が食欲をそそり、食卓を楽しいものにしてくれます。一人だけ食べる速度が遅くても、会話を楽しみながら、ご家族も一緒に食卓を囲んでつきあってあげるようにしてください。

食事は目でも楽しむものです。調理方法も、最初から小さく切り分けるのではなく、焼き魚や肉をみんなと一緒のかたちで供して、その場で切り分ける配慮もしたいものです。

●一汁三菜の食生活で便秘と立ちくらみ対策を！

パーキンソン病には食事制限はありませんが、
一汁三菜のバランスのいい献立を心がけて、
体重を増やし過ぎることなく健康な状態を維持しましょう。
便秘対策には、水分と食物繊維を
たくさん摂れるレシピがおすすめです。
脳が一時的に血液不足に陥いる立ちくらみには、
塩分摂取で対策します。
患者さんの分だけ、味つけをあとがけにして
濃くするなどしましょう。

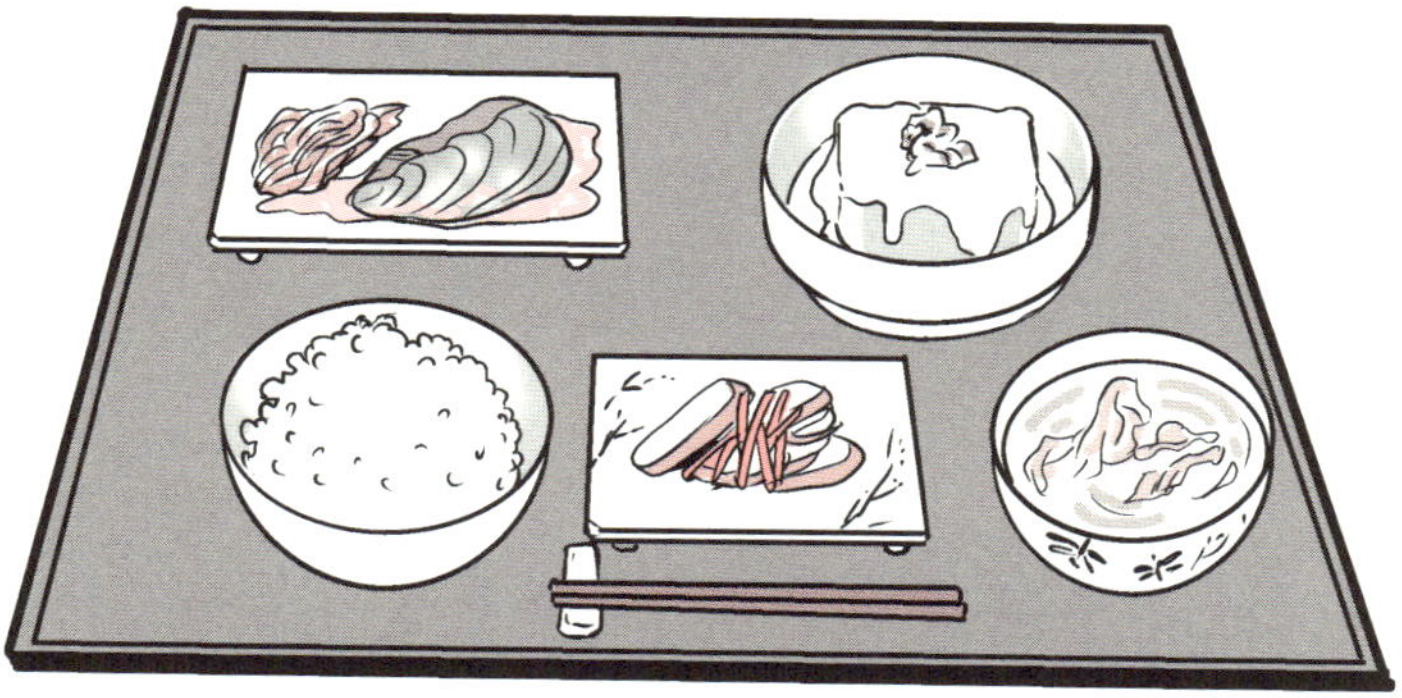

●夕食レシピ例

**魚の煮つけ、豆腐のあんかけ、なすの味噌炒め、
中華風野菜スープ、玄米ごはん**

- **食物繊維を たくさん摂る**
- **大豆製品を 上手に活用する**
- **副菜も 野菜を多く**

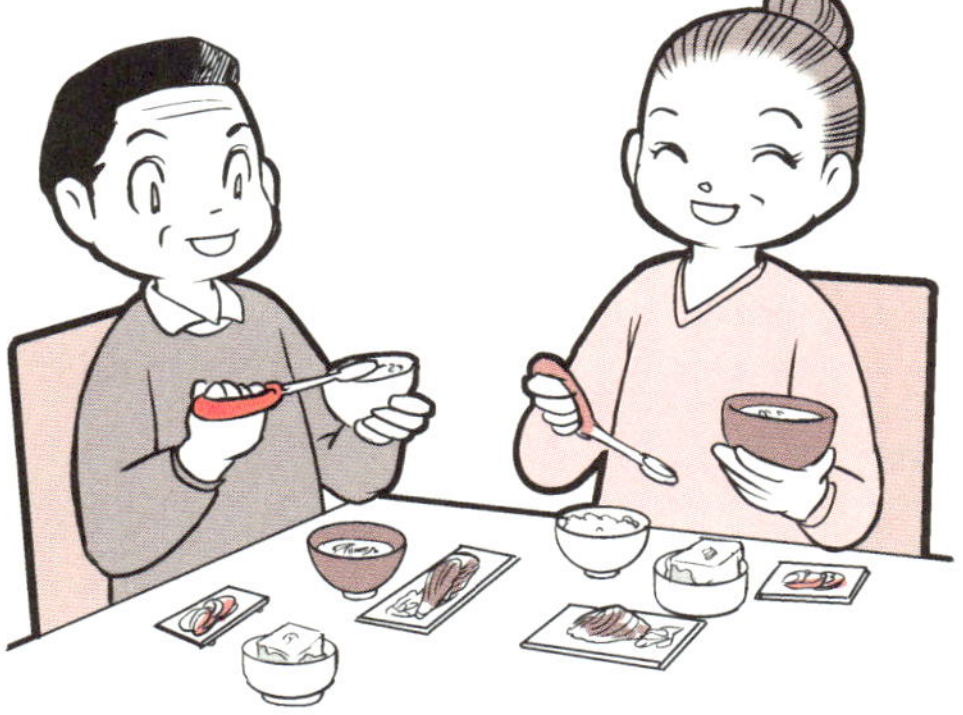

79

入浴の注意

使いやすく安全な浴室づくり

入浴は、筋肉の固縮《こしゅく》をやわらげ、自律神経障害による冷えを改善してくれます。患者さんの気分転換や食欲増進にもつながりますので、できれば毎日入浴するとよいでしょう。

一人で安心して入浴するために、お部屋と同様に、浴室の安全対策を施します。ほかの部屋と同様に、**①足を滑らせない、転ばない工夫　②緊急通報ブザーの設置　③浴室や脱衣所にL字型手すりを設置する**などしてください。

浴室用のイスを浴槽に入れて、浴槽の中でも腰かけることができるようにすると、立ち上がりやすく便利です。浴槽から急に立ち上がると、血圧が下がり立ちくらみが起こる危険もあります。浴槽から上がるときは、ゆっくりとした動作で、必要があればブザーを鳴らすなどしてだれかを呼んで介助してもらいましょう。

冬場は、脱衣所にも簡易暖房を設置して、浴室と脱衣所との寒暖差をなくしてください。脱衣所にもイスを置けば、転倒の心配もなく、一人で衣類の脱ぎ着がしやすくなります。

安全な浴室のチェックポイント

患者さんが一人で入浴できるために、
以下のようなポイントを改善しましょう。
またシャンプーや石けんなどの入浴道具は、
足元に散らばらないよう、
手に取りやすい棚に整頓しておきます。
介助をするご家族は、何かあったらすぐ
手が差し出せるように待機します。

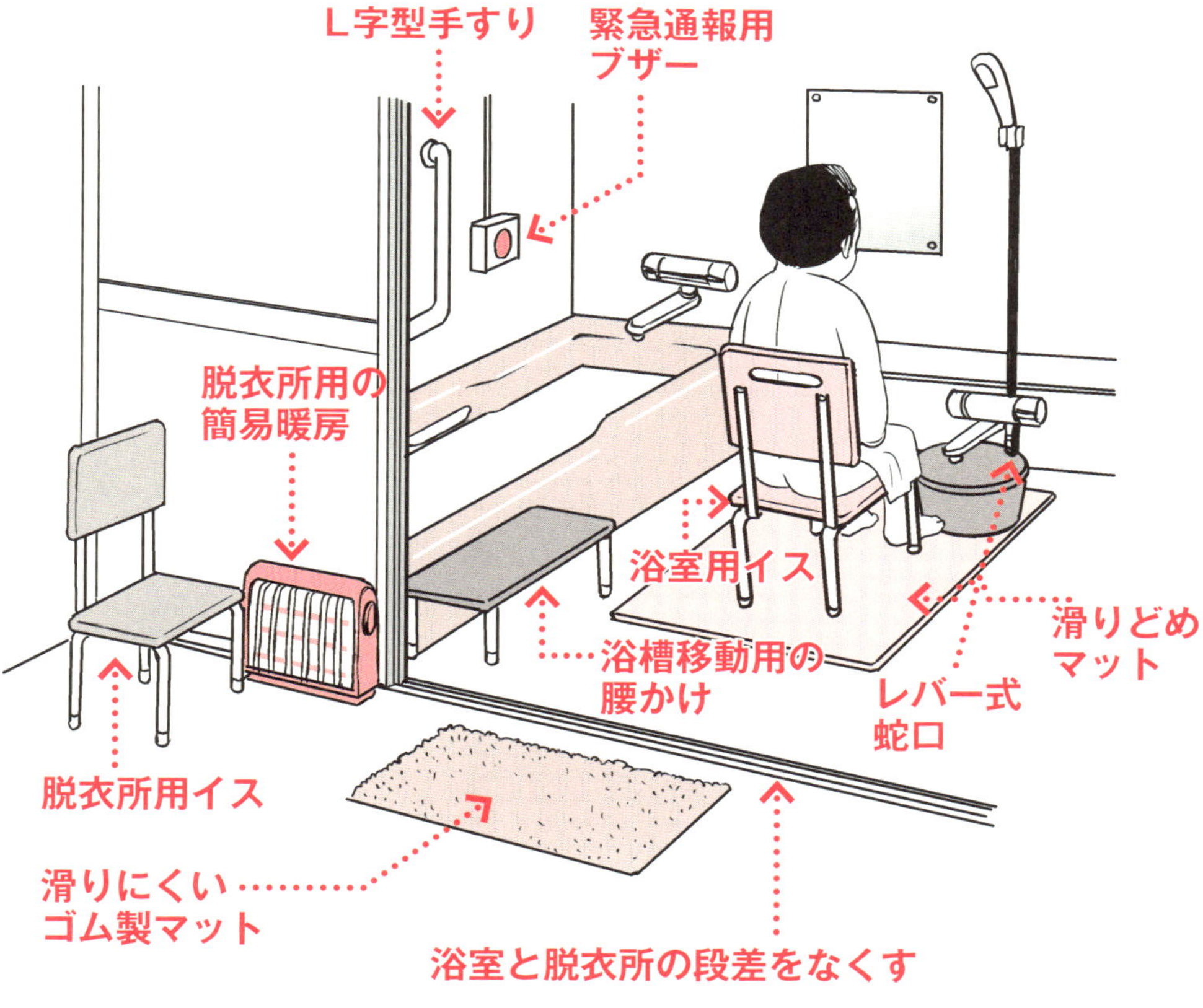

80

朝の洗面と着替え
着脱しやすい衣類の工夫

歯みがきや洗面、着替えは、手足が思うように動かないと、つらい動作になってきます。しかし、毎日のことなので、できるだけ自分で行うようにしたいものです。

食後の歯みがきは、ふつうの歯ブラシの柄にビニールや布を巻いて、持ちやすく太くすると握りやすくなります。力を入れなくてもていねいにみがける電動歯ブラシなどを活用するのもよいでしょう。

着替えは、バランスをくずしやすいので、イスやベッドに腰かけてゆっくり行います。着脱しやすいように、衣類のボタン部分はマジックテープにつけ替えておくと脱ぎ着が楽です。衣類も腕や袖を通しやすい余裕のあるものや、やわらかく伸縮素材のものを選びましょう。

外出の際の靴も、マジックテープやファスナー式の着脱しやすいもので、軽い素材のものを選びます。自宅で療養している人も、一日中パジャマで過ごすのではなく、朝と夜にはきちんと着替えて顔や歯を洗い、メリハリのある規則正しい生活を心がけてください。

朝の洗面、衣類、靴

●着脱しやすい衣類の工夫

衣類の
ボタン部分は、
マジックテープや
ファスナーに
つけ替えておくと
脱ぎ着が楽です。

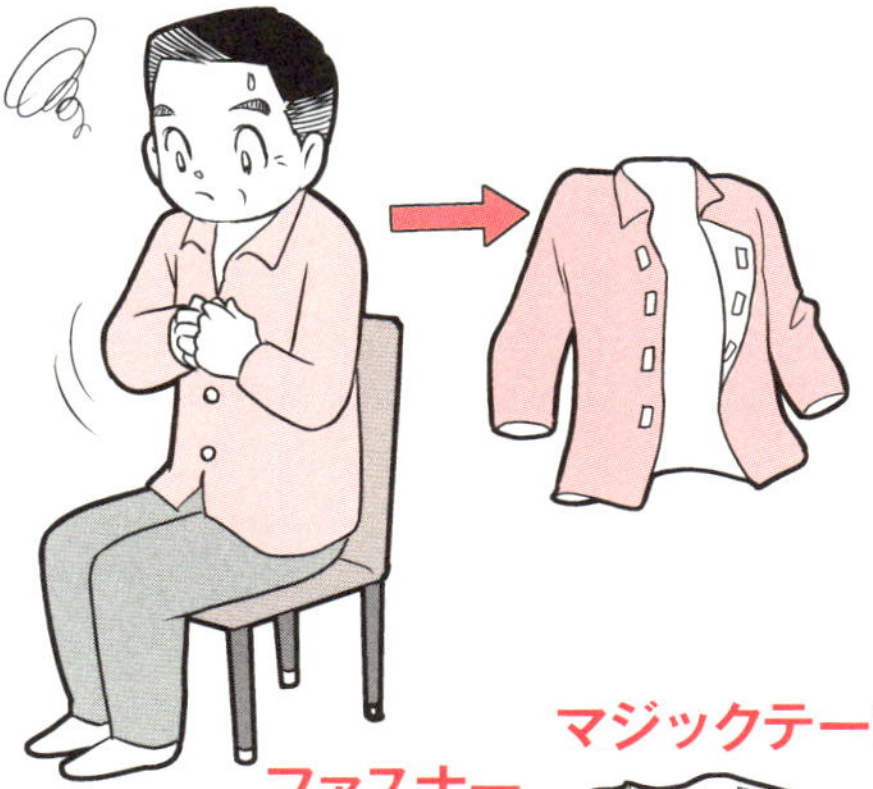

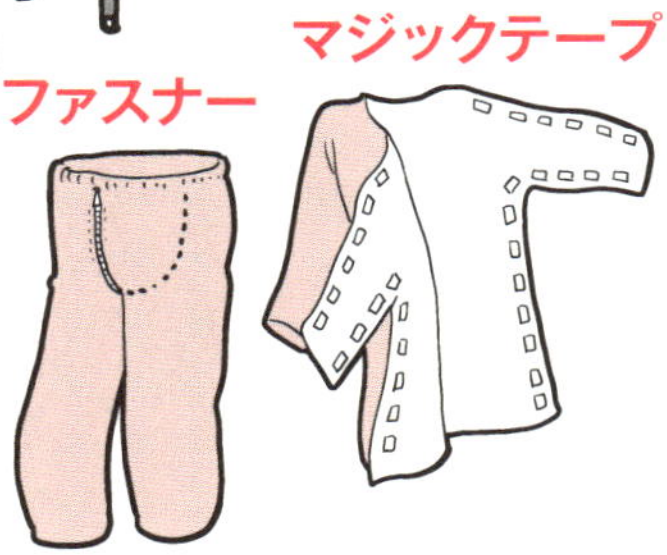

●着脱しやすい靴

ひも靴よりも
面ファスナーや
マジックテープで
しっかり足元を
固定できる靴を。

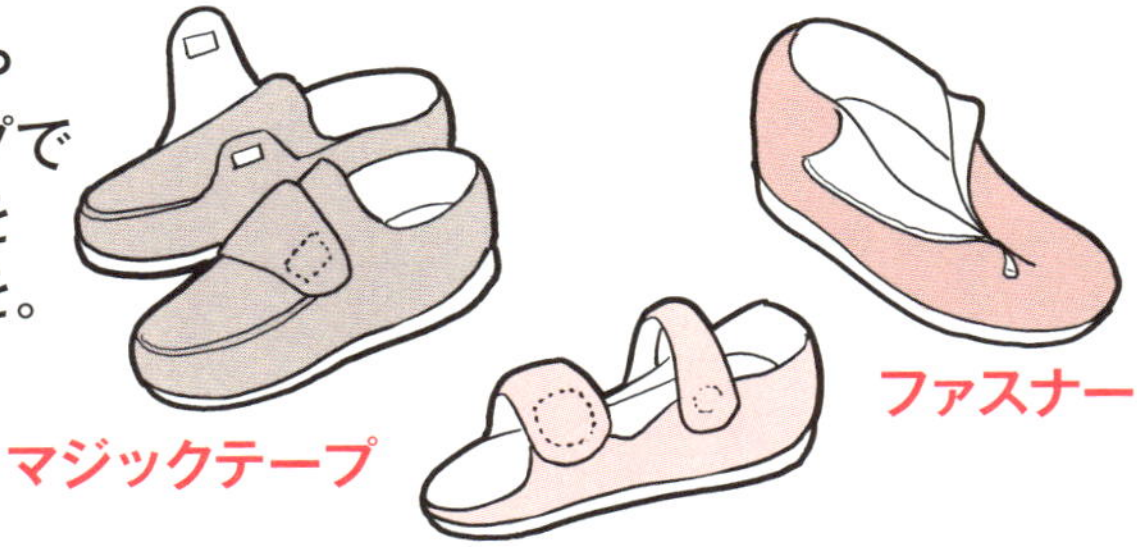

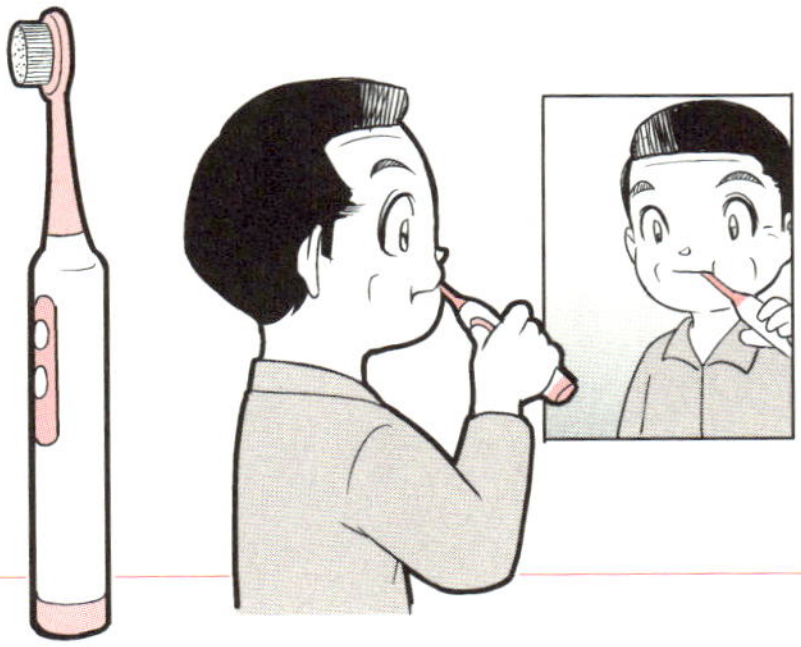

●電動歯ブラシで歯みがき

軽いタイプの
電動歯ブラシなら
ていねいに
歯みがきできます。

81

いままで通り仕事をするために職場の理解とペースダウン

パーキンソン病と診断されても、初期の症状ならいままで通りの生活ができます。逆に安静にすることがこの病気にとってはいちばん悪影響を生じます。車の運転や高所での作業など、危険な作業内容でなければ、ほとんどの仕事は継続できます。最近の企業では、能力的に無理のない仕事場への配置転換やフレックスタイム制などの雇用形態も考えられています。できれば職場には、病気のことを説明して、理解を深めてもらえるようにしましょう。

仕事を続けていくためには主治医とよく相談し、仕事の作業を困難にするような症状が出た場合には、薬の処方の検討や介助道具を活用するなどして、臨機応変に対応しましょう。体を動かすのがおっくうになるのも症状のひとつですが、まわりの人と同じようにはたらくことをめざすのではなく、自分のリズムでできることをやるのだと考えましょう。

仕事をあきらめない姿勢が、患者さんの治療にもプラスの要素になります。ご家族も、なるべく仕事を続けられるように、必要ならば手助けを行いつつ見守ってあげてください。

●仕事をあきらめないライフスタイル3カ条

パーキンソン病の治療は、毎日の生活のなかで
体を動かすことでもあります。
病気になったからといって消極的にならず、
いろいろなことにチャレンジしてください。
仕事もそのひとつです。
できることを、するという姿勢で前向きに
仕事に取り組みましょう。

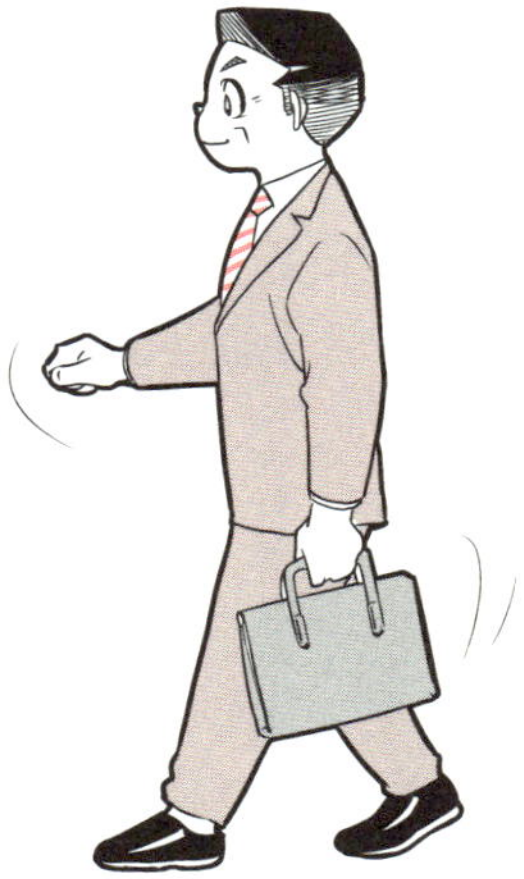

1 いままでの生活を変えない

病気だからと引け目を感じて
家に引きこもってはいけません。
また、病気のことを隠すのも、
患者さんにとってはストレスになります。
仕事や趣味はいままで通りの生活を
続けることが治療になります。

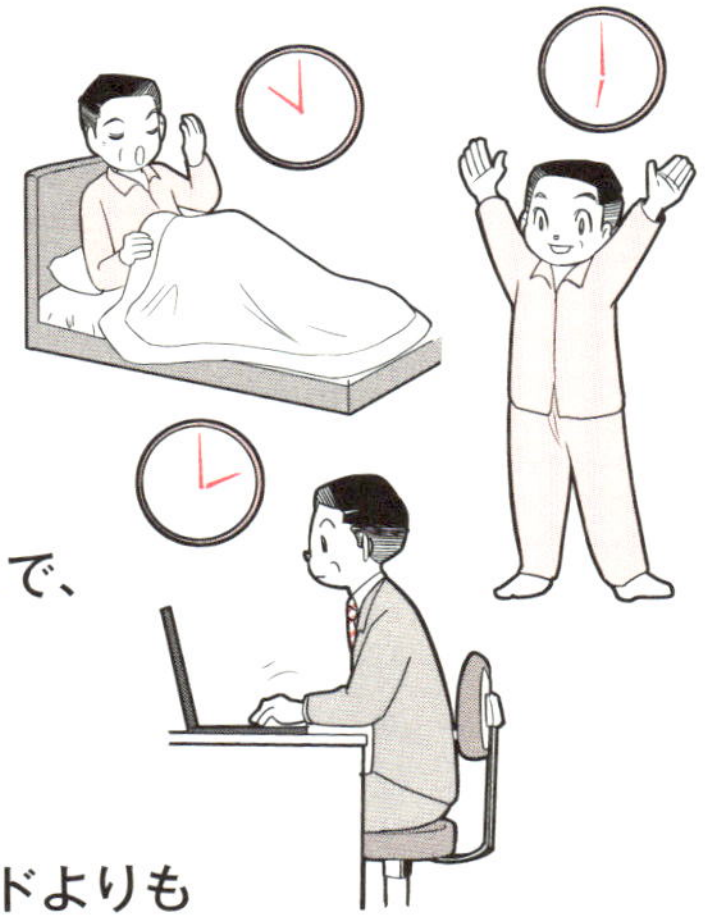

2 規則正しく生活する

朝早く起きて、夜早めに眠る
規則正しい生活をおくることが
体のためにもなります。
特に睡眠不足は薬の効果に
影響を与えます。
日中活動して夜は体を休めることで、
薬の効き目を高められます。

3 介助道具を活用する

手のふるえには、PCのキーボードよりも
タブレットのタッチパネルのほうが
操作しやすい場合もあります。
デジタル機器や便利な介助道具は
積極的に活用して、
生活の質を高めましょう。

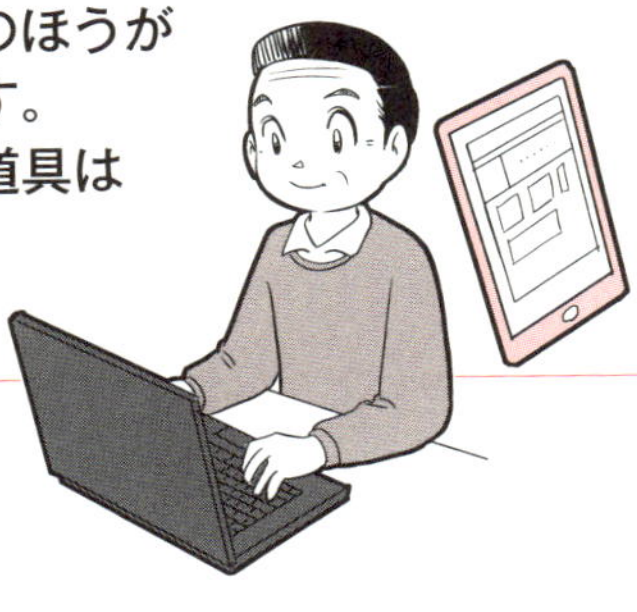

82

好きなことや趣味を楽しもう！人混みや旅行の注意点

芸能、スポーツ、音楽、旅行などの趣味の活動は積極的に続けてください。好きなことやできることを楽しむのは、体と心のリハビリテーションになります。趣味の活動が、体を動かすことにつながると、なおよいですね。ただ、人が多く集まる劇場や展覧会場へ行く場合には注意が必要です。混雑した場所では、すくみ足や突進歩行になりがちです。人が混む時間帯を避けて早めに場所へ向かい、退場時も人混みが終わったあとにゆっくり帰るなど、時間差で行動します。

国内旅行や国外旅行もよいでしょう。旅行中は環境も変わってよく歩けます。ただ、迅速な行動はできないと思って、余裕をもったスケジューリングにします。現地での体調や症状にあわせて行動することが大切です。海外の場合は時差があり、薬の服用タイミングに影響があります。あらかじめ主治医と相談して、薬の準備は万全にします。旅行はすばらしい体験となるでしょう。好きなこと、したいことをあきらめず、人生を楽しんでください。

趣味のすすめ

趣味は、頭と手先、体を使うものであれば、
どんなものでもかまいません。
患者さんが、いままで続けてきた趣味や、
新たにはじめてみるのもいいかもしれません。
趣味の仲間をつくることも、積極的に外へ出る機会になります。
一人でも楽しめる趣味を持つことは、
患者さんの療養生活を豊かに
彩ってくれるはずです。

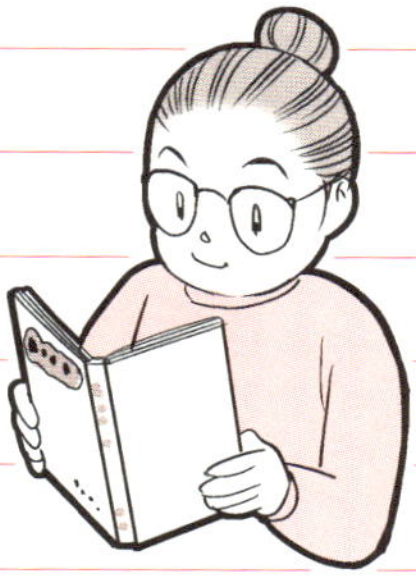

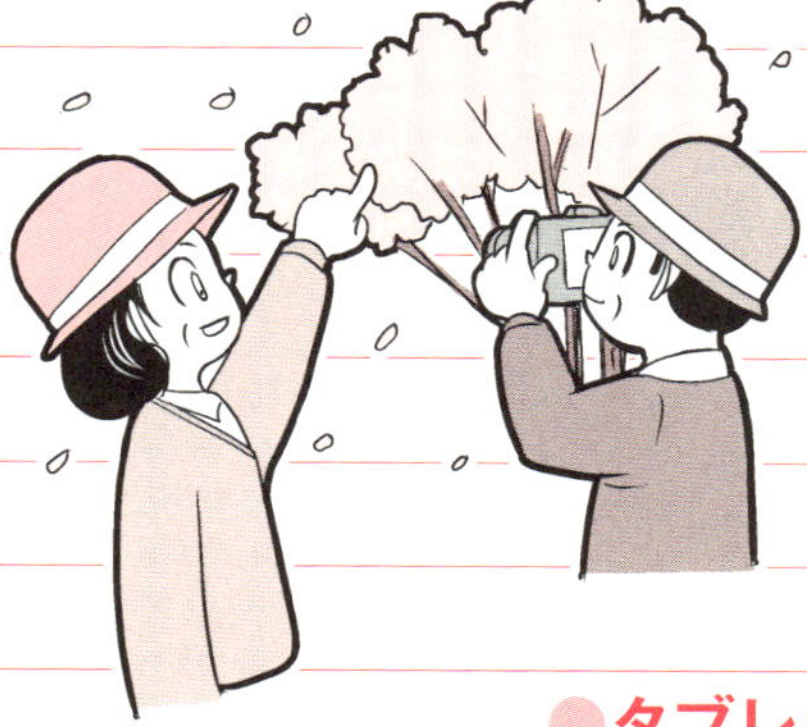

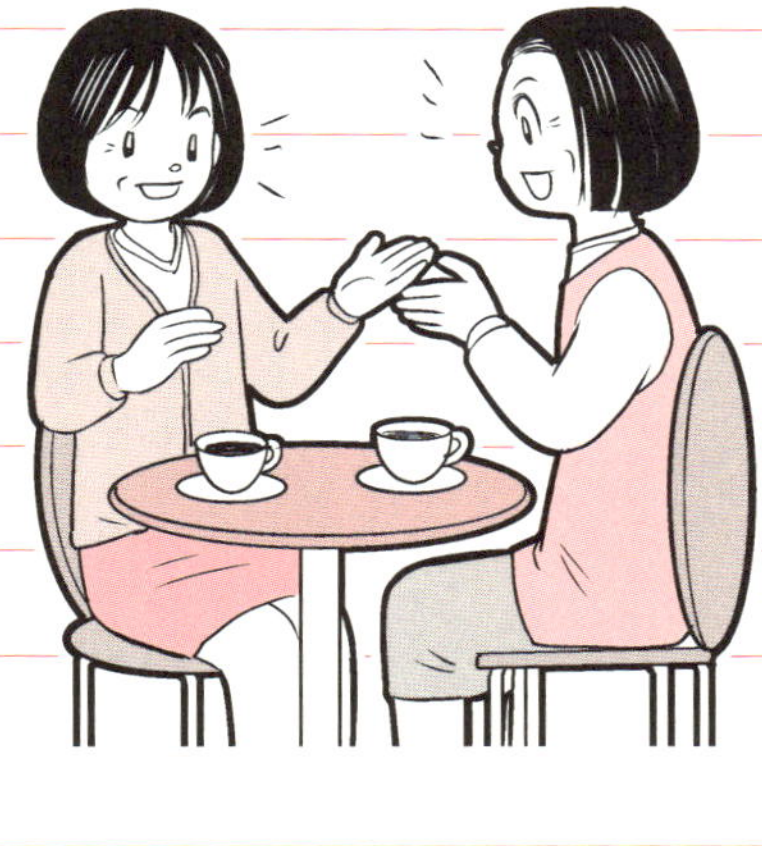

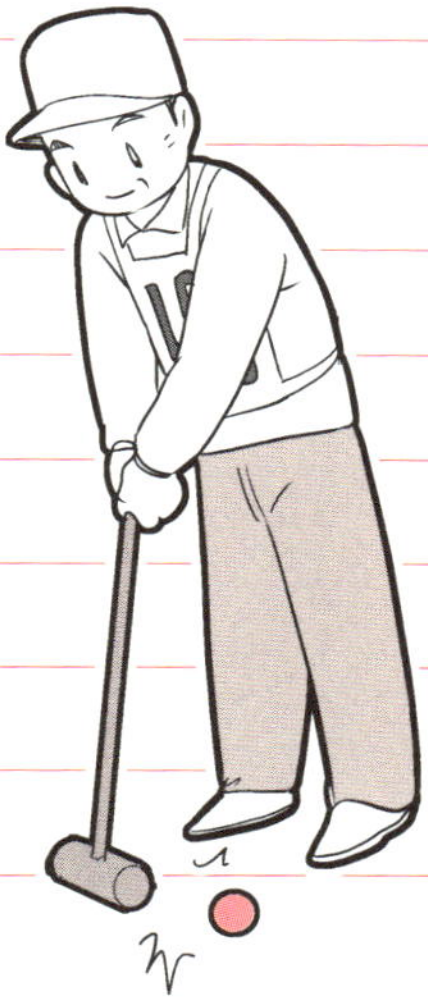

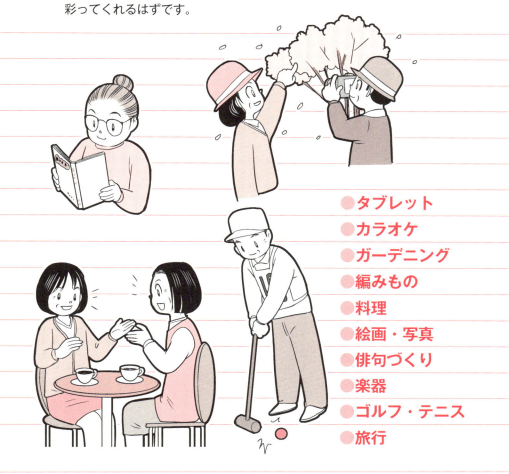

- タブレット
- カラオケ
- ガーデニング
- 編みもの
- 料理
- 絵画・写真
- 俳句づくり
- 楽器
- ゴルフ・テニス
- 旅行

83

寝たきり防止の工夫
ウオーキングで足腰をきたえる

寝たきりにならないためには、転ばないことです。転んで頭を強打したり、骨折したりすると、寝たきりの原因になります。まずは転ばない対策で寝たきり防止をしましょう。パーキンソン病の患者さんは、背中を丸めてひざを曲げた姿勢で歩きます。この姿勢で歩くと、前のめりになりやすく、バランスをくずして転んだり、突進したままつまずいて倒れたりする場合もあります。歩くときは、必ずだれかがつきそうようにします。

室内でも、無動や姿勢反射障害※があると、立ち上がりや腰かけることがむずかしくなります。ベッドからの立ち上がりや、イスに腰かけるときの動作を、ふだんから練習しましょう。

寝たきり予防にいちばん役立つのはウオーキングです。自分のペースでゆっくりと歩くことで、下半身の筋力をつけ、心肺機能をきたえることができます。1日に歩く時間の目安は、病気の進行度合いによって異なります。主治医と相談して、1日のウオーキング量の目安を決めておくといいでしょう。

※姿勢反射障害＝体の姿勢や運動の平衡を保とうとする反射的な作用。これが障害されると体の姿勢を保つことができず、容易に転倒する。P30参照

安全なウオーキングを日課に

傾斜の少ない平坦なコースを選び、
つまづいて転んだりしないように注意して、
ウオーキングを日課にしてください。
自分で声を出して
リズムをとって歩くのも効果的です。

ウオーキングのポイント

①腕を振って歩く

大きく腕を振ると
バランスがとりやすく
歩くリズムもつけやすくなります。

②背筋を伸ばして胸を開く

背筋が丸くならないように
背筋をピンと伸ばします。

③歩幅をしっかりとる

スピードはゆっくりでいいので、
足を高く上げて
大きく踏みこんで歩きます。

④かかとから着地する

かかとで着地して、
つま先で蹴り出す。
一連の動きをリズミカルに
保ちましょう。

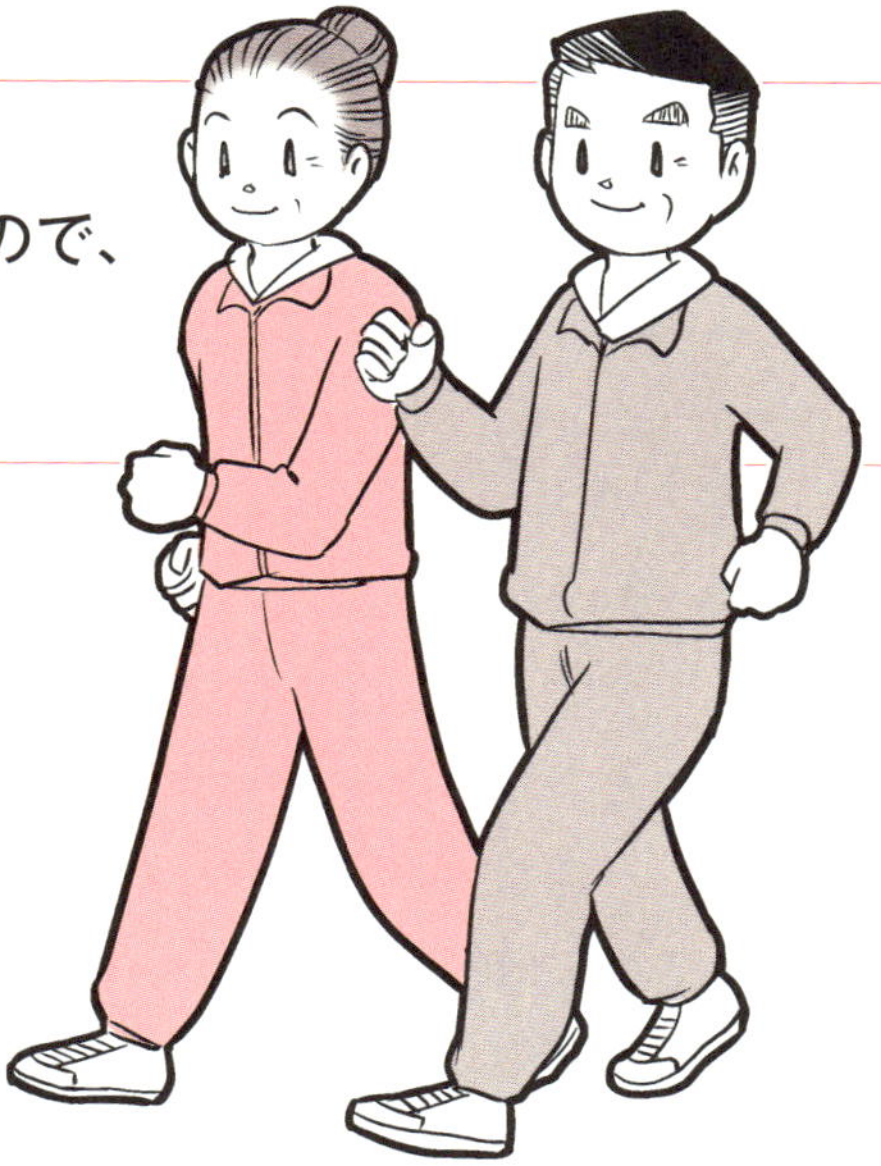

COLUMN
6

いつも上を向き、一歩一歩進む大切さ
マイケル・J・フォックス

映画『バック・トゥ・ザ・フューチャー』シリーズで一躍有名となった俳優マイケル・J・フォックスは、30歳の若さでパーキンソン病を発症しました。一時は俳優業を退いて療養に専念しながら、「マイケル・J・フォックスパーキンソン病リサーチ財団」を設立。病気に対する不理解からメディアで偏見を受けたこともありましたが、パーキンソン病研究を支援するために、積極的な活動を行っています。近年では、自身のパーキンソン病を役柄にも反映させた、運動障害を持つ弁護士の役を演じるなど、俳優としての仕事にも意欲的です。

ベストセラーになった著書『ラッキーマン』、『いつも上を向いて　超楽観主義者の冒険』では、病気、仕事、家族について、ありのままの自分の思いを綴っています。パーキンソン病は一歩前進二歩後退するようなものかもしれないといいつつ「大事なことは、いつも上を向いて、その一歩を数えること」だと、彼は述べています。常に目の前の問題と対峙してあきらめず前へ進む彼の生き方は、多くの患者さんに勇気を与えてくれるはずです。

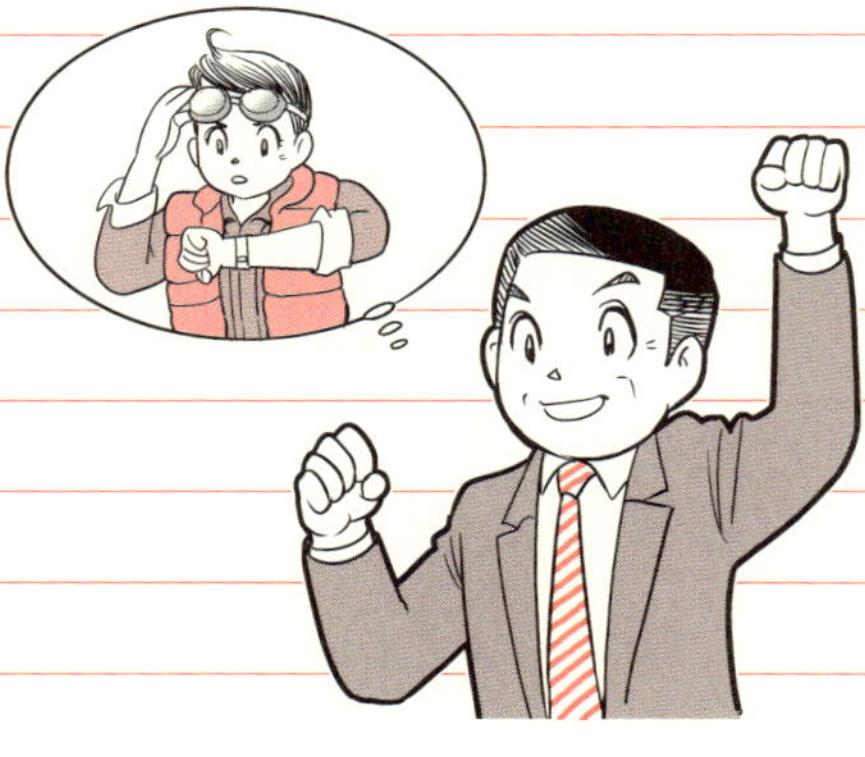

マイケル・J・フォックス著・入江真佐子訳
『いつも上を向いて　超楽観主義者の冒険』（2010年、ソフトバンク　クリエイティブ）
マイケル・J・フォックス パーキンソン病リサーチ財団
https://www.michaeljfox.org

第7章

療養生活を支える支援制度や団体

パーキンソン病は、
国が定める指定難病のひとつ。
患者とその家族の生活の質を
向上するために、
さまざまな公的支援制度が
整っており、医療費の補助や
福祉サービスが受けられます。
ここでは、制度の概要や
療養生活を応援する団体を
ご紹介します。

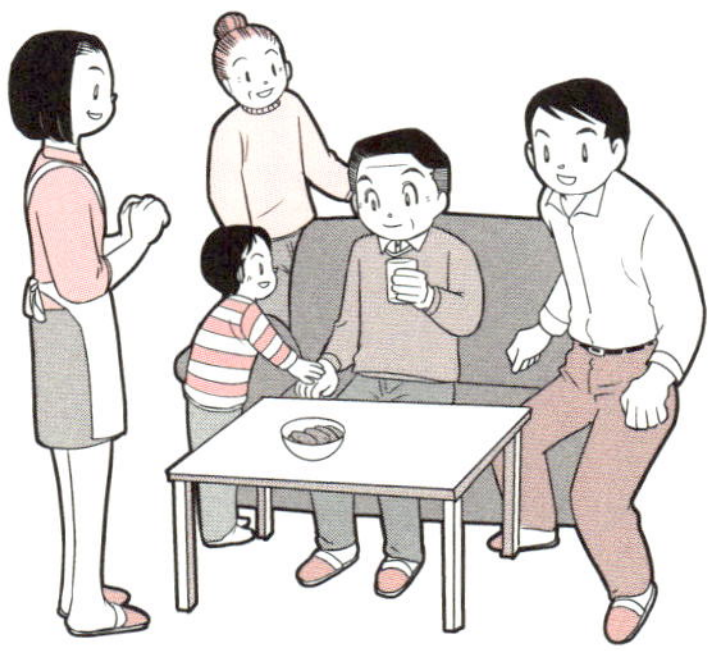

84

２０１５年からスタートした難病医療費助成制度

２０１５年1月に施行された難病法により、難病医療費助成制度がスタートしました。この法律は、難病患者データの収集を効率的に行って治療研究を推進するとともに、効果的な治療方法が確立されるまでのあいだ、長期の療養による医療費の経済的な負担が大きい患者を支援するものです。

パーキンソン病患者で対象となるのは、ホーン・ヤール重症度Ⅲ度以上かつ生活障害機能度2度以上の患者さんです。ただし、月ごとの医療費総額が３３３０円を超える月が年間3回以上ある場合は、対象基準を満たさなくても難病医療費助成の対象となります。

申請して承認されると、「特定医療費（指定難病）受給者証」が交付され、難病医療費自己負担限度額が月額２５００円または５０００円（世帯の所得によって自己負担額が決定されます）となります。しかしパーキンソン病の医療費について、ほかの医療給付を受けている場合は対象となりません。詳しくは、各自治体の窓口または保健所に問い合わせましょう。

難病医療費助成制度の概要

難病医療費助成制度の手続きの流れをご紹介します。難病医療費助成制度の有効期間は1年間です。引き続き助成を受けるためには、毎年更新申請の手続きが必要になります。

●対象者

- ▶ホーン・ヤール重症度Ⅲ度以上かつ生活機能障害度２度以上の方
- ▶医療保険加入者で医療費の自己負担がある方

●申請手続きに必要な書類

- ▶認定申請書
- ▶診断書（旧・臨床調査個人票）
- ▶世帯全体の所得を確認できる書類
- ▶世帯全体の健康保険証　▶住民票　など

●手続きの流れ

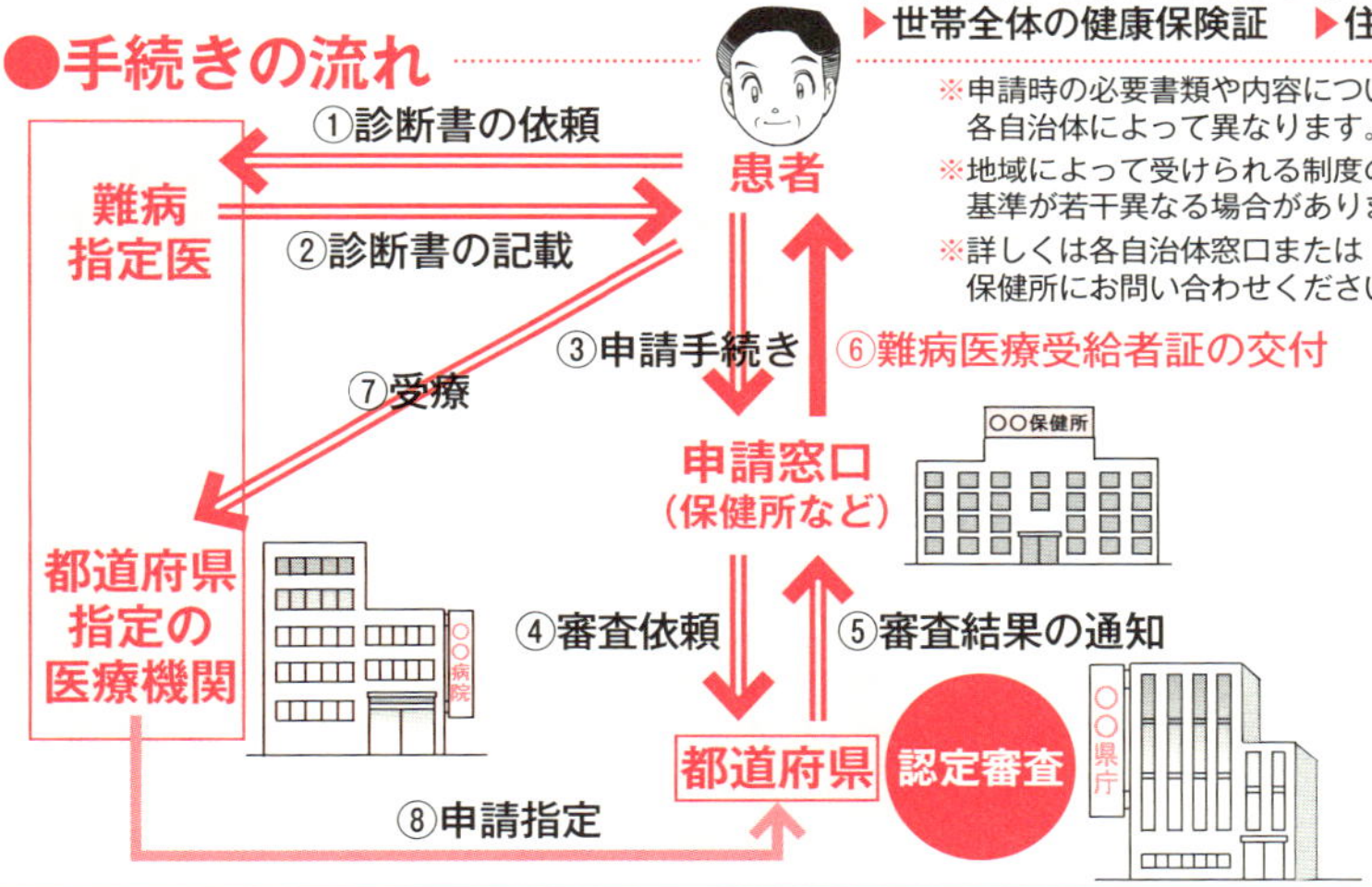

※申請時の必要書類や内容については各自治体によって異なります。
※地域によって受けられる制度の基準が若干異なる場合があります。
※詳しくは各自治体窓口または保健所にお問い合わせください。

2023年10月1日から難病医療費助成制度が変わり、助成開始時期を前倒しできます。助成の開始時期が、申請日から「重症度分類を満たしていることを診断した日等」へ前倒し可能になります。
※詳細は厚生労働省ＨＰを参照

●パーキンソン病患者の自己負担限度額（月額／自己負担２割の場合）※1

	一般認定患者	高額医療が長期的に継続する認定患者※2	人工呼吸器などを装着している認定患者
生活保護	0	0	0
低所得Ⅰ／住民税非課税 本人年収80万以内	2,500円	2,500円	1,000円
低所得Ⅱ／住民税非課税 本人年収80万超	5,000円	5,000円	
一般所得Ⅰ／住民税課税 7.1万円未満	10,000円	5,000円	
一般所得Ⅱ／住民税課税 7.1～25.1万円未満	20,000円	10,000円	
上位所得／住民税課税 25.1万円以上	30,000円	20,000円	
入院時の食費	全額自己負担		

※1 すでに認定されている患者で経過措置後（平成30年～）、平成27年以降に認定された患者で、外来＋入院費＋薬代＋介護給付費などの自己負担限度額
※2 月額医療費総額が50,000円（自己負担２割で10,000円）を超える月が、年間６回以上の認定患者の場合

●パーキンソン病の指定難病医療費受給者証の交付で変わる負担額

認定基準（ホーン・ヤール重症度がⅢ度以上で生活機能障害度２度以上）を満たしている患者さんで、指定難病医療受給者証の交付を受けると、毎月の負担額が大きく変わってきます。

自己負担上限月額は、所得によって異なりますが、認定されなかった場合は、自己負担分を全額支払う必要があります。

パーキンソン病の医療費のみが助成の対象となりますので、病気が原因で骨折やほかの病気になった場合の治療費は助成の対象となりませんので注意してください。

85

パーキンソン病患者は40歳から利用可能 介護保険制度

介護保険制度は、高齢者の介護を社会全体で支える制度です。基本的には65歳以上が対象ですが、パーキンソン病などの特定疾病によって介護が必要な場合に限り、40歳から介護保険のサービスを受けられます。ホーン・ヤール重症度Ⅰ〜Ⅱ度のパーキンソン病患者で難病認定されなかった方は、介護保険制度によるサービスを利用できます。

介護保険のサービスを受けるためには、要介護認定の審査を受ける必要があります。手続きの窓口は市区町村ですが、申請はご家族、居宅介護支援事業者のケアマネージャー、地域包括支援センターで代行することも可能です。

認定された要介護度ごとに定められた支給限度額の範囲で、訪問型、通所型、短期入所型などの居宅サービスや施設サービスを自由に組みあわせて利用できます。利用料は原則的に費用の1割が自己負担となります。閉じこもりがちなパーキンソン病患者さんにとっては、デイケアやデイサービスなどは気分転換にもなります。積極的に活用しましょう。

介護保険制度の概要

パーキンソン病患者で、介護が必要な場合に限り、40歳から介護保険のサービスを受けられます。ホーン・ヤール重症度Ⅰ～Ⅱ度のパーキンソン病患者で難病認定されなかった方は、介護保険制度によるサービスを利用できます。

●対象者

▶40～65歳未満で医療保険に加入している
パーキンソン病患者（第２号被保険者）

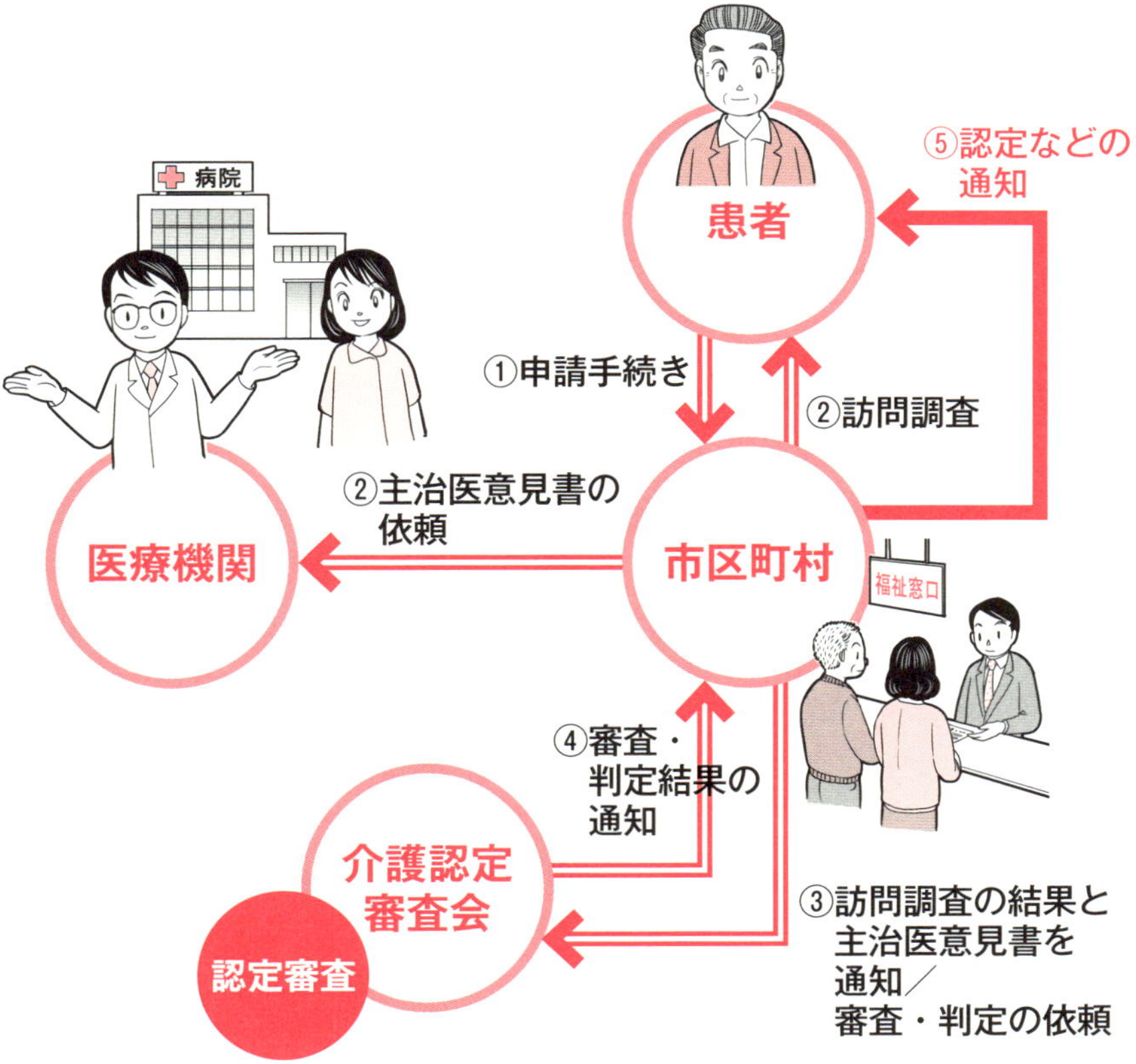

※②の訪問調査と②主治医意見書の依頼は同時に行われる。
※申請時の必要書類や内容については各自治体によって異なります。
※詳しくは各市区町村窓口などにお問い合わせください。

86 高額療養費控除が受けられる医療保険制度

70歳未満または70歳以上の各医療保険加入者で、難病医療費助成制度の適応にならない方、および1、2級の身体障害者手帳を持っていない方は、医療保険制度を活用しましょう。

1カ月の医療費の自己負担額が、所得に応じて定められた一定の限度額を超えて高額になった場合には、超えた金額を支給される高額療養費制度が受けられます（入院時の食費負担や差額ベッド代などは含みません）。平成27年1月から、70歳未満の方に関しては、個々の負担能力に応じた制度とするために、所得区分を5つに細分化して自己負担限度額が見直しされました。70歳以上の方は、3つの所得区分と、外来だけの上限金額も定められています。

受給方法は、いったん医療費を払ったうえで、市区町村に申請すると、所得区分によって決められた自己負担限度額から、超過した分の払戻金を受けられます（手続きは、加入している医療保険によっても異なります）。入院時の食費や、保険のきかない差額ベッド料金など、支給の対象にならないものもありますので、詳しくは窓口に問い合わせてください。

医療保険制度の概要

パーキンソン病患者で、難病医療費助成制度や障害者１，２級認定されていない方は、高額療養費の申請を行いましょう。所得区分に応じて、月単位の上限額を超えた医療費を払い戻してもらうことができます。

対象者

- 難病医療費助成制度が適応されない方
- １、２級の身体障害者手帳を持っていない方
- 70歳未満の方

高額療養費　70歳未満の自己負担限度額

所得区分	月単位の上限額（世帯単位）
標準報酬 月額83万円以上	252,600円＋（医療費－842,000円）×1% [140,100円]
標準報酬 月額53～79万円	167,400円＋（医療費－558,000円）×1% [93,000円]
標準報酬 月額28～50万円	80,100円＋（医療費－267,000円）×1% [44,400円]
標準報酬 月額26万円以下	57,600円 [44,400円]
低所得者 （住民税非課税）	35,400円 [24,600円]

[　] は年4回目以降の自己負担限度額　　※2023年12月現在の情報

後期高齢者医療制度について

75歳以上の方と、一定の障害のある60歳以上75歳未満の方は、後期高齢者医療制度による医療給付を受けることができます。これは、上記で説明している医療保険制度による高額医療費にあたるもので、1カ月の医療費の自己負担額が所得によって定められた限度額を超えた場合、超過分が払い戻されます。

＊詳しくは、各市町村の担当窓口にお問い合わせください。

87 身体障害者手帳交付で利用できる支援

パーキンソン病の症状が進んできて、介助なしに体を動かすことが困難になってきた場合、身体障害者手帳の交付によりさまざまな支援を受けることができます。

パーキンソン病の患者は、交付対象となる障害は「肢体不自由」に該当します。

申請は、市区町村の担当窓口で行います。申請書類には、都道府県の指定する医師が記載した診断書、意見書などが必要です。

身体障害者手帳で利用できる支援には、重度心身障害者医療費助成制度による医療費の助成、特別障害者手当や障害基礎年金などの経済的支援、税金の免除、ＪＲ、私鉄、バス、飛行機などの交通機関の運賃の割引、公共住宅への優先入居、公共や私立施設（映画館、劇場、美術館など）の割引があります。

障害者の等級や年齢によって、受けられる支援の内容は異なりますが、社会的支援制度が整っていますので、症状に応じて検討しましょう。

身体障害者手帳の交付手続き方法

自治体によっても異なりますが、
大まかな交付の流れは以下のようなものとなります。

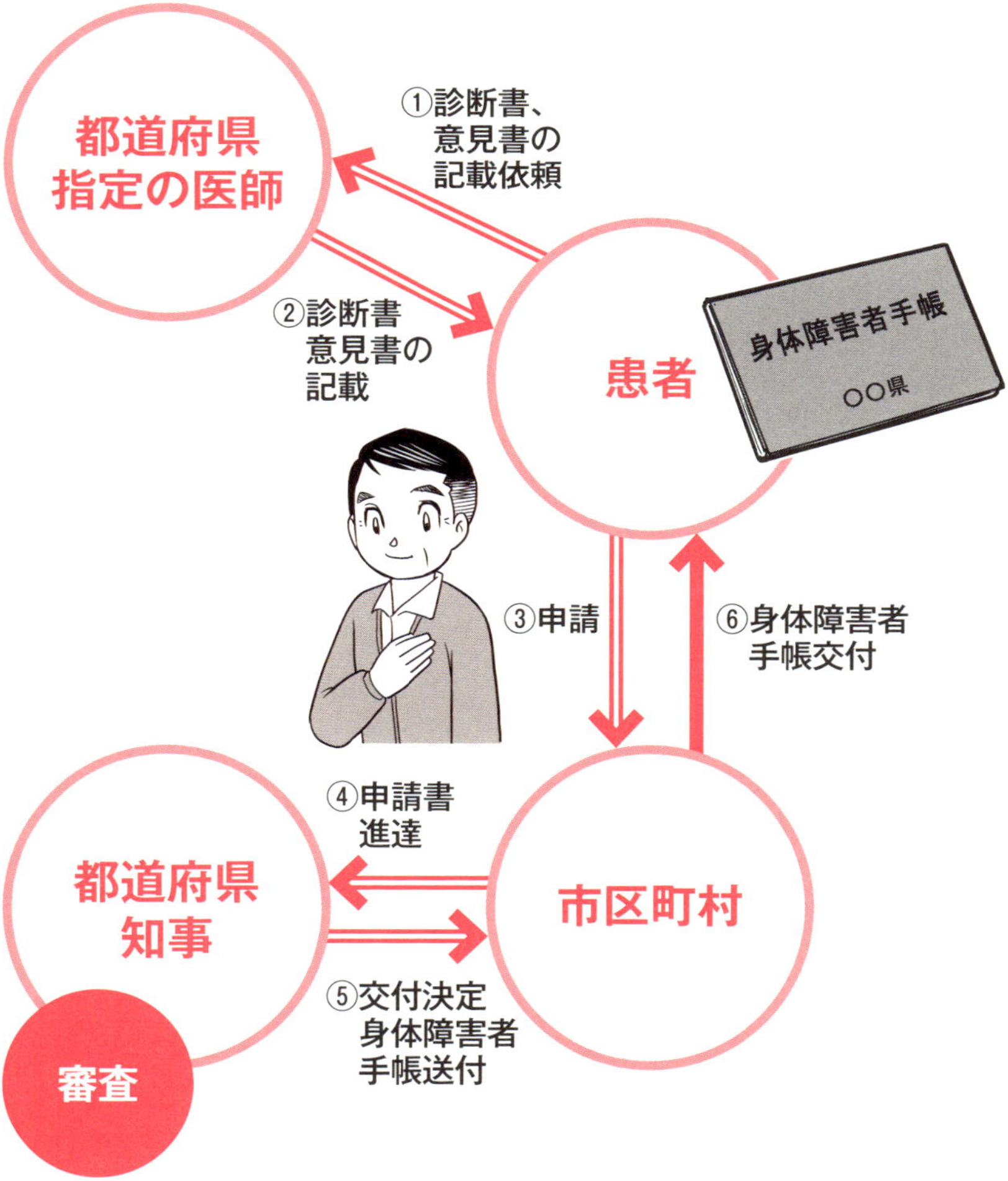

※必要書類および申請手続きの詳細は、各自治体によって異なります。
詳しくは各自治体の担当窓口にお問い合わせください。

88

障害者総合支援法による介護給付の受給

障害者総合支援法における障害者の定義に、新たにパーキンソン病などの難病が追加されました。これにより、パーキンソン病患者は、障害者手帳がなくても必要な障害福祉サービス、相談支援などを受けられるようになりました（ただし、介護保険制度の対象者は、介護保険制度が優先されます）。

障害者総合支援法における介護給付を受給する場合には、調査員によって80項目の聞き取りおよび訪問調査が行われます。この認定調査によって、日常生活をおくる上で、どのくらいの支援が必要か、心身の状態とあわせて、総合的に判断され、障害支援区分（6段階）が決定されます。

利用者へ給付されるサービスのうち、自立支援給付は、居宅介護やショートステイなどの介護給付、自立訓練や就労移行支援、車イスや歩行器などの補装具、自立支援医療があります。また、地域生活支援事業で相談支援などが提供されます。

介護給付の手続き方法

障害者総合支援法における介護給付を受給する場合には、
申請後認定調査によって、日常生活をおくる上で、
どのくらいの支援が必要か、心身の状態とあわせて、
総合的に判断され、障害支援区分（6段階）が決定されます。
利用者へ給付されるサービスのうち、自立支援給付は、
居宅介護やショートステイなどの介護給付、自立訓練や就労移行支援、
車イスや歩行器などの補装具、自立支援医療があります。
また、地域生活支援事業で相談支援などが提供されます。

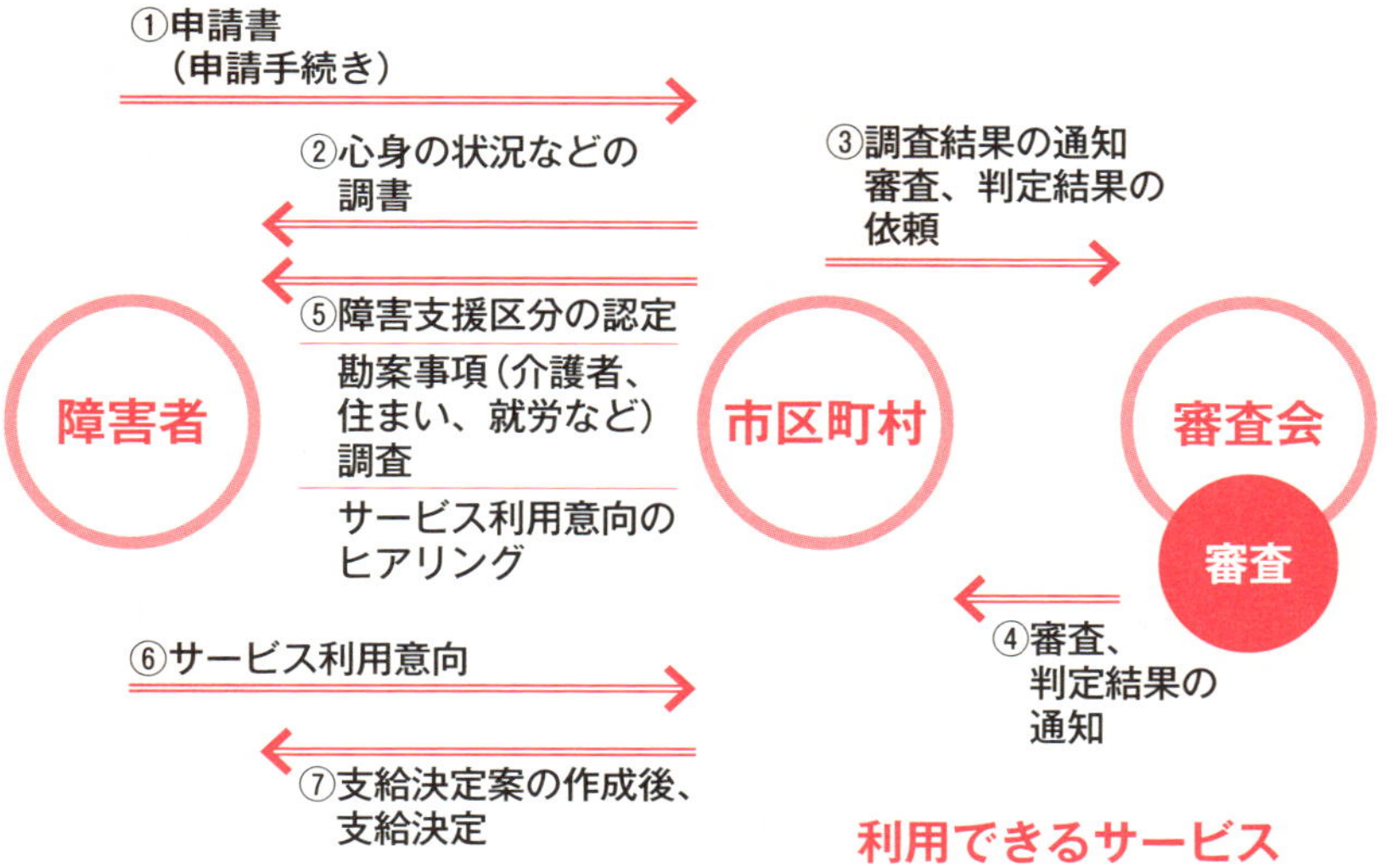

利用できるサービス

自立支援給付

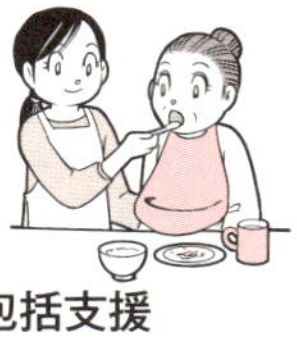

介護給付
- 居宅介護
- 重度訪問介護
- 行動擁護
- 重度障害者等包括支援
- 同行援護
- 短期入所（ショートステイ）
- 療養介護 ●生活介護
- 施設入所支援
- 経過的施設入所支援

訓練等給付
- 自立訓練
- 就労移行支援
- 就労継続支援
- 共同生活援助
（グループホーム）
- 宿泊型
自立訓練

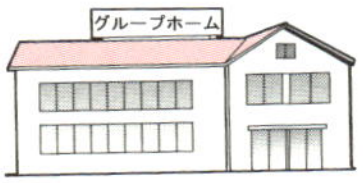

補装具
- 義肢 ●車イス
- 歩行器
- 歩行補助の
杖など

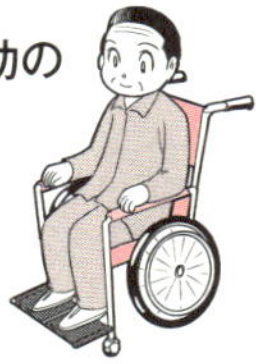

自立支援医療地域生活支援事業
- 利用者の相談支援や移動支援、
コミュニケーション支援など

※詳しくは各市町村区窓口にお問い合わせください。

89

地域包括支援センターの活用

各市区町村には、地域での介護を支援する地域包括支援センターがあります。ここでは、保健師、社会福祉士、ケアマネージャーなどが配置され、高齢者や障害のある方、そのご家族への支援を行っています。

患者さんが介護認定を受けていなくても、相談を受けつけており、状況に応じて、地域の通所リハビリテーションセンターや、介護サービスを紹介してもらえます。

もし、複雑な公的支援制度についてわからないことがあれば、一度そちらへ相談に行ってみるのもいいでしょう。患者さんがリハビリを受けることもできますし、家族だけで介護をかかえこみ過ぎないように、公的支援のデイサービスやホームヘルプサービスなども紹介してもらえます。パーキンソン病を抱えた患者さんやご家族が、どこかで気持ちが行きづまることもあるかもしれません。そんなときには、こうした支援サービスに相談してみると、解決するかもしれません。

地域包括支援センター

地域包括支援センターには、介護の専門家がそろっています。
気軽に相談してみましょう。

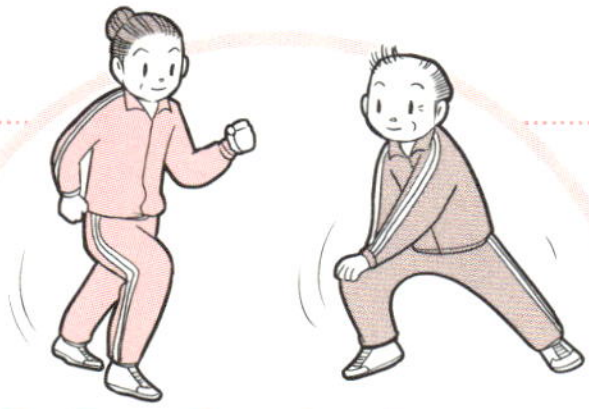

介護予防マネジメント

介護や健康を
アドバイスします

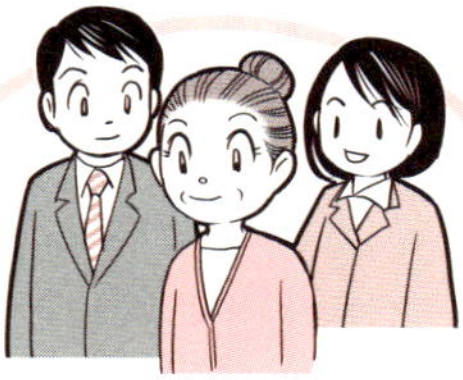

権利擁護

高齢者の権利を
守ります

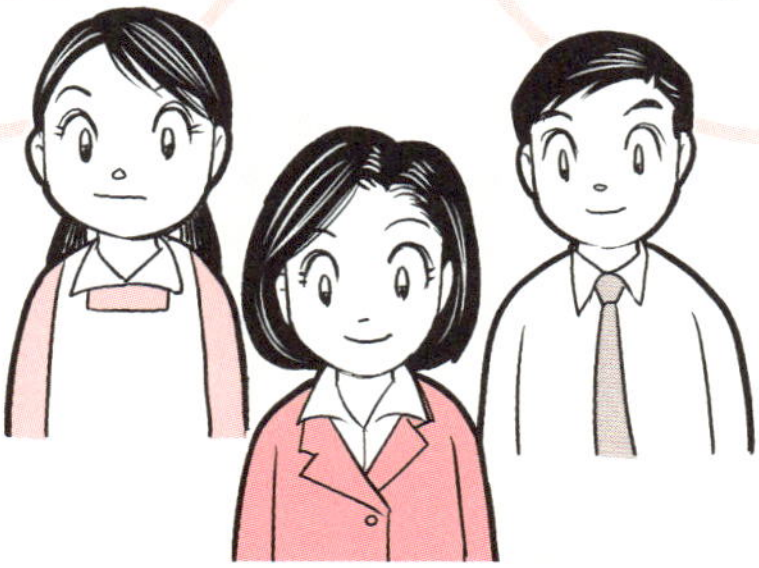

地域包括支援センター

主任ケアマネージャー、
社会福祉士、保健師の専門スタッフが、
高齢者の支援を行います

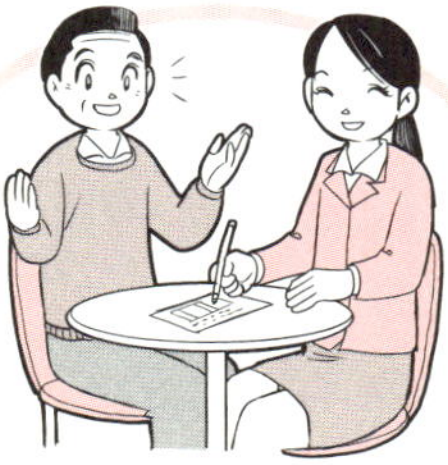

総合相談

さまざまな相談を
受けつけます

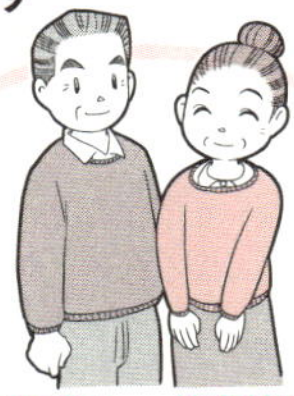

**包括的・継続的
ケアマネジメント**

暮らしやすい
生活のために
支援します

90

患者どうしの交流で視野を広げる全国パーキンソン病友の会

療養生活がつらくなったら、外の世界にも目を向けてみましょう。一人で病気について悩んでいるよりも、同じ病気の悩みをかかえている患者さんや家族の話を聞いて話すことで、気持ちが楽になるはずです。

全国パーキンソン病友の会は、パーキンソン病の患者さんやご家族が中心となって活躍する、日本で最大規模の患者団体です。１９７６年に３人の有志が設立。現在では総会員数８０００人、全国45の都道府県に支部があります。全国で交流会や勉強会などが定期的に実施され、２０１５年から施行された難病法についても、制度の周知徹底に尽力しています。また、パーキンソン病への理解を深めるための社会へのはたらきかけも積極的に行っています。こうした情報提供や社会への啓蒙だけでなく、同じ病気を持つ患者さんやご家族との旅行などの親睦会もあります。楽しい交流の場でおしゃべりするだけでも、ストレス解消になるはずです。療養生活の質の向上のため、外部との交流を考えてみてはいかがでしょう？

●インターネットで収集できるパーキンソン病の最新情報

全国パーキンソン病友の会のほか、
パーキンソン病に関するさまざまな情報が
インターネットで収集できます。
代表的なパーキンソン病関連のサイトを紹介します。

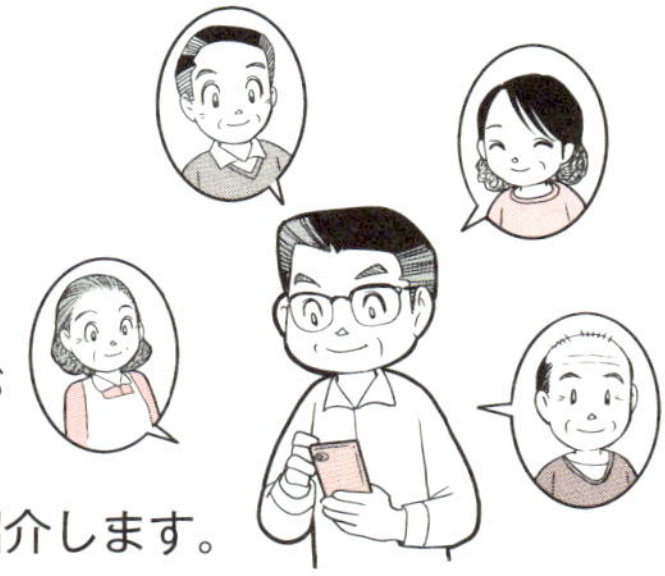

●一般社団法人　全国パーキンソン病友の会（JPDA）

公式HP：https://jpda.jp/
HPでは、入会申し込み方法や全国の支部への
問い合わせ先一覧を紹介しているほか、電話相談などにも応じています。
Facebook公式ページでの活動報告も行っています。

●厚生労働省

https://www.mhlw.go.jp/
特定疾患（難病）医療制度、研究成果、医薬品情報、
医療保険、障害者福祉、介護高齢者福祉などの最新情報が入手できます。

●難病情報センター

https://www.nanbyou.or.jp/
難治性疾患克服研究事業の対象としている疾患の解説や
各種制度の概要および各相談窓口、連絡先などの情報を、
厚生労働省などの支援により提供しています。

●日本神経学会　パーキンソン病治療ガイドライン

https://neurology-jp.org/guidelinem/index.html
日本神経学会の「パーキンソン病治療ガイドライン」の情報が
PDFで閲覧可能。製剤などの最新情報についても、
つど追補版として公開されています。

●一般財団法人　保健福祉広報協会

https://hcrjapan.org/
車イス、高齢者・障害者用ベッド、トイレ、つえなどの
福祉器機・用具の情報を提供しています。
国内外の福祉器機の最新情報や住宅改修の基礎知識といった
コンテンツもあります。

監修者紹介

作田　学（さくた・まなぶ）

東京脳神経センター、一口坂クリニック　神経内科

●学会役員・委員・班員

英国王立医学会フェロー、アメリカ神経学会会員、日本神経学会評議員、日本内科学会認定指導医、日本自律神経学会評議員、日本禁煙学会理事長、日本頭痛学会理事、日本脳卒中学会評議員、日本サルコイドーシス学会評議員を歴任。

●主な著書（編集・共著・監修を含む）

『パーキンソン病　最新治療と生活法』（講談社）、『専門医が語るパーキンソン病の最新治療』（成美堂出版）、『パーキンソン病治療ハンドブック』（医学書院）、『新編 パーキンソン病はここまで治る』（主婦と生活社）

編集協力／edit24、フロッシュ
カバー・デザイン／CYCLE DESIGN
本文デザイン／菅沼 画
カバー・本文イラスト／TAKAO
校閲／小原なつき
編集プロデュース／横塚利秋

＊本書に関するご感想、ご意見、ご質問がありましたら、
書名記入の上、下記メール・アドレス宛までお願いします。

firstedit@tatsumi-publishing.co.jp

「図解　よくわかるパーキンソン病の
最新治療とリハビリのすべて」

2016年４月10日　初版第１刷発行
2025年６月10日　初版第14刷発行

監修者　作田　学
発行者　廣瀬和二
発行所　株式会社日東書院本社
〒113-0033　東京都文京区本郷1-33-13　春日町ビル５F
TEL：03-5931-5930（代表）
FAX：03-6386-3087（販売部）
URL：http://www.TG-NET.co.jp

印刷・製本　中央精版印刷株式会社

 ISBN978-4-528-02071-9 C2047